AF644083

E-Book inside auf psychotherapie.tools

Mit dem untenstehenden Download-Code erhalten Sie dieses Buch als E-Book im PDF-Format. Hierfür ist eine Registrierung auf www.psychotherapie.tools notwendig:

1. www.psychotherapie.tools/e-book-inside öffnen.
2. Code eingeben.
3. Auf »Freischalt-Code einlösen« klicken. Der Code ist einmal gültig.
4. Im Warenkorb auf »Zur Kasse« klicken und Vorgang nach Login abschließen.

Das E-Book steht Ihnen in Ihrem Kundenkonto unter »Mein Material« zur Verfügung. Es ist ausschließlich für den persönlichen Gebrauch einer einzelnen Person bestimmt.

Für Institutionen und Teams bieten wir gestaffelte Mehrplatz-Lizenzen an, die sich an der Zahl Ihrer Nutzer:innen orientieren. Kontaktieren Sie uns unter vertrieb-psychotherapie.tools@beltz.de und sichern Sie sich Ihre Mehrplatz-Lizenz!

EX3BDM2XWK

Jelinek • Hauschildt • Moritz

Metakognitives Training bei Depression (D-MKT)

Prof. Dr. Lena Jelinek ist Professorin für Klinische Psychologie am Universitätsklinikum Hamburg-Eppendorf und dort Leiterin der Arbeitsgruppe Klinische Neuropsychologie (gemeinsam mit Prof. Moritz) sowie der Arbeitsgruppe Angst- und Zwangsstörungen. Ihre Forschung zielt darauf ab, die Wirksamkeit und Verbreitung evidenzbasierter Behandlungen für psychische Störungen, insb. Depressionen und Zwangsstörungen, zu optimieren. Sie hat das D-MKT federführend entwickelt, das heute in 12 Sprachen verfügbar ist und international eingesetzt wird. Neben ihrer Tätigkeit als Wissenschaftlerin sind weitere berufliche Schwerpunkte die Lehre und Supervision in Verhaltenstherapie sowie klinische Tätigkeit als Psychotherapeutin.

Dr. Marit Hauschildt ist assoziierte Wissenschaftlerin der Arbeitsgruppe Klinische Neuropsychologie am Universitätsklinikum Hamburg-Eppendorf, wo sie u. a. in der Rolle des Principal Investigators klinische Studien durchgeführt, das D-MKT sowie ein Selbsthilfekonzept für Zwangsstörungen (myMCT) mitentwickelt und eine große Zahl wissenschaftlicher Artikel publiziert hat. Dr. Hauschildt ist als approbierte Psychologische Psychotherapeutin in privater Praxis in Ra'anana, Israel, und Lübeck, Deutschland sowie an der Baruch Ivcher School of Psychology Clinic, der IDC Universität Herzliya tätig.

Prof. Dr. Steffen Moritz ist Professor für Klinische Psychologie am Universitätsklinikum Hamburg-Eppendorf und leitet gemeinsam mit Frau Prof. Jelinek die Arbeitsgruppe Klinische Neuropsychologie. Er ist Hauptentwickler des Metakognitiven Trainings für Psychose (MKT), welches in 38 Sprachen vorliegt und aus dem seit 2003 weiteren Varianten, u. a. auch das vorliegende Konzept, hervorgegangen sind. Neben Therapeut:innen-gestützten Verfahren hat er zahlreiche Selbsthilfeansätze wie die Entkopplung bei körperbezogenen repetitiven Verhaltensstörungen (http://www.tricks-gegen-ticks.de) sowie Online-Programme und Apps entwickelt (u.a. COGITO, http://uke.de/cogito).

Lena Jelinek • Marit Hauschildt • Steffen Moritz

Metakognitives Training bei Depression (D-MKT)

Mit E-Book inside und Trainingsmaterial

2., vollständig überarbeitete Auflage

BELTZ

Prof. Dr. Lena Jelinek
Universitätsklinikum Hamburg-Eppendorf
Klinik für Psychiatrie und Psychotherapie
Martinistr. 52
Haus W 37, Neubau
20246 Hamburg
E-Mail: l.jelinek@uke.de

Dr. Marit Hauschildt
Universitätsklinikum Hamburg-Eppendorf
Klinik für Psychiatrie und Psychotherapie
Martinistr. 52
Haus W 37, Neubau
20246 Hamburg
E-Mail: marithauschildt@gmail.com

Prof. Dr. Steffen Moritz
Universitätsklinikum Hamburg-Eppendorf
Klinik für Psychiatrie und Psychotherapie
Martinistr. 52
Haus W 37, Neubau
20246 Hamburg
E-Mail: moritz@uke.de

Das Werk einschließlich aller seiner Teile ist urheberrechtlich geschützt. Jede Verwertung ist ohne Zustimmung des Verlags unzulässig. Das gilt insbesondere für Vervielfältigungen, Übersetzungen, Mikroverfilmungen und die Einspeicherung und Verarbeitung in elektronische Systeme. Die Beltz Verlagsgruppe behält sich die Nutzung ihrer Inhalte für Text und Data Mining im Sinne von § 44b UrhG ausdrücklich vor.
Trotz sorgfältiger inhaltlicher Kontrolle übernehmen wir keine Haftung für die Inhalte externer Links. Für den Inhalt der verlinkten Seiten sind ausschließlich deren Betreiber verantwortlich.

MIX
Papier | Fördert gute Waldnutzung
FSC® C089473

Dieses Buch ist erhältlich als:
ISBN 978-3-621-28918-4 Print
ISBN 978-3-621-28919-1 E-Book (PDF)

2., vollständig überarbeitete Auflage 2023

© 2023 Programm Beltz Psychotherapie & Psychologie
Beltz Verlagsgruppe GmbH & Co. KG
Werderstraße 10, 69469 Weinheim
service@beltz.de
Alle Rechte vorbehalten

Lektorat: Dagmar Kühnle Zerpa
Umschlagbild: Grant Faint/Getty Images
Herstellung: Uta Euler
Satz: WMTP Wendt-Media Text-Processing GmbH, Birkenau
Gesamtherstellung: Beltz Grafische Betriebe, Bad Langensalza
Beltz Grafische Betriebe ist ein Unternehmen mit finanziellem Klimabeitrag (ID 15985-2104-1001).
Printed in Germany

Weitere Informationen zu unseren Autor:innen und Titeln finden Sie unter: www.beltz.de

Inhaltsübersicht

Inhalt

Anhang

Vorwort zur 2. Auflage

Liebe Leserin, lieber Leser,
danke, dass Sie unser Manual zum Metakognitiven Training bei Depression erworben haben, welches nunmehr in zweiter Auflage erschienen ist. Rückmeldungen und Verbesserungsvorschläge unserer Leser:innen und Anwender:innen haben wir in die vorliegende Auflage dankbar integriert. Für diese wurden alle Folien in ein moderneres Design gebracht sowie viele Grafiken und Texte überarbeitet. Ferner wurden strukturierende Folien (u. a. zur Nachbereitung des vorangegangenen Moduls und zur Durchführung einer Abschlussrunde) ergänzt. Alle Inhalte sind nunmehr gendergerecht geschrieben.

Neben der neuen Gestaltung haben wir das Training auch inhaltlich überarbeitet. Beispielsweise wurde in den Modulen zum Denken und Schlussfolgern das Thema Entstigmatisierung berücksichtigt, um Stereotypen bei Depression abzubauen. Die neue Ausgabe wurde zudem um eine Vielzahl von neuen Übungen (z. B. in Modul 4 zu Perfektionismus) ergänzt. Auch wurden viele der Beispiele (z. B. in Modul 5) überarbeitet. Zusätzlich finden Sie jeweils am Ende des Moduls den Hinweis auf unsere kostenlose App COGITO. Insgesamt basiert das Manual auf dem neuesten Forschungsstand.

Der Hintergrund für das vorliegende Buch hat sich (leider) seit der ersten Auflage nicht geändert. In Deutschland leiden nach Angaben der Stiftung Deutsche Depressionshilfe im Laufe eines Jahres mehr als fünf Millionen erwachsene Menschen an einer depressiven Störung. Eine Depression tritt häufig in jungem Alter und wiederkehrend auf und ist laut der Weltgesundheitsorganisation (WHO) weltweit eine der führenden Ursachen für Behinderungen. Der Begriff Behinderung bezieht sich dabei unter anderem auf Beeinträchtigungen in der Verrichtung von (beruflichen) Tätigkeiten sowie der gesellschaftlichen Teilhabe (beispielsweise Verlust an sozialen Kontakten, Arbeitslosigkeit). Depression wird daher zu Recht auch als Volkskrankheit bezeichnet. Trotz vorliegender psychotherapeutischer und pharmakologischer Interventionen besteht eine gravierende Versorgungslücke für Menschen mit depressiven Störungen. Viele Betroffene leiden im Stillen und suchen sich keine therapeutische Hilfe. Aber auch jene, die sich – oft erst nach Jahren – an Behandler:innen wenden, erhalten in vielen Fällen keine leitliniengerechte Behandlung oder müssen auf diese monatelang warten. Vor allem Angebote mit niedriger Zugangsschwelle wie Gruppentherapien sind rar.

Mit der Entwicklung des vorliegenden Metakognitiven Trainings bei Depression (D-MKT) streben wir an, diese Behandlungslücke zu verringern. Das D-MKT ist ein standardisiertes Gruppenbehandlungsprogramm, welches bewährte Techniken der kognitiven Verhaltenstherapie mit neuen metakognitiven Methoden verbindet und auf diese Weise Betroffenen einen leichten und schnellen Zugang zu psychotherapeutischer Behandlung ermöglichen kann. Basis des Trainings ist das Metakognitive Training bei schizophrenen Patient:innen (MKT), welches in unserer Arbeitsgruppe Klinische Neuropsychologie der Klinik und Poliklinik für Psychiatrie und Psychotherapie des Universitätsklinikums Hamburg-Eppendorf (UKE) entwickelt wurde (www.uke.de/mkt). In dessen Tradition liegt auch der Fokus des D-MKT auf sogenannten »Denkverzerrungen«, die den Betroffenen häufig nicht bewusst sind, denen aber eine entscheidende Rolle in der Entstehung und Aufrechterhaltung von Depression zugeschrieben wird. Im Training werden diese Denkverzerrungen gezielt thematisiert und erfahrbar gemacht. Über einen entpathologisierenden und entstigmatisierenden Umgang mit dem Thema Depression beabsichtigen wir, Betroffene zum »Denken über das Denken« (= Metakognition) anzuregen und den Austausch untereinander zu fördern. Auf diesem Weg streben wir an, Veränderung zu ermöglichen und die depressive Symptomatik zu verringern.

Das vorliegende Manual richtet sich an Personen aus dem Gesundheitssystem, die mit depressiven Menschen arbeiten (Psycholog:innen, psychologische oder ärztliche Psychotherapeut:innen, Ergotherapeut:innen, Pflegepersonal) und das D-MKT im Einzel- oder Gruppensetting einsetzten möchten. Das Training besteht aus den im Online-Material bereitgestellten Präsentationen (Folien) der insgesamt acht D-MKT-Module sowie den dazugehörigen Begleitmaterialien (wie Informationsblatt, Gruppenregeln, Nachbereitungsbögen). Das Begleitmaterial ist im Anhang beigefügt. Die konkreten Hinweise zur Trainingsdurchführung und Handhabung der Materialien werden im vorliegenden Manual ausgeführt. Sie basieren auf den Erfahrungen, die wir bei der Durchführung im Rahmen ambulanter, teilstationärer sowie stationärer Gruppen und durch Interventionsstudien gewonnen haben (für Wirksamkeitsnachweise s. Abschn. 1.8) sowie den Rückmeldungen vieler Therapeut:innen und Leser:innen und nicht zuletzt auch Betroffenen.

Das Manual enthält alle relevanten Materialen und Hinweise für die Durchführung des D-MKT. Informationen zu Workshops sowie zu einer zertifizierten Online-Schulung zum Training finden Sie unter www.uke.de/e-dmkt.

In Kapitel 1 werden zunächst allgemeine Hintergrundinformationen zu Depression und deren Behandlungen zusammengefasst. Einen besonderen Schwerpunkt haben wir auf die Darstellung der mit Depression verbundenen Denkverzerrungen gelegt (zu den empirischen Befunden s. Abschn. 1.3), da diese für das Trainingskonzept zentral sind. Das Kernstück bilden die Anleitungen und Empfehlungen zur konkreten Durchführung des Gruppentrainings mithilfe der Online-Materialen (Folien). Hier stellen wir allgemeine (Kap. 2) und modulspezifische (Kap. 3) Inhalte und Durchführungshinweise detailliert dar. Abschließend geben wir einige Hinweise zum Einsatz der Materialien in der Einzeltherapie (Kap. 4).

Obwohl Irren bekanntlich menschlich ist – und eine größere Toleranz im Umgang mit Fehlern eine Grundhaltung des MKT darstellt, die wir auch unseren Teilnehmer:innen im D-MKT vermitteln – sind wir dankbar für Verbesserungsvorschläge zum vorliegenden Manual, um diese in einer hoffentlich folgenden Auflage umzusetzen.

Dieses Buch wäre ohne die Unterstützung, die Inspiration und den Zuspruch vieler Menschen nicht möglich gewesen. Unser herzlicher Dank gebührt allen voran unseren Patient:innen, deren Feedback in diese Auflage eingeflossen ist. Außerdem möchten wir uns bei unseren Kolleg:innen der AG Klinische Neuropsychologie am Universitätsklinikum Hamburg-Eppendorf bedanken, die uns bei der Erstellung des Manuals sehr unterstützt haben. Auch für die Rückmeldungen von Kolleg:innen möchten wir uns herzlich bedanken. Für die gute Zusammenarbeit mit dem Beltz Verlag danken wir den beteiligten Mitarbeiter:innen. Unseren Familien und Freunden danken wir für die Unterstützung, den Rückhalt und den fortwährenden Zuspruch.

Wir wünschen Ihnen viel Erfolg und nicht zuletzt auch Spaß bei der Durchführung des Trainings!

Hamburg, im Januar 2023 *Lena Jelinek, Marit Hauschildt, Steffen Moritz*

1 Einführung

1.1 Depression – Prävalenz, Klassifikation und Symptomatik

Mit einer Lebenszeitprävalenz von ca. 11–15 % und einer Punktprävalenz von ca. 10 % gehören unipolare Depressionen zu den weltweit häufigsten psychischen Erkrankungen (Busch et al., 2013; Hapke et al., 2019; Kessler et al., 2012; Lim et al., 2018). Unter die unipolaren Depressionen fallen nach der Internationalen Klassifikation psychischer Störungen (ICD-10) die »einzelne depressive Episode« (F32), die »rezidivierende depressive Störung« (F33) sowie die »anhaltende affektive Störung« (F34). Die Leitsymptome sind Niedergeschlagenheit und/oder ein deutlicher Interessens- oder Freudverlust. Zu den weiteren psychischen und vegetativen Symptomen gehören Appetit- bzw. Gewichtsverlust, Schlafstörungen, psychomotorische Verlangsamung oder Agitiertheit, Energielosigkeit, Schuldgefühle oder Gefühle der Wertlosigkeit, Konzentrations- oder Entscheidungsschwierigkeiten sowie Suizidgedanken (WHO, 2000). Depressionen treten überwiegend erstmalig im dritten Lebensjahrzehnt auf, spätere Erstmanifestationen sind seltener (Berger et al., 2012).

Die beschriebene depressive Symptomatik geht nicht nur mit einer reduzierten Lebensqualität (ten Doesschate et al., 2010) und einem starken Leidensdruck für Betroffene und Angehörige einher, sondern ebenfalls mit einer erheblichen volkswirtschaftlichen Belastung. Durchschnittlich sind depressiv erkrankte Arbeitnehmer:innen 35–50 Tage pro Jahr krankgeschrieben (Bundespsychotherapeutenkammer, 2010a). Laut eines Gutachtens des Rheinisch-Westfälischen Instituts für Wirtschaftsforschung e. V. (RWI) belaufen sich die Gesamtkosten (direkte Behandlungs- und indirekte Kosten,

z. B. aufgrund von Erwerbsunfähigkeit) auf 15,5–22 Milliarden Euro (Allianz & RWI, 2011).

Wie wir im nächsten Abschnitt näher ausführen werden, erhält nur eine Minderheit der Betroffenen ein passendes Therapieangebot (Evans-Lacko et al., 2018; Thornicroft et al., 2017). Daher sind neue Behandlungskonzepte notwendig, um diejenigen psychotherapeutisch zu erreichen, die durch bestehende Angebote bisher gar nicht, unzureichend (z. B. entgegen der Wünsche Betroffener fast ausschließlich die Pharmakotherapie betreffende Behandlungen / Gespräche beim Facharzt) oder (zu) spät versorgt werden. Ein Hauptziel besteht darin, die erhebliche Behandlungslücke zu schließen.

1.2 Behandlung von Depression und Hintergrund für die Entwicklung des D-MKT

Depressionen können erfolgreich mit psychotherapeutischen und / oder pharmakologischen Maßnahmen behandelt werden. Dabei empfiehlt die Deutsche Gesellschaft für Psychiatrie, Psychotherapie und Nervenheilkunde (DGPPN) in der »S3-Leitlinie / Nationale Versorgungsleitlinie Unipolare Depression« (DGPPN et al., 2015) bei leichten bis mittelschweren Depressionen eine Psychotherapie. Zur Behandlung von Betroffen, die an einer akut schweren Depression und / oder einem chronischen Krankheitsverlauf leiden, wird eine Kombinationsbehandlung aus Psychopharmako- und Psychotherapie angeraten. Generell ist die Behandlungspräferenz der Betroffenen zu berücksichtigen (partizipative Entscheidungsfindung). Erwähnt sei an dieser Stelle das Ergebnis einer Metaanalyse von Kirsch et al. (2008), denen zufolge die Wirkung von Antidepressiva auf schwere Formen der Störung beschränkt bleibt, was eine kontrovers geführte Debatte über den Nutzen von Antidepressiva ausgelöst hat (für eine gut verständliche Einführung in die pharmakologische Behandlung von Depression vgl. Benkert et al., 2012).

Die am weitesten verbreiteten, evidenzbasierten Psychotherapieverfahren zur Behandlung von Depression sind die kognitive Verhaltenstherapie (KVT) sowie die interpersonelle Psychotherapie (für eine Metaanalyse s. Jakobsen et al., 2012). Daneben gewinnen neuere Methoden wie die Akzeptanz- und Commitment-Therapie (ACT; Eifert, 2011), die Achtsamkeitsbasierte Kognitive Therapie (Mindfulness Based Cognitive Therapy, MBCT; Segal et al., 2008) und die Metakognitive Therapie (MCT) von Adrian Wells (2011) weiter an Bedeutung und werden teilweise in das theoretische Gerüst der KVT integriert (die sog. dritte Welle der Verhaltenstherapie).

Traditionell stehen bei der Behandlung von Depression mithilfe der KVT (Beck et al., 1979) Modifikationen dysfunktionaler Kognitionen und Einstellungen im Vordergrund. So verringern sich im Rahmen einer erfolgreichen KVT-Behandlung Denkverzerrungen (z. B. DeRubeis et al., 1990; Ezawa et al., 2021; Furlong & Oei, 2002; Kwon & Oei, 2003). Aber auch unter anderen Therapieformen kommt es zur Reduktion dysfunktionaler Kognitionen (auch unter Pharmakotherapie, s. z. B. Quilty et al., 2008). Generell scheint eine Abnahme kognitiver Verzerrungen mit einer Verbesserung der Stimmung einherzugehen (für eine Übersicht s. Garratt et al., 2007).

Die meisten Psychotherapieangebote finden im Einzelsetting statt. Jedoch werden auch für Gruppentherapien positive Effekte berichtet: Hierbei kommen neben ökonomischen Gesichtspunkten häufig zusätzliche, gruppenspezifische Effekte vorteilhaft zum Tragen. Beispielsweise können die Teilnehmenden durch den (formellen und informellen) Austausch mit anderen Betroffenen Unterstützung erfahren, soziale Kontakte knüpfen und voneinander lernen (Bundespsychotherapeutenkammer, 2010b).

Besorgniserregend ist, dass die bestehenden Therapieverfahren nur einen Teil der Betroffenen erreichen und mit mehr als 50 % unbehandelter Fälle von einer erheblichen Lücke in der Grundversorgung depressiv erkrankter Patient:innen ausgegangen werden muss (Kohn et al., 2004; Kazdin, 2017; Torres-González, 2009; Thornicroft et al., 2017). Laut einer WHO-Umfrage (Evans-Lacko et al., 2018) erhalten mehr als 75 % der Betroffenen in Ländern mit niedrigen und mittleren Einkommen keine Therapie. Daraus ergibt sich die Notwendigkeit, innovative Behandlungsansätze zu entwickeln, die darauf abzielen, »die Unbehandelten zu behandeln« (Hollon et al., 2002; Moritz, Schilling et al., 2012). Dies ist von besonderer Bedeutung, da die Dauer einer unbehandelten Major Depression mit einem geringeren späteren Behandlungserfolg einherzugehen scheint (de Diego-Adelino et al., 2010) und es regelhaft zu monatelangen Wartezeiten auf einen Therapieplatz kommt (Bundespsychotherapeutenkammer, 2022). Ein wichtiges Ziel besteht daher darin, Betroffenen generell schneller und zuverlässiger Therapieangebote zu machen. Dabei sind neue konzeptionelle Ansätze vonnöten, um vor allem den strukturellen Mängeln vorliegender Behandlungsangebote zu begegnen. So handelt es sich bei den meisten Gruppentherapiekonzepten um »geschlossene« Gruppen, bei denen die einzelnen Sitzungen inhaltlich aufeinander aufbauen. Dies ermöglicht einerseits sicherlich eine stärkere Gruppenkohärenz sowie eine gewisse »Bearbeitungstiefe« der aufgegriffenen Themen, andererseits kann gerade Letzteres Betroffene überfordern und als erster Berührungspunkt mit Psychotherapie von weiterer Behandlung abschrecken. Vor allem können Betroffene aber in der Regel nur zum ersten Sitzungstermin in eine Gruppe einsteigen, wodurch sich ein Therapiestart unnötig verzögert und frei gewordene Gruppenplätze durch Therapieabbrüche nicht neu besetzt werden können und trotz langer Wartelisten unbesetzt bleiben (müssen).

Zur Ergänzung bestehender Therapieangebote fehlen folglich niedrigschwellige (leicht durchführbare und zugängliche) Therapieangebote, mit denen depressive Patient:innen in einem ersten Schritt zügig in das Hilfe- und Versorgungsnetzwerk integriert, Fehlannahmen und Vorurteile gegenüber der Behandlung psychischer Erkrankungen abgebaut und Schamgefühle überwunden werden können. Mit dem Ziel, diese Lücke zu füllen, wurde das »Metakognitive Training bei Depressionen« (D-MKT) entwickelt. Entwicklungsgrundlage stellt das »Metakognitive Training bei schizophrenen Patienten« (MKT; Moritz et al., 2011, 2014; Moritz & Woodward, 2007) dar, das sich in zahlreichen Metaanalysen als wirksam erwiesen hat (z. B. Eichner & Berna, 2016; Liu et al., 2018; Lopez-Morinigo et al., 2020; Penney, et al. 2022; Sauvé et al., 2020) und mittlerweile in der »S3-Leitlinie Schizophrenie« der DGPPN verankert ist. Die im MKT entwickelten Behandlungsstrategien sind durch spielerische Elemente und strukturelle Besonderheiten niedrigschwellig angelegt und zeichnen sich durch einen entpathologisierenden und entstigmatisierenden Umgang mit Denkverzerrungen aus. Sie wurden für den häufig herausfordernden Umgang mit von einer Psychose Betroffenen entwickelt und für die Behandlung von Depression entsprechend angepasst. Basierend auf dem MKT liegen derweil ebenfalls Konzepte zur Behandlung der Borderline-Persönlichkeitsstörung (B-MKT; Schilling, Köther, Nagel, Agorastos, & Moritz, 2013) und von Zwangsstörung (Selbsthilfe, myMCT, Moritz & Hauschildt, 2016; Gruppenansatz, Z-MKT, Jelinek, Zielke, et al., 2018) bzw. bipolaren Störungen (MKT-Bipolar, Sondergeld et al., 2016) vor. Da viele der Denkverzerrungen transdiagnostisch auftreten, weisen auch die Konzepte gewisse Überschneidungen auf. Alle MKT-Angebote zielen dabei auf die Modifikation der für die jeweilige Störung bedeutsamen und empirisch fundierten (meta)kognitiven Verzerrungen und dysfunktionalen Strategien ab, die den meisten Betroffenen selbst – trotz ihrer Augenfälligkeit – selten bewusst sind (s. z. B. Moritz et al., 2004). Insgesamt beabsichtigen wir, mithilfe des MKT die Selbstwahrnehmung zu schärfen und die metakognitive Kompetenz der Betroffenen zu stärken, d. h. das »Denken über das Denken« zu fördern (Abschn. 1.4; vgl. Moritz, Vitzthum et al., 2010). So werden Betroffene angeleitet, ihr bisheriges Problemlöseverhalten kritisch zu reflektieren, zu verändern und die Inhalte des Trainings im Alltag umzusetzen.

1.3 Depression und Denkverzerrungen

Unter kognitiven Verzerrungen (»cognitive biases«) werden systematische Verzerrungen der Informationsverarbeitung verstanden, die den Betroffenen zumeist nicht voll bewusst sind. Diese Verzerrungen betreffen nicht nur die Wahrnehmung und das Gedächtnis, sondern sämtliche Denkprozesse. Denkverzerrungen sind, passend zur Redewendung »Irren ist menschlich«, nicht per se pathologisch. In bestimmten Fällen können sie das Wohlbefinden sogar steigern und aufrechterhalten (z. B. im Rahmen von selbstwertdienlichen Verzerrungen, »self-serving biases«, siehe u. a. Randjbar et al., 2011). So tendieren Menschen ohne Depression dazu, Erfolge (z. B. eine bestandene Prüfung) mit der eigenen Leistung zu begründen (»Lernstoff gut verstanden«), wohingegen Niederlagen (nicht bestandene Prüfung) eher auf andere oder die Umstände zurückgeführt werden (»Fragen waren unverständlich formuliert«). Andere Denkverzerrungen wiederum sind wenig funktional und werden mit (zum Teil spezifischen) psychischen Störungen assoziiert (für Wahn siehe z. B. Moritz, Veckenstedt et al., 2010).

Die auf den folgenden Seiten dargestellten kognitiven Verzerrungen und dysfunktionalen Einstellungen (»dysfunctional beliefs or attitudes«) gelten bei Depression als typisch und gesichert. Ihnen wird in kognitiven Entstehungsmodellen der Störung eine besondere Bedeutung beigemessen (vgl. z. B. Abramson et al., 1989; Beck et al., 1979). Einer Reihe von Langzeitstudien zufolge scheinen Denkverzerrungen vor allem beim Vorliegen einer kognitiven Vulnerabilität (oder Prädisposition) in der Pathogenese depressiver Störungen eine wichtige Rolle zu spielen (für einen Überblick s. Beck, 2008).

Wenngleich sich die Erforschung depressiver Denkverzerrungen als fruchtbar für das Verständnis der Störungen erwiesen hat, werden unter diesem Begriff teils unterschiedliche, teils sich überlappende Vorstellungen subsumiert, was die Übersicht erschwert. So werden in kognitiv-verhaltenstherapeutischen Behandlungskonzepten Denkverzerrungen zum Teil auch als depressiogene, irrige, fehlangepasste oder dysfunktionale »Grundannahmen« oder »Schemata« oder schlicht als »systematische Denkfehler« bezeichnet (Beck et al., 2010; Faßbinder et al., 2015). Heuristisch sinnvoll erscheint es, diese in der KVT etablierten »Denkfehler« (die sich auf salientes, d. h. persönlich bedeutsames und störungsspezifisches Material beziehen) von den aus der neuropsychologischen Forschung hergeleiteten Denkverzerrungen (im Sinne eines übergreifenden kognitiven Stils) abzugrenzen. Im Folgenden werden die für das D-MKT bedeutsamen Konzepte genauer beschrieben, für die wir im D-MKT übergreifend den Begriff »Denkverzerrungen« verwenden, sowie exemplarisch empirische Belege aufgeführt. Dabei wird mit der Darstellung »klassischer« Denkverzerrungen, also der relevanten kognitiven Verzerrungen bezüglich salienter Informationen, begonnen. In Abschnitt 1.3.2 schließt sich die Darstellung neuropsychologischer Denkverzerrungen an.

1.3.1 Klassische Denkverzerrungen bei Depression laut KVT

Bezeichnung und Anzahl der bei Depression angenommenen »Denkfehler« variieren in Abhängigkeit von Autoren, Veröffentlichungen und eingesetzten Messinstrumenten. Basierend auf den Ausführungen von Aaron Beck hat sich im deutschen Sprachraum die Unterscheidung folgender »Zehn Denkfehler« bewährt (Hautzinger, 2013, S. 151 f.):

- Alles-oder-nichts-Denken
- übertriebene Verallgemeinerungen
- geistiger Filter
- Abwehr des Positiven
- voreilige Schlussfolgerungen
- Über- und Untertreibung
- emotionale Beweisführung
- Wunschaussagen
- Etikettierungen
- Dinge persönlich nehmen

Um das D-MKT optimal mit bestehenden kognitiv-verhaltenstherapeutischen Angeboten zu verschränken und Begriffsverwirrungen zu vermeiden, haben wir uns bei der Erstellung des D-MKT an der Nomenklatur von Martin Hautzinger orientiert. In Ergänzung zu bestehenden (Gruppen-)Konzepten wird den einzelnen Denkverzerrungen im D-MKT mehr Platz eingeräumt: In jedem Modul werden maximal zwei Denkverzerrungen eingeführt und ausführlich besprochen. Ferner wird im D-MKT aufgrund der potenziell negativen oder schuldinduzierenden Konnotation des Wortes »Fehler« dem Begriff »Denkverzerrung« der Vorzug gegeben (Abschn. 3.1, »Eröffnung einer Sitzung«). Konkret werden die folgenden der oben aufgeführten »Zehn Denkfehler« im D-MKT in den Modulen zum »Denken und Schlussfolgern« (Module 1, 3, 5, 7) ausführlich besprochen: »übertriebene Verallgemeinerungen«, »geistiger Filter«, »Abwehr des

Positiven«, »voreiliges Schlussfolgern«, »Über- und Untertreibung« und »Wunschaussagen« (in Form von »Sollte-Aussagen«). Am Rande wird auch Bezug auf das »Alles-oder-nichts-Denken« sowie auf die »emotionale Beweisführung« genommen. Die beiden Denkfehler »Etikettierungen« (d.h., sich selbst oder andere vorschnell mit einem übertrieben negativen Label zu versehen, z.B. »Ich Trampeltier« anstatt »Ich habe ein Glas zerbrochen«) und »Dinge persönlich nehmen« (d.h. gänzlich unbegründet zu meinen, für ein negatives Ereignis verantwortlich zu sein) werden in der vorliegenden D-MKT-Version aus Zeitgründen nicht gesondert thematisiert. Wesentliche Inhalte beider Denkverzerrungen sind allerdings im D-MKT enthalten (»Etikettierungen« können als Unterform von »übertriebener Verallgemeinerung« betrachtet werden und »Dinge persönlich nehmen« werden im Modul 5 zum »Attributionsstil« behandelt).

Die genaue Zuordnung der Denkverzerrungen zu den einzelnen D-MKT-Modulen ist Tabelle 1.1 zu entnehmen (Abschn. 1.3.2).

Alles-oder-nichts-Denken. Unter dieser Denkverzerrung wird die Neigung verstanden, in Schwarz-Weiß-Kategorien zu denken: Ein Anspruch ist entweder zu 100% oder gar nicht erfüllt, ein Gesicht hübsch oder hässlich, ein Essen lecker oder ungenießbar. Es kommt zur Einteilung in Extreme, ohne Mittelmaß oder Abstufungen in Betracht zu ziehen.

Übertriebene Verallgemeinerung. Bei der übertriebenen Verallgemeinerung wird das Auftreten eines einzelnen negativen Ereignisses als Glied einer andauernden Misserfolgskette angesehen (für empirische Hinweise s. z.B. Carver & Ganellen, 1983; Ganellen, 1988; Thew et al., 2017; Watkins et al., 2009). Entsprechend beschreiben Betroffene Niederlagen häufig mit generalisierenden Worten wie »immer« oder »niemals«, was wiederum eine negativ gefärbte Gesamtwahrnehmung und einen damit einhergehenden Fatalismus fördert (»einmal Pech, immer Pech«).

Geistiger Filter. Ähnlich der Redensart, »immer nach dem Haar in der Suppe zu suchen«, ist mit dem geistigen Filter das »Herausfiltern« einzelner negativer Details und deren ausschließliche Beachtung gemeint (Hautzinger, 2013). Menschen mit Depression scheinen in der Tat bevorzugt negative Informationen zu verarbeiten (Gotlib, Krasnoperova et al., 2004; LeMoult & Gotlib, 2019; Nunn et al., 1997) bzw. können ihre Aufmerksamkeit hiervon schlechter abwenden (für einen Überblick s. Gotlib & Joormann, 2010).

Abwehr des Positiven. Diese Denkverzerrung bezieht sich auf die depressionstypische Vernachlässigung positiver bzw. die hohe Bedeutsamkeitszumessung negativer Rückmeldung (Hautzinger, 2013). Hiermit ist gemeint, dass Betroffene Schwierigkeiten haben, z.B. Lob oder Komplimente anzunehmen, bzw. ihnen eine geringere Bedeutung beimessen als negativem Feedback wie Kritik oder Vorwürfen. Die Abwehr des Positiven bei Depressionen stützen empirische Befunde einer verringerten Belohnungssensitivität (Bogdan & Pizzagalli, 2006; Eshel & Roiser, 2010, Reinen et al., 2021), d.h. Verhalten wird weniger zuverlässig durch Verstärkung modifiziert, sowie einer verstärkten Annahme negativen Feedbacks (z.B. Cane & Gotlib, 1985; Reinen et al., 2021).

Voreiliges Schlussfolgern. Diese Denkverzerrung liegt vor, wenn Ereignisse negativ interpretiert werden, obwohl keine eindeutigen Fakten vorliegen, die diese (einseitig negative) Schlussfolgerung stützen (Hautzinger, 2013). Depressionstypisch ist zum einen der

Versuch, vermeintliche »negative Gedanken anderer zu lesen« (bzw. »Gedankenlesen«, s. Hautzinger, 2013), d.h., anderen negative Gedanken zu unterstellen. Zum anderen wird mit der Denkverzerrung die »Zukunft voraussagen« die Erwartung beschrieben, dass Dinge in jedem Fall schlecht ausgehen werden bzw. Katastrophen eintreten (vgl. »falsche Vorhersagen«; Hautzinger, 2013). Stützende Befunde ergeben sich aus Studien, in denen ein Zusammenhang zwischen einer pessimistischen Zukunftssicht mit Depressionen aufgezeigt wurde (z. B. Alloy & Ahrens, 1987; Miranda et al., 2008; Sastre-Buades et al., 2021; Strunk et al., 2006).

Über- und Untertreibungen. Ausmaß und Folgenschwere der eigenen Fehler und Probleme werden übertrieben. Gleichzeitig werden eigene Fähigkeiten übersehen oder bagatellisiert (Hautzinger, 2013). Passend hierzu zeigen sich Menschen mit Depression bezüglich der eigenen Leistungserwartung in Studien pessimistischer (Cane & Gotlib, 1985; Garber & Hollon, 1980; Kube et al., 2019). In einer weiteren Studie bewerteten Personen mit Depression gefilmte Interaktionen negativer, wenn diese auf sie persönlich (und nicht auf jemand anderen) bezogen waren (Hoehn-Hyde et al., 1982).

Emotionale Beweisführung. Liegt diese Denkverzerrung vor, wird negativen Gefühlen eine Beweiskraft zugesprochen, d.h., es wird angenommen, dass Gefühle immer genau das ausdrücken, was tatsächlich geschieht (»Ich bin gekränkt – also musst du mich beleidigt haben!«).

Sollte-Aussagen (Wunschaussagen). Ein von Perfektionismus geprägter Denkstil scheint depressive Symptome zu fördern (vgl. z. B. Egan et al., 2011; Graham et al., 2010; Smith et al., 2020). Mit »Sollte-Aussagen« sind unerbittliche Selbstverbalisationen im Imperativstil wie »Man sollte …«, »Man müsste …« oder »Man darf nicht …« gemeint (»Sollte-Sätze«, Beck et al., 2010; oder »Wunschaussagen«, Hautzinger, 2013). Es werden rigide Regeln und Normen aufgestellt, die keine Abweichung erlauben. Auch hier wird, ähnlich der übertriebenen Verallgemeinerung, die kognitive Inflexibilität durch häufige Verwendung von Begriffen wie »niemals« oder »immer« verstärkt.

Attributionsstil. Neben den oben dargestellten klassischen Beck'schen Denkfehlern wird ein veränderter Zuschreibungsstil bei Depression angenommen (Abramson et al., 1978; Peterson & Seligman, 1984). Dabei ist Depression vor allem mit der internalen Attribution negativer Ereignisse und der externalen Attribution positiver Ereignisse assoziiert. Misserfolge werden also eher der eigenen Person und Erfolge eher den Umständen oder anderen Personen zugeschrieben (Ball et al., 2008; Loeffler et al., 2018; Mezulis et al., 2004; Sweeney et al., 1986). Psychisch gesunde Menschen schreiben sich hingegen die Verantwortung für positive Ereignisse zumeist selbst zu, während sie negative Ereignisse u. a. auf externale Faktoren attribuieren (Moritz, Woodward et al., 2007; Randjbar et al., 2011). Es wird angenommen, dass dem letzteren Attributionsstil eine selbstwertschützende Funktion zukommt, wohingegen das typisch depressive Zuschreibungsmuster einen niedrigen Selbstwert begünstigt (vgl. Abramson et al., 1978; Peterson & Seligman, 1984). Entsprechend konnten zahlreiche Studien einen Zusammenhang zwischen einem geringen Selbstwertgefühl und Depressionen bestätigen (z. B. Franck & De Raedt, 2007; Orth et al., 2009; Pearson et al., 2015).

1.3.2 Weitere Denkverzerrungen

Die bisher aufgeführten Denkverzerrungen (von einigen Autoren als Denkfehler bezeichnet) beziehen sich auf kognitive Verzerrungen bezüglich der Verarbeitung salienter Informationen und Emotionen, d.h. die Verarbeitung von Reizen, die für die jeweilige Person (nicht für alle Betroffenen) eine besondere Relevanz haben (»heiße« Themen). Obwohl davon nicht immer eindeutig abzugrenzen, tritt bei Depression eine weitere Art kognitiver Verzerrungen auf. Diese Verzerrungen betreffen die allgemeine Informationsverarbeitung sowie Informationsverarbeitungsdefizite im Sinne eines übergreifenden kognitiven Stils. Defizite der Informationsverarbeitung sowie die entsprechenden empirischen Hintergründe werden im Folgenden dargestellt.

In der neuropsychologischen Grundlagenforschung konnte zum einen gezeigt werden, dass Depression mit allgemeinen Konzentrations- und Gedächtnisdefiziten einhergeht (für eine Übersicht s. Beblo et al., 2011; Dehn & Beblo, 2019; Gotlib & Joormann, 2010; McDermott & Ebmeier, 2009). Zum anderen zeigen Studien, dass Patient:innen mit Depression eine verzerrte Erinnerungsleistung aufweisen und negative (stimmungskongruente) Ereignisse besser erinnern (für einen Überblick s. Blaney, 1986; Dehn & Beblo, 2019; Gotlib & Joormann, 2010; Matt et al., 1992). Diese Verzerrungen betreffen auch sog. Pseudo- oder Fehlerinnerungen. Bei Fehlerinnerungen (»false memories«) handelt es sich um Erinnerungen an nicht präsentierte Informationen, also an Ereignisse, die nicht oder anders stattgefunden haben. Diese Fehlerinnerungen treten unter bestimmten Kontextfaktoren bei allen Menschen auf und sind dementsprechend nicht notwendigerweise Ausdruck eines pathologischen Prozesses. Auffällig bei Personen mit Depression ist jedoch, dass sie sich im Vergleich zu Gesunden vermehrt an negative (im Vergleich zu positiven oder neutralen), zuvor nicht präsentierte Informationen erinnern (Howe & Malone, 2011; Joormann et al., 2009; Moritz et al., 2008).

Darüber hinaus wird Depression mit einer verzerrten Identifikation von Emotionsausdrücken in Verbindung gebracht. So zeigen Menschen mit Depression eine bevorzugte Verarbeitung von Gesichtsausdrücken, die negative Emotionen wie Ärger und Trauer widerspiegeln (Bomfim et al., 2019; Gotlib, Krasnoperova et al., 2004; Leyman et al., 2011), während positive Gesichtsausdrücke offenbar eine geringere Verarbeitungstiefe erfahren (Bomfim et al., 2019; Joormann & Gotlib, 2006; Yoon et al., 2009). Einschränkungen zeigten depressive Patient:innen außerdem bei der korrekten Identifikation von neutralen Gesichtsausdrücken (Douglas & Porter, 2010; Naranjo et al., 2011; van Vleet et al., 2019), die häufiger als negativ fehlinterpretiert werden. Zudem ist die negative Bewertung mehrdeutiger Emotionsausdrücke mit dem Rezidiv einer depressiven Episode bzw. einer geringeren Remission korreliert (Bouhuys et al., 1999; Hale et al., 1998). Diese Denkverzerrung beeinflusst die Betroffenen hinsichtlich der Bewertung von Situationen sowie in der sozialen Interaktion und spielt auf diese Weise eine wichtige Rolle bei der Entstehung und der Aufrechterhaltung von Depressionen.

Neben den beschriebenen Denkverzerrungen wird dysfunktionalen Verhaltensweisen und Strategien wie sozialem Rückzug (Boivin et al., 1995; Lara et al., 1997; Seidel et al., 2010; Teo et al., 2020) eine besondere Bedeutung bei der Pathogenese von Depressionen beigemessen. Entsprechend stellt der Aufbau von Aktivitäten eine wichtige Komponente der kognitiven Verhaltenstherapie dar (vgl. z. B. Jacobson et al., 1996). In den letzten Jahren rückten darüber hinaus andere, häufig weniger offensichtliche kognitive Strategien wie Grübeln (für eine Metaanalyse s. Rood et al., 2009; Dehn & Beblo, 2019) und/oder Gedankenunterdrückung (z. B. van der Does, 2005; Thimm et al., 2018) in den Fokus. Dabei ist nicht nur der Einsatz der Verhaltensweisen und Strategien an sich dysfunktional (z. B. Rückzug, Grübeln, Gedankenunterdrücken), sondern auch die verzerrten Annahmen, d. h. die Metakognitionen von Menschen mit Depression über die vermeintliche Funktionalität dieser Strategien (»Nur wenn ich gut gelaunt bin, darf ich mich mit anderen treffen«, »Grübeln hilft mir, Probleme zu lösen«, »Ich habe meine Gedanken nicht im Griff«, »Negative Gedanken darf ich nicht denken«; für theoretische Überlegungen zu Grübeln und Gedankenunterdrückung s. Matthews & Wells, 2000; Wells, 2011). Nur wenn auch die dazugehörigen Metaannahmen modifiziert werden, greifen Betroffene langfristig nicht mehr auf diese dysfunktionalen Strategien zurück. Aus diesem Grund werden dysfunktionale Verhaltensweisen und kognitive Strategien sowie die zugehörigen dysfunktionalen Metakognitionen im D-MKT in einem eigenen Modul behandelt (Modul 6).

Tabelle 1.1 D-MKT Trainingseinheiten sowie thematische Schwerpunkte

Modul	Modulname	Thematische Schwerpunkte (Denkverzerrung)
1	**Denken und Schlussfolgern 1**	geistiger Filter, übertriebene Verallgemeinerung
2	**Gedächtnis**	verzerrte Erinnerungsleistung
3	**Denken und Schlussfolgern 2**	Sollte-Aussagen, Abwehr des Positiven, Alles-oder-nichts-Denken
4	**Selbstwert**	perfektionistischer Denkstil, Selbstwertgefühl
5	**Denken und Schlussfolgern 3**	Über- oder Untertreibung, depressiver Attributionsstil
6	**Verhaltensweisen und Strategien**	dysfunktionale Verhaltensstrategien: sozialer Rückzug, Grübeln, Gedankenunterdrückung
7	**Denken und Schlussfolgern 4**	voreiliges Schlussfolgern: negative Gedanken anderer lesen, Zukunft voraussagen
8	**Wahrnehmen von Gefühlen**	Emotionserkennung, emotionale Beweisführung

1.4 Metakognition: in aller Munde – aber was ist das überhaupt?

1

Der von Flavell (1979) stammende Begriff »Metakognition« ist relativ neu, die Grundlagen sind es allerdings nicht: Erste Überlegungen finden sich bereits bei Platon (s. Spearman, 1923, S. 52 f.). In den letzten beiden Jahrzehnten wurden verschiedene metakognitive Therapieverfahren entwickelt, die zunehmend an Popularität gewonnen haben. Hierzu gehören neben dem MKT auch die MCT von Wells (Wells, 2011) und die »Metacognitive Reflection and Insight Therapy« (MERIT; Lysaker & Klion, 2017). Daneben tragen weitere Programme wie das »Metakognitive Training für impulsive Kinder« (Kurtz & Borkowski, 1987) und die »Meta-cognitive Therapy for Attention Deficit Hyperactivity Disorder« (Solanto et al., 2010) den Begriff »Metakognition« in ihrem Namen.

Metakognition leitet sich vom griechischen Wort »meta« (»über«) und dem lateinischen Wort »cogitare« (»denken«) ab und kann vereinfacht mit dem »Denken über das Denken« übersetzt werden (Moritz, 2008, 2013). Im Rahmen entwicklungspsychologischer Überlegungen bezeichnete Flavell (1971, S. 277) Metakognition noch vorsichtig als »… eine Art von Metagedächtnis, vielleicht« (Übers. vom Verfasser). Unter dem Stichwort »Metagedächtnis« wird darüber hinaus eine Reihe übergeordneter Prozesse subsumiert, die mit dem Erinnern in Verbindung gebracht werden (z. B. Überwachen und Kontrollieren). Diese beziehen sich auf die Genauigkeit, die Lebendigkeit oder die Urteilssicherheit von Erinnerungen (teilweise unter Einschluss sozial-kognitiver Prozesse), die zunehmend einen festen Platz in der Kognitionsforschung einnehmen (vgl. z. B. Fisher & Wells, 2005; Moritz & Woodward, 2006; Heyes et al., 2020). Flavell (1979) konzeptualisierte Metakognition in vier Bestandteile:

(1) metakognitives Wissen
(2) metakognitive Erfahrungen
(3) metakognitive Ziele (oder Aufgaben)
(4) metakognitive Handlungen (oder Strategien)

In einem Übersichtsartikel von Moritz und Lysaker (2018) und Dietrichkeit et al. (2020) werden die genannten Komponenten detailliert beschrieben. Die beiden für das D-MKT relevanten Komponenten, das metakognitive Wissen und die metakognitive Erfahrung, stellen wir hier genauer dar.

Metakognitives Wissen. Unter diesem Begriff ist das subjektive »Wissen« über Menschen als kognitive Wesen mitsamt ihrer kognitiven Aufgaben, Ziele, Handlungen und Erlebnisse zu verstehen. Es kann sich sowohl auf Personen (sich selbst und andere) als auch auf allgemeine Merkmale von Kognitionen beziehen (z. B. dass man selbst vergesslich ist; dass Grübeln angeblich hilft, Probleme zu verstehen; dass Gedanken keine äußeren Dinge beeinflussen können).

Metakognitive Erfahrungen. Diese werden als Reflexionen kognitiver Prozesse (z. B. sich darüber klar zu werden, dass ein bestimmtes Prüfungsthema unzureichend gelernt wurde) definiert, die wiederum zu *metakognitiven Zielen* (z. B. das eigene Wissen zu beurteilen) und *metakognitiven Strategien* führen können (z. B. sich selbst über die Inhalte abzufragen, statt die rein kognitive Strategie zu wählen, das Kapitel nur zu lesen). Daneben wird Überraschung als metakognitive Erfahrung angesehen (Moritz & Lysaker, 2018).

Zentral für das MKT sind darüber hinaus die Schriften von Asher Koriat, der Urteilssicherheit als zentralen Aspekt von Metakognition begreift (Koriat, 2002; Koriat & Levy-Sadot, 1999). Während Menschen mit Schizophrenie häufig überkonfident in Bezug auf ihre Fehlurteile sind, erweisen sich entsprechende Verzerrungen beim Vorliegen von Depression oder Zwangsstörung als komplexer. So können Patient:innen einerseits unter nagenden Selbstzweifeln leiden, aber andererseits relativ unverrückbare Selbstkonzepte haben, die es in der Therapie zu hinterfragen gilt (z. B. »Ich bin nichts wert«).

1.5 Metakognition in der kognitiven Verhaltenstherapie

Metakognitive und kognitive Strategien sind schwer voneinander zu trennen und weisen häufig fließende Übergänge auf (vgl. Dietrichkeit et al., 2020). Eine Abgrenzung zwischen den beiden Strategien kann über die jeweilige Zielsetzung erfolgen (s. Livingston, 2003). Hierbei ist die Anwendung des Metamemory-Modells von Nelson und Narens (1990) hilfreich, das die Unterscheidung zwischen der Objekt- und der Metaebene der Verarbeitung nutzt: Kognitionen auf Objektebene nehmen Bezug auf konkrete externale Objekte (z. B. »Das, was ich sehe, ist ein Hund«), während sich Kognitionen auf Metaebene auf die Kognitionen der Objektebene beziehen (z. B. »Warum denke ich immer noch über den Hund nach?«; van Overschelde, 2008, S. 47). Wie bereits von Moritz und Lysaker (2018) beschrieben, ist die Metaebene somit kein spezifisches Merkmal metakognitiver Interventionen, sondern auch auf verhaltenstherapeutische Interventionen übertragbar. Dies wird deutlich, wenn man »Hund« durch »negative Gedanken« ersetzt.

Wie bereits von van Overschelde (2008) ausgeführt, bezieht sich auch die KVT nicht ausschließlich auf die Objekt-, sondern zusätzlich auf die Metaebene. Betrachten wir nochmals die von Flavell (1979) beschriebenen Aspekte der Metakognition (s. Abschn. 1.4), wird deutlich, dass die Vermittlung von metakognitivem Wissen und metakognitive Erfahrungen ebenfalls Teil der KVT sind (s. Moritz & Lysaker, 2018; Moritz et al., 2018). Zentral ist hier die Botschaft: Gedanken sind nur Gedanken und keine Fakten. Die Rolle von Gedanken wird Betroffenen auch im berühmten ABC-Modell vermittelt, in dem betont wird, dass die Ursache der (negativen) Gefühle und des Verhaltens nicht in der Situation, sondern in der Bewertung der Situation liegt. Damit wird eindeutig metakognitives Wissen adressiert. Mittels Selbstbeobachtungen (z. B. Spaltentechnik) werden dann metakognitive Erfahrungen angeregt, mit deren Hilfe Betroffene den Zusammenhang zwischen Gedanken, Gefühlen und dem Verhalten im Alltag erkennen können. Aber auch in weiteren etablierten Interventionen der KVT werden metakognitive Erfahrungen vermittelt, z. B. in der klassischen »Eisbär-Übung« (»Denken Sie eine Minute nicht an einen Eisbären«), bei der vermittelt wird, dass es praktisch unmöglich ist, Gedanken zu unterdrücken (Wegner et al., 1987). Trotz dieser Gemeinsamkeiten bestehen einige Unterschiede zwischen kognitiv-verhaltenstherapeutischen und metakognitiven Konzepten: Kernelemente der KVT wie die Expositionstherapie oder die ausführliche Exploration von kognitiven und emotionalen Verzerrungen mittels sokratischer Dialoge kommen in metakognitiven Interventionen nicht zum Einsatz (Moritz et al., 2018). Darüber hinaus fokussiert sich die KVT auf persönliche Erlebnisse und Überzeugungen. In der Praxis werden metakognitive sowie verhaltenstherapeutische Konzepte häufig nebeneinander eingesetzt.

Metakognitive Erfahrungen, z. B. in der In-sensu-Exposition mit Zwangsgedanken (»Ich kann aggressive Gedanken zulassen, ohne danach aggressiv zu handeln«), repräsentieren vermutlich ebenfalls Wirkfaktoren der KVT. Laufende Studien beschäftigen sich damit, inwieweit und in welcher Form metakognitive Wirkfaktoren in unterschiedlichen Therapieverfahren bedeutsam sind (z. B. KVT mit Exposition vs. MCT, s. Studienregistrierung unter »clinical trials« NCT02867449 bzw. »dutch trial register« NTR4855). Ergebnisse stehen aktuell aus.

1.6 Brauchen wir ein (meta)kognitives Training für Patient:innen mit Depression?

Das D-MKT wurde entwickelt, um die beschriebenen strukturellen Lücken (Einzeltherapiesetting, überwiegend geschlossene Gruppen) und die inhaltlichen Lücken (mangelnde Berücksichtigung neuropsychologischer Befunde) bestehender Therapiekonzepte auszugleichen und der zuvor beschriebenen Unterversorgung bei der Behandlung von Depression entgegenzuwirken. Das D-MKT ist eine niedrigschwellige und relativ schnell umsetzbare Intervention, die sich vornehmlich an Personen mit leichten bis mittelschweren Depressionen richtet. Das Training ist bewusst modular und als »offene Gruppe« konzeptualisiert, sodass der Einstieg neuer Teilnehmer:innen zu jeder Gruppensitzung möglich ist. Insgesamt umfasst das D-MKT acht Sitzungen mit einer Dauer von jeweils 60 Minuten (in der im Abschn. 1.8 beschriebenen Pilotstudie wurde eine ältere Trainingsversion mit einer Dauer von 90 Minuten eingesetzt). Unterstützt wird die Durchführung durch eine Präsentation mit PowerPoint-Folien, die ins PDF-Format konvertiert wurden (für konkrete Durchführungshinweise s. Abschn. 2.2 und Kap. 3).

Inhaltlich steht zum einen die Bearbeitung der oft beobachtbaren, den Betroffenen aber meist nicht bewussten dysfunktionalen Strategien und Denkverzerrungen im Vordergrund, die teilweise auch in der KVT der Depression konzeptualisiert sind (Beck, 1979). In Deutschland erlangten diese u. a. durch die Veröffentlichungen von Martin Hautzinger Bekanntheit. Zum anderen werden im D-MKT depressionstypische Verzerrungen der allgemeinen Informationsverarbeitung (z. B. stimmungskongruentes Gedächtnis, Probleme bei der Identifikation von Emotionen; Dalili et al., 2015; Gaddy & Ingram, 2014) adressiert. Ferner werden dysfunktionale Coping-Strategien (z. B. Grübeln, Gedankenunterdrücken) bearbeitet. Anders als im Einzelsetting der KVT üblich, werden die depressiven Denkverzerrungen dabei nicht erst in einem fortgeschrittenen Stadium der Therapie aus individuellen automatischen Gedanken abgleitet (Beck et al., 2010). Vielmehr werden den Betroffenen typische depressive Denkverzerrungen von der ersten Sitzung an vorgestellt, diese durch Übungen erfahrbar gemacht und das Rational zur Modifikation der Denkverzerrungen vermittelt. Spielerisch und mithilfe eigener Beispiele werden die Betroffenen in den Sitzungen und anhand von Hausaufgaben (Nachbereitungsbogen) dazu angeleitet, zu erkennen, welche dieser Denkverzerrungen speziell bei ihnen eine besondere Rolle spielen. Es handelt sich somit um ein stärker deduktives Vorgehen. Darüber hinaus werden kognitive Verzerrungen im D-MKT immer wieder entpathologisiert: Alle Menschen weisen Verzerrungen im Denken auf, lediglich einige kognitive Verzerrungen sind depressionstypisch.

Das Training soll es den Teilnehmenden auf spielerische Weise, anhand vieler Beispiele und unter Berücksichtigung individueller Erfahrungen ermöglichen, depressiogene Denkmuster, kognitive Verzerrungen und einseitige Problemlösestile bei sich zu erkennen und zu korrigieren. Ferner stehen dysfunktionale Annahmen über typische depressive Strategien (z. B. »Grübeln hilft mir, Probleme zu lösen«) sowie die dysfunktionalen (metakognitiven) Strategien selbst (z. B. Unterdrückung negativer Gedanken) im Fokus der Gruppenintervention. In diesem Punkt ergeben sich Überschneidungen zur MCT von Wells (s. z. B. Wells, 2011; Weber & Exner, 2013), in deren Behandlungsfokus diese dysfunktionalen (meta)kognitiven Verarbeitungsprozesse und -strategien stehen. Anders als die MCT von Wells fokussiert das D-MKT aber nicht auf die übergreifenden Strategien und Prozesse, sondern greift außerdem die »Denkinhalte« auf (v. a. in den Modulen 1, 3, 5 und 7 zum Denken und Schlussfolgern). Durch diese Inhaltsorientierung gibt es Überschneidungen des D-MKT mit der »klassischen« KVT bei Depression. Tatsächlich werden im D-MKT die in der KVT beschriebenen inhaltlichen Denkverzerrungen sogar bewusst aufgegriffen und deren Terminologien übernommen (Abschn. 1.3). Das D-MKT versteht sich als Weiterentwicklung innerhalb der KVT-Familie und ist mit den entsprechenden Konzepten kompatibel. Klassische Konzepte werden durch neue Inhalte und Übungsformate ergänzt. Orientiert an Flavells Modell (s. Abschn. 1.4) werden im D-MKT metakognitives Wissen und – über die spielerischen Übungen – metakognitive Erfahrungen vermittelt (»Aha-Momente«).

Das Ziel in der ambulanten D-MKT-Behandlung besteht darin, (auch wenig motivierte) Betroffene durch positive Erfahrungen niedrigschwellig und schnell in das Versorgungssystem zu integrieren. Dadurch sollen die Motivation für eine weitere Behandlung gestärkt, Veränderungsprozesse angestoßen, deren Weiterführung in Nachfolgebehandlungen erleichtert und nicht zuletzt Wartezeiten überbrückt werden.

Für die (teil)stationäre Behandlung repräsentiert das D-MKT ein depressionsspezifisches, leicht durchzuführendes Gruppenangebot. In der Praxis hat es sich als gut vereinbar mit anderen verhaltenstherapeutischen Konzepten sowie den strukturellen Gegebenheiten stationärer Behandlungssettings (u. a. kurze Verweildauern) erwiesen und diese inhaltlich erweitert. Gewisse Überschneidungen bei der Kombination mit anderen psychoedukativen Konzepten wurden von den Teilnehmenden in den Studien nicht beanstandet, vielmehr wurde das D-MKT als sinnvolle Ergänzung und Vertiefung spezifischer Inhalte erachtet. Mit dem Fokus, die metakognitive Kompetenz (d. h. Erkennen von Verzerrungen in Denken und Wahrnehmung) der Betroffenen zu stärken, um der aktuellen depressiven Episode zu begegnen und einer erneuten depressiven Episode vorzubeugen, kann das D-MKT somit bestehende (teil)stationäre Behandlungskonzepte komplettieren. Nicht zuletzt können die Übungen und Materialien des D-MKT auch in Einzeltherapien eingesetzt werden (Kap. 4). 1

1.7 Überblick über die Inhalte des D-MKT

Das D-MKT besteht aus den folgenden acht Modulen (Tab. 1.1 zeigt eine Zuordnung von Modulen und Inhalten):

- **Modul 1: Denken und Schlussfolgern 1.** In diesem Modul werden zunächst zwei Denkverzerrungen (geistiger Filter, übertriebene Verallgemeinerung) vorgestellt, die die depressive Symptomatik begünstigen, aufrechterhalten oder auch verstärken können. Im zweiten Schritt werden Strategien vermittelt, mit denen diesen aktiv begegnet werden kann (z. B. durch konkrete, situationsgebundene Aussagen, Perspektivwechsel, bewusste Übertreibung).
- **Modul 2: Gedächtnis.** In diesem Modul wird der Zusammenhang zwischen Depression und Gedächtnis- bzw. Konzentrationsproblemen erläutert (u. a. durch Aufmerksamkeitslenkung mithilfe der Scheinwerfermetapher). Ferner wird die bei Depression typische Gedächtnispräferenz für negative Erinnerungen sowie die allgemeine Fehleranfälligkeit unseres Gedächtnisses (Fehlerinnerungen) eingeführt. Abschließend werden mit dem Themenbereich verknüpfte dysfunktionale Annahmen kritisch hinterfragt (z. B. subjektive Wahrnehmung oder Angst, an einer Demenz zu erkranken).
- **Modul 3: Denken und Schlussfolgern 2.** In diesem Modul werden weitere depressionsbegünstigende Denkverzerrungen (Sollte-Aussagen, Alles-oder-nichts-Denken, Abwehr des Positiven) vorgestellt und Strategien präsentiert, wie diesen Denkmustern aktiv entgegengewirkt werden kann (z. B. mittels Kosten-Nutzen-Analyse, Lob annehmen).
- **Modul 4: Selbstwert.** Das Modul befasst sich mit dem Konzept des Selbstwerts sowie mit Kognitionen, die einen geringen Selbstwert begünstigen (z. B. perfektionistischer Denkstil). Zudem werden (kognitive) Strategien zur Steigerung der Stimmung und des Selbstwerts vermittelt. Diese beinhalten u. a. eine differenzierte Sicht des eigenen Selbstwerts (Einführung der Regalmetapher), Ressourcenaktivierung durch das Benennen konkreter Stärken sowie das Aufdecken unfairer Vergleiche.
- **Modul 5: Denken und Schlussfolgern 3.** In diesem Modul werden weitere Denkverzerrungen demonstriert (Über- oder Untertreibung, depressiver Attributionsstil). Strategien zur Modifikation von negativen Denkmustern werden aufgezeigt, indem beispielsweise geübt wird, ausgewogene Erklärungen für das Zustandekommen von Situationen zu finden (Zusammenwirken der Faktoren Selbst, andere, Umstände).
- **Modul 6: Verhaltensweisen und Strategien.** Das Modul beschäftigt sich mit häufigen dysfunktionalen Coping-Strategien (Grübeln, Unterdrückung negativer Gedanken, Rückzug), die die depressive Symptomatik fördern. Hilfestellung für langfristig funktionale Verhaltensweisen werden präsentiert (u. a. kurze Atem-Achtsamkeitsübung; Aktivitätsaufbau).

- **Modul 7: Denken und Schlussfolgern 4.** Dieses Modul behandelt depressionsbegünstigende Denkmuster, die insbesondere dem voreiligen Schlussfolgern zugrunde liegen (v.a. negative Gedanken anderer »lesen«, Zukunft voraussagen). Mithilfe von Übungen (z.B. Gemäldetitel raten) wird den Teilnehmenden die Fehleranfälligkeit dieser Strategien vermittelt. Ferner werden sie angeleitet, sich über mögliche Folgen des voreiligen Schlussfolgerns bewusst zu werden, um eine Veränderungsmotivation aufzubauen.
- **Modul 8: Wahrnehmen von Gefühlen.** In diesem Modul wird eingehend dargelegt, dass die eigene Wahrnehmung stark von der aktuellen Gefühlslage abhängt und dadurch eine depressive Stimmungslage auch die Interpretation von Gestik oder Mimik anderer Menschen beeinflussen kann, was wiederum negativ auf die eigene Stimmung zurückwirkt. Informationen über Gefühle (»Wozu sind Gefühle eigentlich gut?«) und deren Ausdruck sowie Strategien zur Emotionsinterpretation werden vermittelt.

Alle Folien der Module befinden sich im Online-Material.

1.8 Wirksamkeitsnachweise für das D-MKT

Im Jahr 2009 haben wir in einer Proof-of-Concept-Studie begonnen, Daten zu Machbarkeit, Akzeptanz durch die Betroffenen sowie Effektivität einer ersten Version des D-MKT (Beta-Version) zu erheben. Über die Spezialambulanz für Depression der Klinik und Poliklinik für Psychiatrie und Psychotherapie des Universitätsklinikums Hamburg-Eppendorf konnten 104 Betroffene für die Teilnahme an der Studie rekrutiert werden. Einschlusskriterium war die klinisch gesicherte Diagnose einer depressiven Erkrankung (F32–34). Akut suizidale oder psychotische Patient:innen wurden ausgeschlossen. Vor Beginn (»prä«) und nach Abschluss (»post«) des Gruppentrainings wurden die Teilnehmenden gebeten, eine Reihe von Fragebogen auszufüllen. Diese bezogen sich auf die Erfassung soziodemografischer Daten sowie auf die Quantifizierung der depressiven Symptomatik (Allgemeine Depressionsskala [ADS-K], Hautzinger & Bailer, 1993). Ferner wurden Fragebogen weiterer wichtiger Zielparameter zum Selbstwert (Rosenberg Self-Esteem Scale [RSE]; Rosenberg, 1965), zum Grübeln (Ruminative Responses Scale [RRS]; Treynor et al., 2003) sowie zu allgemeinen metakognitiven (Metacognitions Questionnaire-30 [MCQ-30]; Wells & Cartwright-Hatton, 2004) und depressionstypischen Denkverzerrungen (Skala dysfunktionaler Einstellungen [DAS]; Hautzinger et al., 1985) vorgegeben. Einige der Instrumente sind detailliert in Abschn. 4.3 dargestellt.

In der Auswertung zeigte sich eine signifikante Abnahme der depressiven Symptomatik vom Prä- zum Postzeitpunkt, ermittelt über die ADS-K. Die Effektstärken (Cohens *d*) lagen insgesamt im mittleren Bereich. Unter Fortschreibung der Werte (»last observation carried forward«) zum Präzeitpunkt für Teilnehmende, die nicht an der Abschlussdiagnostik teilnahmen, ergab sich eine mittlere Effektstärke ($d = 0{,}56$). Die Effektstärke war entsprechend besser ($d = 0{,}73$), wenn nur Teilnehmende berücksichtigt wurden, die sowohl an der Anfangs- als auch an der Abschlussbefragung teilnahmen

($n = 72$). Hervorzuheben ist, dass bei 43,1 % der Teilnehmenden der ADS-K-Wert zum Zeitpunkt der Abschlussdiagnostik unterhalb des Cut-off-Werts des Fragebogens lag und sich für 56,9 % eine signifikante Verbesserung der depressiven Symptomatik (ADS-K) entsprechend des Reliable-Change-Index (RCI) ergab. Ferner verbesserten sich die Denkverzerrungen, das Grübeln sowie der Selbstwert vom Prä- zum Postzeitpunkt (Effektstärken zwischen $d = 0{,}26$ und 0,64).

In einem Fragebogen über die Bewertung des D-MKT gaben alle Teilnehmenden (100 %) an, dass sie das Training als nützlich und sinnvoll ansahen, 97 % der Teilnehmenden empfanden dabei Spaß und alle (100 %) bestätigten, dass ihnen der Sinn und der Zweck des Trainings klar waren. 94 % der Teilnehmenden würden das Training weiterempfehlen und 85 % gaben an, ihre Erkrankung durch das Training besser zu verstehen. In den freien Antworten (Bemerkungen) wurde besonders die Struktur des Trainings (»die Mischung aus offener Gruppe und trotzdem einer gewissen Verbindlichkeit«) sowie die Atmosphäre (»lockere Arbeitsatmosphäre«, »Spaß«) positiv hervorgehoben. Vonseiten der Therapeut:innen wurde das D-MKT als eine leicht anwendbare Gruppenintervention zur Behandlung von Denkverzerrungen bei Depression bewertet, dessen starke Standardisierung sich auch für den Einsatz durch unerfahrene Therapeut:innen eignen könnte. Es wurde als ökonomisch in Vorbereitung und Durchführung gelobt, zeigte sich gut kombinierbar und kaum redundant mit anderen verhaltenstherapeutischen Konzepten.

Die Ergebnisse der Studie wurden in der *Zeitschrift für Psychiatrie, Psychologie und Psychotherapie* publiziert (Jelinek et al., 2013). Auf der Basis des Feedbacks der Teilnehmenden auf allgemeiner und individueller Ebene wurde die Beta-Version überarbeitet und u. a. Beispiele geändert (Jelinek e al., 2017). Diese Überarbeitung stellt die Grundlage für das hier dargestellte Behandlungskonzept dar. Dieses Konzept (1. Auflage des vorliegenden Buches) wurde bezüglich seiner Wirksamkeit im Rahmen einer randomisierten kontrollierten Studie in einem teilstationären Setting untersucht (Jelinek et al., 2016, Jelinek et al., 2019). Hierbei erhielten 84 Personen mit einer depressiven Störung neben einer teilstationären psychosomatischen Standardbehandlung zweimal wöchentlich das D-MKT oder ein Gesundheitstraining, bestehend aus Walking und Psychoedukation zu gesundheitsbezogenen Themen. Die Zuteilung zu den beiden Gruppen erfolgte nach dem Zufallsprinzip. Vor und nach der Teilnahme an diesem Zusatzangebot sowie sechs Monate (Jelinek et al., 2016) und dreieinhalb Jahre später (Jelinek et al., 2019) wurden die Teilnehmenden hinsichtlich ihrer depressiven Symptomatik untersucht. Es zeigte sich eine signifikant stärkere Verbesserung der depressiven Symptome bei den Personen, die am D-MKT teilgenommen hatten, verglichen mit der Kontrollgruppe mit Gesundheitstraining (s. Abb. 1.1). Die positiven Effekte des D-MKT wiesen direkt zum Behandlungsende sowie nach sechs Monaten eine mittlere bis hohe Effektstärke auf. Ferner waren nach sechs Monaten signifikant mehr Personen der D-MKT-Gruppe (39 %) als in der Kontrollgruppe (14 %) als remittiert einzustufen. Auch dreieinhalb Jahre später fielen die Effekte des D-MKT in latenten Wachstumsmodellen (sekundäre Analysen) positiver aus als die des Gesundheitstrainings (primäre Analysen waren allerdings nicht signifikant; Jelinek et al., 2019). Neben den depressiven Symptomen verbesserten sich auch die dysfunktionalen kognitiven und metakognitiven Überzeugungen sowie die körperliche und psychologische Lebensqualität in der D-MKT Gruppe stärker im Vergleich zur Kontrollgruppe (Jelinek et al., 2017, 2019).

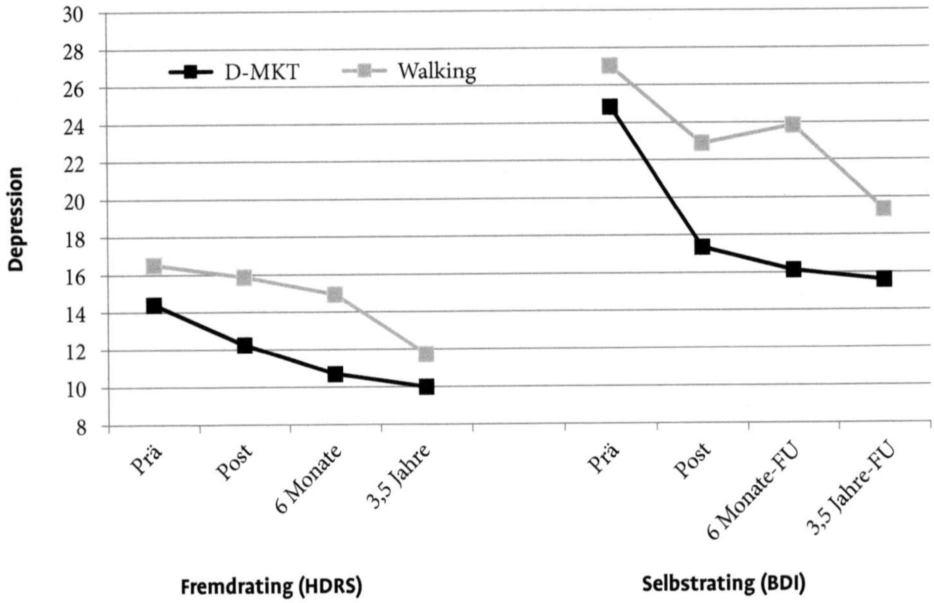

Abbildung 1.1 Gesamtwerte der Hamilton Depression Rating Scale (HDRS) und des Beck-Depressions-Inventars (BDI) vor (prä) und nach (post) Teilnahme am D-MKT oder am Gesundheitstraining (Walking) sowie 6 Monate und 3,5 Jahre später

Ein wichtiger Zielparameter der Studien zur überarbeiteten Version war ferner die Bewertung des D-MKT aus Betroffenenperspektive (Akzeptanz). Die subjektiven Rückmeldungen erwiesen sich als äußerst positiv. Die Mehrheit der Teilnehmenden würde das D-MKT weiterempfehlen (85 %), bewertete das Training als nützlich und hilfreich (83 %) und gab an, Inhalte des Trainings auf den Alltag übertragen zu können (78 %; Jelinek et al., 2017).

Um das Training langfristig optimieren zu können, führten wir weitere Studien zur Wirkweise und den theoretischen Grundlagen des D-MKT durch. Erste Untersuchungen bestätigen die direkte Auswirkung des D-MKT auf Gedächtnisverzerrungen (Moritz et al., 2018): Nach der achtwöchigen Teilnahme am D-MKT nahm die Anzahl an hochkonfidenten Fehlerinnerungen im Vergleich zur Kontrollgruppe mit Gesundheitstraining ab. Ferner konnten wir zeigen, dass das Bedürfnis nach Kontrolle (»need for control«) die Reduktion der depressiven Symptomatik mediiert. Damit scheint die Verdeutlichung, dass »Irren menschlich ist« (und Gedanken nicht kontrolliert werden können und müssen), als Bestandteil des D-MKT Veränderungen der depressiven Symptomatik zu bewirken (Jelinek et al., 2017).

Zudem wurde die Wirksamkeit von Übersetzungen des D-MKT in diversen Sprachen und kulturellen Kontexten untersucht. So wurde die türkische Version des D-MKT im Rahmen einer quasi-experimentellen Studie mit 38 depressiven Patient:innen einer psychiatrischen Ambulanz in der Türkei durchgeführt (Özgüç & Tanriverdi, 2021). Personen der Interventionsgruppe nahmen zweimal wöchentlich an insgesamt acht D-MKT-Gruppenmodulen teil (zusätzlich zur Weiterführung der [medikamentösen] Standardbehandlung), während die Kontrollgruppe, bestehend aus 39 Patient:innen mit Depression, lediglich die Standardbehandlung erhielt. Die Nachuntersuchung nach drei Monaten zeigte eine stärkere Abnahme depressiver Symptome sowie kognitiver Verzerrungen bei den D-MKT-Teilnehmenden gegenüber der Kontrollgruppe. An der Universität von Hongkong untersuchten Ho-wai So et al. (2020) die Wirksamkeit spezifischer, auf die Flexibilität von Überzeugungen (»belief flexibility«) zielender Module der chinesischen Version des Gruppen-MKT für Psychose u. a. für ambulante Patient:innen mit einer Depression. Nach dem Zufallsprinzip erhielten Studienteilnehmer:innen über den Zeitraum von vier Wochen entweder die Behandlung mit den vier ausgewählten MKT-Modulen (29 Teilnehmende) oder eine Standardbehandlung (28 Teilnehmende). In Nachuntersuchungen nach einem Monat und nach sechs Monaten konnten eine stabile und signifikant stärkere Reduktion der depressiven Symptome unter den MKT-Teilnehmer:innen gegenüber der Kontrollgruppe im großen Effektstärkebereich nachgewiesen werden.

Auch im Iran wurde das D-MKT bereits bezüglich seiner Wirksamkeit überprüft. Rajabi et al. (2021) untersuchten den Effekt der iranischen Version des D-MKT auf depressive Symptomatik sowie Cholesterinwerte bei Frauen mit Diabetes Typ 2. Die 50 Studienteilnehmerinnen mit Diabetes-Typ-2-Diagnose wurden per Zufallsprinzip entweder der Teilnahme an acht Modulen des D-MKT mit einer wöchentlichen Sitzung oder einer Wartelisten-Kontrollgruppe zugeteilt. In zwei Nachuntersuchungen nach acht Wochen und weiteren zwei Monaten bestätigte sich eine signifikant stärkere Abnahme der depressiven Symptomatik sowie auch der zwei untersuchten Cholesterinwerte bei den Teilnehmerinnen des D-MKT. In Japan untersuchten Hamatani et al. (2022) zwölf Online-MKT-Module (basierend auf Inhalten des D-MKT und MKT für Psychose) an 14 Patientinnen mit Essstörungen in einer einarmigen Pilotstudie. Die unbegleitete Online-Intervention erwies sich als sicher und machbar. Die Symptomatik der Essstörung verbesserte sich über den Interventionszeitraum mit einem mittleren bis starkem Effekt (Cohen's $d = 0.75$).

1.9 Weiterentwicklungen und Adaptationen des D-MKT

Mit zunehmender Verbreitung des D-MKT äußerten viele Praktiker:innen den Wunsch, das Einsatzgebiet des D-MKT zu erweitern und das Training an die entsprechenden Herausforderungen des klinischen Alltags anzupassen. Diese Wünsche haben wir aufgegriffen und arbeiten gemeinsam mit Kolleg:innen stetig daran, nicht nur die Originalversion des D-MKT weiter zu verbessern, sondern diese auch für die Verwendung in unterschiedlichen Kontexten anzupassen oder zu erweitern. So haben wir in den letzten Jahren die D-MKT-Folien in weitere Sprachen übersetzt, das D-MKT angepasst, z. B. für Depression im Alter (MKT-Silber, www.uke.de/mkt-silber und Abschn. 1.9.2) sowie für die Zielgruppe geflüchteter Patient:innen (s. https://clinical-neuropsychology.de/ka-dmkt/) und zwei Zusatzmodule zur Behandlung von Suizidalität (D-MKT / S) entwickelt (s. www.uke.de/dmkt-s/). Diese Entwicklungen werden im Folgenden kurz dargestellt.

1.9.1 Übersetzungen der Trainingsfolien in weitere Sprachen

In den letzten Jahren wurden die D-MKT-Folien in weitere zwölf Sprachen übersetzt (z. B. Englisch, Französisch, Farsi, Türkisch, Russisch). Diese Trainingsfolien können über uke.de/depression bezogen werden. Sollten Teilnehmer:innen aufgrund eingeschränkter Deutschkenntnisse Schwierigkeiten haben, den Inhalten der D-MKT-Gruppe zu folgen, können somit Ausdrucke in einer anderen Sprache bereitgestellt werden, sodass die Teilnehmenden diese parallel in ihrer Muttersprache mitlesen und / oder zur vertieften Nachbereitung der Sitzung nutzen können. Dieses Vorgehen hat sich in der klinischen Praxis als äußerst hilfreich erwiesen.

1.9.2 Metakognitives Training bei Depression im Alter (MKT-Silber)

Bei älteren Menschen gehören Depression zu den häufigsten psychischen Störungen (Andreas et al., 2017). Allerdings erhielten 2016 nur 5 % der in Deutschland lebenden über 65-Jährigen mit Depression eine ambulante Psychotherapie (Kessler & Tegeler, 2018). Um diese Versorgungslücke zu verringern, die sich vermutlich aufgrund des demografischen Wandels noch weiter vergrößern wird, haben wir das D-MKT unter der Leitung von Dr. Brooke Schneider speziell für diese Zielgruppe zugeschnitten. In einem ersten Schritt haben wir nur wenige Inhalte adaptiert und u. a. Beispiele im Training angepasst. Es zeigte sich, dass das D-MKT in einer Gruppe mit älteren (55+ Jahre), an einer Depression erkrankten Menschen zu einer signifikanten Reduktion depressiver Symptome sowie dysfunktionaler Einstellungen führte (Schneider et al., 2018). In einem nächsten Schritt wurde das D-MKT um Themen, die im höheren Alter besonders relevant sind, erweitert und ein umfassendes Trainingsprogramm für Depressionen im Alter entwickelt – das »Metakognitive Training bei Depression im Alter (MKT-Silber)«. Wie das D-MKT beinhaltet auch das MKT-Silber insgesamt acht Module, deren Inhalte u. a. an den Umgang mit körperlichen Veränderungen oder die Anpassung an eine neue soziale Rolle (z. B. nach Renteneintritt) angepasst sind. Die konkreten Unterschiede zwischen dem D-MKT und dem MKT-Silber variieren je nach Modul: In den Modulen 1, 2, 5, 6 und 7 wurden die vorhandenen Beispiele und Illustrationen im MKT-Silber altersgerecht angepasst. Im Modul 3 unterscheidet sich ein inhaltlicher Teilbereich: Anstelle des »Umgangs mit Rückmeldung« wird im MKT-Silber der Umgang mit unabwendbaren Situationen und damit verbundenen Veränderungen thematisiert. Die

MKT-Silber-Module 4 und 8 behandeln andere Themenbereiche als die D-MKT-Module. Das Modul 4 beschäftigt sich mit der Identifikation und der Neudefinition von Werten im späteren Leben sowie mit Strategien zum Umgang mit negativen Gefühlen. In Modul 8 wird der Selbstwert im Alter thematisiert. Inhaltliche Änderungen sind in Tabelle 1.2 gegenübergestellt. Aktuell wird die Wirksamkeit des MKT-Silber in einer randomisiert-kontrollierten Studie untersucht.

Tabelle 1.2 Vergleich der Inhalte des Metakognitiven Trainings bei Depression im Alter (MKT-Silber) und des D-MKT

<table>
<tr><th rowspan="2">Modul</th><th rowspan="2">Modulname</th><th colspan="2">Thematische Schwerpunkte</th></tr>
<tr><th>MKT-Silber</th><th>D-MKT</th></tr>
<tr><td>1</td><td>Denken und Schlussfolgern 1</td><td colspan="2">Geistiger Filter, übertriebene Verallgemeinerung</td></tr>
<tr><td>2</td><td>Gedächtnis</td><td colspan="2">Verzerrte Erinnerungsleistung; Gedächtnis-Strategien</td></tr>
<tr><td rowspan="2">3</td><td rowspan="2">Denken und Schlussfolgern 2</td><td colspan="2">»Sollte-Aussagen«; Alles-oder-nichts-Denken</td></tr>
<tr><td>Bereitschaft, Veränderungen im Leben anzunehmen</td><td>Umgang mit positiver / negativer Rückmeldung</td></tr>
<tr><td>4</td><td>D-MKT: Selbstwert
MKT-Silber: Werte</td><td>Definieren und das (Wieder) Finden von eigenen Werten</td><td>Selbstwert</td></tr>
<tr><td>5</td><td>Denken und Schlussfolgern 3</td><td colspan="2">Über- oder Untertreibung, depressiver Attributionsstil</td></tr>
<tr><td>6</td><td>Verhaltensweisen und Strategien</td><td colspan="2">Dysfunktionale Verhaltensstrategien: sozialer Rückzug, Grübeln, Gedankenunterdrückung</td></tr>
<tr><td>7</td><td>Denken und Schlussfolgern 4</td><td colspan="2">Voreiliges Schlussfolgern: negative Gedanken anderer »lesen«, Zukunft voraussagen</td></tr>
<tr><td>8</td><td>MKT-Silber: Selbstwert
D-MKT: Wahrnehmen von Gefühlen</td><td>Selbstwertgefühl im Alter</td><td>Wahrnehmen von Gefühlen</td></tr>
</table>

1.9.3 Metakognitives Training bei Depression für die Zielgruppe geflüchteter Patient:innen

Gemeinsam mit Kolleginnen (Cornelia Uhr, Franka Metzner, Silke Pawils) haben wir das D-MKT an den Personenkreis der geflüchteten Menschen angepasst. Insgesamt werden laut Schätzungen weltweit 70,8 Millionen Menschen verfolgt, sind Gewaltsituationen ausgesetzt oder leiden unter Eingriffen in ihre Menschenrechte und befinden sich daher auf der Flucht (UNHCR, 2019). Die psychische Belastung dieser Gruppe ist stark von traumatischen Erfahrungen sowie von widrigen Lebensumständen im Eingliederungsland geprägt (BPtK, 2015), wodurch sich psychische Störungen wie posttraumatische Belastungsstörungen und Depressionen entwickeln können (Morina et al., 2018). In der psychosozialen Versorgungsstruktur der Gesellschaft gilt es im Hinblick auf geflüchtete Menschen jedoch, sprachliche und kulturelle Hindernisse zu überwinden (Metzner et al., 2016). Daher ist es von besonderer Bedeutung, dass die Integration der Geflüchteten verbessert und leicht zugängliche, aber auch kultursensible Interventionsprogramme angeboten werden. Diese Sensibilisierung haben wir zum einen dadurch erreicht, dass wir das D-MKT sowohl ins Arabische als auch in Farsi / Dari übersetzt haben. Im Rahmen von zwei Expert:innenworkshops mit Spezialist:innen aus medizinischen, therapeutischen und sprach- und kulturmittelnden Fachbereichen wurden die Programmmaterialien im Hinblick auf 150 Redewendungen und 27 Darstellungen kritisch überprüft. Daneben wurden die Materialien für Dolmetscherzwecke gekürzt. Eine weitere Anpassung liegt in der Überarbeitung der bildlichen Darstellung des Begriffs des Metakognitiven Trainings, wobei in der neuen Fassung anstatt des Satelliten ein fliegender Teppich gewählt wurde (s. Abb. 1.2). Als eine zweite beispielhafte Adaptation ist die Visualisierung des »inneren Antreibers« zu nennen. Hier wurde das Bild des Sulky-Jockeys durch ein kulturell adäquates Bild ersetzt (Kameltreiber), da die östliche Kultur mit Pferderennen weniger vertraut ist und dies häufig fern von ihrem Alltagswissen liegt. Die Machbarkeit und die Akzeptanz des Trainings werden aktuell in einer Pilotstudie überprüft (Uhr, in Vorbereitung).

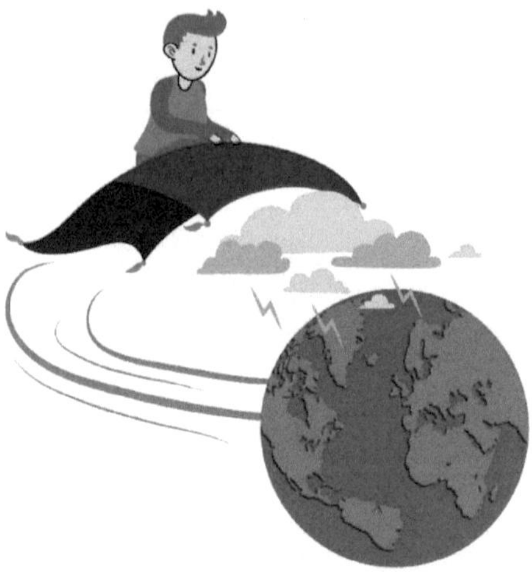

Abbildung 1.2 Kulturelle Adaptation der »Satelliten-Position« im Metakognitiven Training bei Depression für die Zielgruppe geflüchteter Patient:innen

1.9.4 Zusatzmodule zur Behandlung von Suizidalität (D-MCT / S)

Viele psychotherapeutische Interventionen adressieren suizidales Verhalten – wenn überhaupt – nur oberflächlich (Cuijpers et al., 2013). Suizidgefahr und -vorbeugung wurden zunächst im D-MKT ebenfalls nicht konkret thematisiert. Bei rezidivierender Depression stellen Suizidgedanken in der aktuellen depressiven Episode allerdings einen Prädiktor für Suizidgedanken in der nachfolgenden Episode dar (Williams et al., 2006), sodass es bedeutsam ist, Suizidgedanken frühzeitig zu behandeln. Daher haben wir Suizidalität nachfolgend mithilfe von Zusatzmodulen in das D-MKT integriert. Das Hauptziel der D-MKT-Module zur Suizidalität (D-MKT / S) ist es, »Zweifels zu säen« (s. Urteilssicherheit in Abschn. 1.4), um vorschnelle Entscheidungen in einer Krise und damit möglicherweise eine Entscheidung für einen Suizidversuch zu verhindern.

Für die Entwicklung der beiden Module wurde eine umfangreiche Literaturrecherche durchgeführt und die Inhalte mit Expert:innen diskutiert. Das erste D-MKT/S-Modul beschäftigt sich mit Hilflosigkeit und Hoffnungslosigkeit, während das zweite D-MKT/S-Modul Schuldgefühle thematisiert. Beide Module bieten eine Psychoedukation zu folgenden Themenbereichen:

- Folgen von selbstverletzendem Verhalten (z. B. Suizidgedanken und Substanzmissbrauch)
- Veränderung von suizidspezifischen dysfunktionalen Kognitionen (z. B. »Über Suizidgedanken zu sprechen, erhöht die Wahrscheinlichkeit eines Suizids«, »Meine Angehörigen/meine Verwandten wären besser dran, wenn ich mich umbringe«, »Wenn ich darüber spreche, werde ich eingesperrt«)
- Entwicklung eines Notfallplans, einschließlich einer »roten Karte« (d. h. einer Karte mit Kontaktinformationen für den Krisenfall)

Ferner wird das Phänomen der Bestätigungstendenz bei Entscheidungen in Krisensituationen adressiert. Die D-MKT/S-Module sind inhaltlich so gestaltet, dass sie auch für Patient:innen mit Depression ohne (aktuelle oder lebenszeitliche) Suizidgedanken relevant sind.

In einem ersten Schritt wurde jedes der Module einzeln pilotiert und das Feedback von Teilnehmenden eingeholt, die zuvor am D-MKT teilgenommen hatten. Die Teilnehmenden äußerten sich positiv über die Module zur Suizidalität: (u. a. »Hilfreiche Informationen«, »Ich habe etwas Neues gelernt«, »Es ist besser, hier darüber zu sprechen als in der Raucherecke vor der Klinik«, »Das Thema ist weniger belastend, wenn jemand mit professionellem Hintergrund dabei ist«, »Meine Selbstmordgedanken wurden in meiner Behandlung bisher nicht viel angesprochen«). Die Teilnehmenden gaben zudem Empfehlungen zur Verbesserung der Pilotmodule, was zu weiteren Anpassungen führte (z. B. der inhaltlichen Reihenfolge, der Bilder und der Anweisungen).

Im Rahmen einer Pilotstudie an 48 stationären Patient:innen mit Depression (mit und ohne Suizidalität) wurden die beiden D-MKT/S-Module (anstelle der Module 1 und 5 des D-MKT) vorgegeben. In der Studie zeigten sich positive Effekte im Hinblick auf Sicherheit, Durchführbarkeit und Effektivität der Module (Jelinek et al., 2020; Miegel et al., 2022). Vor allem die Akzeptanz der Module durch die Betroffenen erwies sich als gut: Sie evaluierten die zusätzlichen Module in einer ähnlich positiven Weise wie die bereits etablierten Module. Allerdings bewerteten die Betroffenen die neuen Module im Mittel als belastender als die originalen D-MKT-Module. Es zeigten sich aber keine Hinweise für Ansteckungseffekte (sog. Werther-Effekt). Die Beta-Version der Zusatzmodule kann unter www.uke.de/dmkt-s kostenfrei heruntergeladen werden (im Foliendesign der 1. Ausgabe).

1.9.5 COGITO: Begleit-App zum D-MKT

Die Selbsthilfe-Smartphone-App COGITO beinhaltet Selbsthilfeübungen für viele psychische Probleme in Form unterschiedlicher Programmpakete. Die App steht für sich und kann unabhängig von der Teilnahme am MKT genutzt werden. Das Programmpaket »Stimmung & Selbstwert« stellt die ideale Nachbereitung zum D-MKT dar. Sie hat zum Ziel, Therapieerfolge durch tägliches (kurzes) Training zu festigen. Damit kann die App zwischen den Gruppensitzungen oder nach der Teilnahme am Training genutzt werden. Die App enthält zahlreiche kurze Übungen, die auf wissenschaftlich anerkannten Techniken basieren, u. a. auf dem D-MKT. Die Teilnehmenden erhalten täglich bis zu zwei Übungen, die das psychische Wohlbefinden nachhaltig stärken sollen. Über die Wochen sammeln die App-Nutzer:innen Medaillen, und bei regelmäßiger Nutzung spannt sich sukzessive ein Schutzschirm auf, der den Schutz vor psychischen Krisen symbolisieren soll. Diese »Gamification«-Elemente sollen, ebenso wie die Option, Übungen neu zu erstellen, zu editieren oder zu deaktivieren, die Adhärenz verbessern und eine langfristige Nutzung der App fördern. Die App haben wir für eine regelmäßige Anwendung zur Steigerung der mentalen Gesundheit, also als eine Art »Zahnbürste für die Seele«, entwickelt.

Zwei Studien konnten die Wirksamkeit der App bei Menschen mit selbstberichteten depressiven Symptomen bestätigen. Bei regelmäßiger Nutzung konnte eine Reduktion der depressiven Symptomatik und eine deutliche Verbesserung des Selbstwerts nachgewiesen werden (Lüdtke et al., 2018; Bruhns et al., 2021). Die App ist kostenlos für iOS und Android verfügbar und kann ohne Registrierung anonym verwendet werden. Daten werden keine gesammelt. Teilnehmende können dem D-MKT selbstverständlich auch ohne Nutzung der App folgen. In der vorliegenden D-MKT-Version erfolgt auf der letzten Folie sowie in den Nachbereitungsbogen jeweils ein kurzer Hinweis auf die App.

2 Indikation und allgemeine Durchführungshinweise

2.1 Indikation

Basierend auf theoretischen Überlegungen sowie den Rückmeldungen der Anwender:innen möchten wir einige Empfehlungen für den Einsatz des Trainings geben. Diese sind nicht als Ersatz für die Leitlinie der Deutschen Gesellschaft für Psychiatrie, Psychotherapie und Nervenheilkunde zur Behandlung von Depression (DGPPN, 2015) zu verstehen (s. Abschn. 1.2). Der (zusätzliche) Einsatz von Psychopharmaka sowie anderen evidenzbasierten Psychotherapieverfahren ist entsprechend in Erwägung zu ziehen.

Prinzipiell ist das D-MKT aufgrund seiner inhaltlichen und strukturellen Besonderheiten in unterschiedlichen Settings flexibel einsetzbar, es sind jedoch einige Limitationen bei der Anwendbarkeit des D-MKTs zu beachten.

Einsatzgebiete des D-MKT

Das D-MKT zeichnet sich durch Niedrigschwelligkeit, spielerische Elemente, hohe Struktur, leichte Kombinierbarkeit mit anderen KVT-Angeboten sowie durch ein offenes Gruppenkonzept aus (s. Abschn. 1.5). Aufgrund dieser Trainingsmerkmale eignet es sich vor allem für folgende Einsatzgebiete:

- **Für welche Diagnosen?** Das D-MKT richtet sich vorrangig an Patient:innen mit der Erstdiagnose einer depressiven Störung (Major Depression, Dysthymie), es kann aber auch bei komorbid bestehenden depressiven Symptomen, z. B. bei bestehenden Angststörungen, eingesetzt werden. Aufgrund aktuell fehlender Erfahrungen stellen Schizophrenie und bipolare Störungen zunächst Ausschlussdiagnosen dar (für entsprechende Konzepte für Schizophrenie s. Abschn. 1.2). Inwieweit das Konzept bei depressiven Störungen im Rahmen somatischer (z. B. neurologischer) Erkrankungen wirkt, kann noch nicht abschließend beurteilt werden. Eine Studie an Patientinnen mit Diabetes-Typ 2 ist in Abschnitt 1.8. beschrieben.
- **Wann ist der optimale Vorgabezeitpunkt im Behandlungsverlauf?** Das D-MKT ist unseres Erachtens besonders geeignet für Ersterkrankte sowie Betroffene ohne bisherige (Psycho-)Therapieerfahrungen. Einen weiteren Einsatzbereich stellt die Nachsorge und Rezidivprophylaxe dar (u. a. durch die Nachbereitungsmaterialien, s. Anhang).

- **Für welche Behandlungssettings?** Das Training kann ambulant, aber auch (teil)stationär als Gruppenangebot eingesetzt werden (für die Anwendung im Einzelsetting s. Kap. 4). Da neue Teilnehmende jederzeit in die Gruppe aufgenommen werden können (offene Struktur), wird gerade im ambulanten Setting eine schnelle Aufnahme von Betroffenen an das Versorgungsnetz ermöglicht. Geeignet erscheint es daher zur Überbrückung von Wartezeiten und zum Aufbau von Motivation für weiterführende Behandlungen (z. B. Psychotherapie im Einzelsetting, Behandlung in Fachkliniken), etwa in psychiatrischen Institutsambulanzen, wo nach einem Erstgespräch eine schnelle Zuteilung auf die D-MKT-Gruppe erfolgen kann. In der (teil)stationären Behandlung eignet sich das D-MKT als ein depressionsspezifisches Gruppenangebot, welches als inhaltliche Ergänzung (Aufbau von metakognitiver Kompetenz) und Vertiefung (Abbau von Denkverzerrung) das bestehende Behandlungsangebot vervollständigen kann. Ferner ermöglicht es über die zum Teil spielerisch angelegten Übungen vor allem wenig veränderungsmotivierten Patient:innen einen alternativen Zugang zur Behandlung. Auch im stationären Setting (gerade bei kürzerer stationärer Verweildauer) liegt ein Vorteil des D-MKT in der offenen Gruppenstruktur, welche einen schnellen und unkomplizierten Einstieg bei geringem organisatorischem Aufwand ermöglicht.

Grenzen des D-MKT

- Bei einer aktuellen schweren depressiven Episode können Gruppensituation und Inhalte eine Überforderung für Patient:innen darstellen. Ausreichende Gruppenfähigkeit und Konzentrationsvermögen sollten daher im Vorhinein sichergestellt werden.
- Akute Suizidalität stellt bei ambulanten Gruppen ein allgemeines Ausschlusskriterium dar. Für das stationäre Setting haben wir zwei suizidspeifische Module entwickelt (s. Abschn. 1.9).
- Bei mittelgradigen Episoden oder chronischer Depression kann das D-MKT als erste (Brücken-)Maßnahme zur raschen therapeutischen Anbindung an das Hilfesystem dienen, jedoch sollte unseres Erachtens das D-MKT nicht längerfristig als ausschließliche Intervention oder anstelle von Einzeltherapie eingesetzt werden. Eine Teilnahme am D-MKT in Kombination mit weiteren Maßnahmen erscheint sinnvoll.

2.2 Allgemeine Hinweise zur Durchführung des Gruppentrainings

2.2.1 Allgemeine Tipps

Häufigkeit der Sitzungen

Das Training liegt in acht Modulen vor. Bewährt hat sich eine Sitzungsfrequenz von ein bis zwei Modulen pro Woche zu festen Terminen. Bei einem Einsatz von zwei Modulen pro Woche wird angeraten, die Trainingssitzung nicht an zwei aufeinanderfolgenden Tagen einzuplanen, damit die Patient:innen Zeit haben, das Gelernte zwischen den Sitzungen im Alltag zu erproben und die Hausaufgaben zu bearbeiten.

Sitzungsdauer und Gruppengröße

Für die Dauer der Sitzungen sollten ca. 60 Minuten im stationären Setting eingeplant werden. Im ambulanten Kontext haben sich verlängerte Sitzungen von bis zu 90 Minuten bewährt. Pro Sitzung sind Gruppengrößen zwischen drei und zehn Patient:innen erfahrungsgemäß optimal, um ein flüssiges Gruppengespräch zu ermöglichen.

Gestaltung des Trainingsraums und technische Ausstattung

Ein ruhiger Raum mit einer ausreichenden Anzahl von Stühlen ist optimal, um das Training durchzuführen. Es ist am besten, die Trainingsfolien mithilfe eines Videoprojektors (Beamer) entweder an eine weiße Wand oder eine Leinwand zu projizieren. Es hat sich bewährt, mit den Stühlen einen Halbkreis vor dieser (Lein-)Wand zu bilden, an dessen Enden jeweils eine / einer der beiden Therapeut:innen sitzt. So haben alle Teilnehmenden einen guten Blick auf die Präsentation sowie eine angenehme Position für das Gruppengespräch. Für die Präsentation sollte der Raum mit einem Computer oder Laptop ausgestattet sein, der mit einer Version von Adobe Acrobat Reader® (kann kostenlos über das Internet bezogen werden unter http://www.adobe.com/de/products/reader/) bespielt ist. Das Programm sollte auf den Vollbildmodus eingestellt werden. Dies kann beispielweise über die folgende Tastenkombination erreicht werden: Strg + L.

Rolle der Therapeut:innen

Die Anleitung der Gruppe durch zwei Therapeut:innen hat sich als vorteilhaft erwiesen, da sich bei individuellen Krisen (z. B. ein Patient verlässt den Raum) ein:e Therapeut:in einzelnen Patient:innen und der / die zweite der weiteren Durchführung des Trainings widmen kann. Bei knappen personellen Ressourcen kann das Training auch von nur einer / einem Therapeut:in durchgeführt werden. Wichtige Voraussetzungen aufseiten der durchführenden Therapeut:innen sind Interesse, Offenheit und eine wertschätzende Grundhaltung gegenüber den Patient:innen. Im Idealfall wird das Training von Psychologischen oder Ärztlichen Psychotherapeut:innen mit Wissen über das Störungsbild Depression und Erfahrung im Umgang mit depressiven Patient:innen durchgeführt. Aufgrund der klaren Strukturierung des Trainings ist das D-MKT jedoch auch für den Einsatz durch sich in der Aus- / Weiterbildung befindliche Psychotherapeut:innen oder geschultes Pflegepersonal geeignet. Wünschenswert wäre die Kenntnis bestimmter (verhaltens)therapeutischer Gesprächstechniken, wie das »geleitete Entdecken« oder das »Sokratische Gespräch«, sowie gewisse Vorerfahrungen in der Moderation von Gruppen und mit dem Störungsbild Depression.

Trainingsatmosphäre

Folgende Leitmotive sollten bei der Durchführung beachtet werden:

- **Positiv-verstärkend agieren:** Schaffen Sie eine freundliche, wertschätzende und angemessen humorvolle Atmosphäre. Die Sitzungen sollten unterhaltend, interaktiv und spielerisch gestaltet werden. So wird den Patient:innen die Gelegenheit für positive Erfahrungen geboten und wenn möglich sogar Spaß bereitet. Nutzen Sie jede Gelegenheit, um positive Rückmeldungen an einzelne Patient:innen und an die ganze Gruppe zu geben.

- **Individualisieren:** Die Trainingssitzungen verfehlen ihren Zweck, wenn sie im Eiltempo »durchgezogen« werden. Die Anpassung an das Tempo der (depressiven und entsprechend häufig verlangsamten!) Patient:innen ist sehr wichtig. Es ist nicht notwendig, alle Aufgaben in einer Sitzung zu bearbeiten. Obgleich das Training stark vorstrukturiert ist und der Fokus auf der Informationsvermittlung und den Übungen liegt, ist es ratsam, sich Zeit für persönliche Anschauungen und Beispiele der Teilnehmenden zu nehmen. Selbsterkenntnis und Eigenbezug sind zentral für die Übertragung der Lernziele auf den Alltag (s. auch »Wiederkehrende Trainingselemente« in diesem Kap.).
- **Motivieren:** Einzelne Teilnehmende können Schwierigkeiten haben, frei in einer Gruppe zu sprechen. Diese können häufig durch einfache Ja- / Nein-Fragen oder mit einer allgemeinen Bitte um Handzeichen (Beispiel: »Wer ist auch dieser Meinung?«; »Hat schon jemand eine Entscheidung getroffen?«) zur Mitarbeit animiert werden. Die aktive Beteiligung darf jedoch nie erzwungen werden (im Sinne von »Jeder hat das Recht, zu reden und zu schweigen«). Denken Sie daran: Für einige Patient:innen ist es schon ein großer Erfolg, überhaupt zur Gruppe erschienen zu sein. Unnötig direktives und »lehrerhaftes« Verhalten der Therapeut:innen ist unbedingt zu vermeiden, da in vielen Modulen eine »positive Fehlerkultur« für den Lerneffekt essenziell ist (d. h. hier »Fehler« bewusst provoziert werden).
- **Trainingsinhalte vorleben:** Gelegentlich wird von Teilnehmenden Kritik z. B. an einzelnen Formulierungen oder konkreten Inhalten auf den Folien geäußert. Ziel des Trainings ist es u. a., eingefahrene Denkmuster zu hinterfragen. Gehen Sie also mit gutem Beispiel voran (s. Abschn. 3.4) und nehmen Sie Kritik ernst und diskutieren Sie zumindest kurz mit der Gruppe, ob andere Teilnehmende die Bewertung teilen, und geben Sie der Gruppe und auch uns gerne Rückmeldung, wenn Sie die Kritik teilen.
- **Begrenzen:** Von Zeit zu Zeit erweist es sich als nützlich, auf Regeln des sozialen Miteinander hinzuweisen (z. B. ausreden lassen, andere Meinungen respektieren), insbesondere wenn problematische Kommunikationsmuster beobachtbar sind (s. Abschn. 2.2.2, »Gruppenregeln«, welche auch als Poster in den Gruppenraum gehängt werden können). Allzu kritische Kommentare gegenüber anderen Teilnehmenden sind zu entschärfen. Sofern einzelne Gruppenmitglieder wiederholt Diskussionen an sich reißen, ist es hilfreich, das Wort reihum zu erteilen oder Teilnehmende direkt aufzurufen, um Redeanteile auszugleichen. Folien, die bei Zeitmangel übersprungen oder aber bei ausreichender Zeit verwendet werden können, sind speziell mit diesem Stoppuhrsymbol in der rechten unteren Ecke gekennzeichnet:

Weiterführende Informationen

Das Manual enthält alle relevanten Materialen und Hinweise für die Durchführung des D-MKT. Informationen zu Workshops sowie zu einer zertifizierten Online-Schulung zum Training finden Sie unter www.uke.de/e-dmkt.

2.2.2 Hinweise zu den Materialien

2

Das D-MKT umfasst folgende Materialien:

- Hinweise zur Durchführung als Gruppentraining (Kap. 3) und Verwendung der Materialien im Einzelsetting (Kap. 4)
- Informationsblatt zum D-MKT (s. Anhang und Online-Material)
- Gruppenregeln (s. Anhang und Online-Material)
- 8 PowerPoint-Präsentationen im PDF-Format (komplette Präsentationen als Online-Material, s. Online-Material)
- 8 Nachbereitungsbögen mit Hausaufgaben (s. Anhang und Online-Material)

Bevor die Module im Einzelnen vorgestellt werden, möchten wir noch einige wichtige Aspekte ausführen.

Informationsblatt zum D-MKT. Es hat sich sowohl im ambulanten als auch im stationären Kontext bewährt, Patient:innen als Vorbereitung für die Gruppenteilnahme das »Informationsblatt zum D-MKT« (s. Anhang und Online-Material) auszuhändigen mit der Bitte, dieses bis zur ersten Teilnahme zu lesen. Mit diesem Informationsblatt erhalten die Patient:innen Hintergrundinformation zum D-MKT. Anfangs wird der (häufig wenig geläufige) Begriff Metakognition als Antwort auf die Frage »Worum geht es im Metakognitiven Training?« erklärt. Anschließend werden die Zusammenhänge zwischen dem Denken, Handeln und der Stimmung erläutert, ähnlich der verbreiteten Konzepte der kognitiven Verhaltenstherapie (z. B. Schaub et al., 2006; Stavemann, 2014). Dabei wird der Zusammenhang exemplarisch anhand der Situation »Ein guter Freund ruft zum Geburtstag nicht an« und vier möglichen, aber ganz unterschiedlichen Gefühls- und Verhaltensreaktionen auf dieses Ereignis veranschaulicht. Abschließend wird der Begriff Denkverzerrung als übergreifendes, einseitiges Denkmuster eingeführt. Das Informationsblatt dient vor allem der Vorbereitung und Vertiefung des Rationals der vier Module zum Denken und Schlussfolgern (Module 1, 3, 5 und 7).

Gruppenregeln. Es ist günstig, eine Reihe allgemeiner Regeln zum Umgang miteinander für die Trainingsdurchführung zu vereinbaren (s. folgenden Kasten, Anhang oder Online-Material): Diese Regeln sollen Orientierung geben sowie einen geschützten Rahmen und Verbindlichkeit schaffen. Neben »klassischen Kommunikationsregeln«, wie »andere ausreden lassen«, »Ich-Form verwenden«, »respektvoller Umgang miteinander«, wird betont: »Jeder hat das Recht, zu reden oder zu schweigen« (d. h. Patient:innen bestimmen selbst den Grad, zu welchem sie sich einbringen möchten). Ferner sollte den Teilnehmenden vermittelt werden, sich nicht zu scheuen, Fehler zu begehen. Fehler sind fast unvermeidlich und sogar willkommen. Da viele der Übungen im D-MKT (z. B. zu den Fehlerinnerungen im Modul 2) mit Absicht »Fehler« provozieren, ist es wichtig, Patient:innen zum Fehlermachen geradezu »einzuladen«, um auf diesem Wege auch ihren Lernerfolg zu maximieren.

Außerdem ist es wichtig, vor Beginn des Trainings auf die Schweigepflicht der Therapeut:innen hinzuweisen. Auch vonseiten der Patient:innen ist eine gegenseitige Zusicherung über die Wahrung persönlicher Inhalte, die in der Gruppe geteilt werden, erforderlich (»Alles was in der Gruppe besprochen wird, bleibt auch in der Gruppe!«). Zudem ist es gerade bei der offenen Struktur wichtig, dass Teilnehmende rechtzeitig vorher absagen, wenn sie zu einer Sitzung nicht erscheinen werden, damit eine Verbindlichkeit und ein Zusammenhalt der Gruppe trotz der offenen Struktur gewährleistet werden kann. Im ambulanten Setting sollten die Therapeut:innen im Fall von Krisen oder Notfällen oder nach der Gruppe für die jeweiligen Patient:innen ansprechbar sein. Dies gilt im Besonderen für jene Patient:innen, deren therapeutische Anbindung ausschließlich in der Gruppenteilnahme besteht. Als Therapeut:in empfiehlt es sich, am Ende der Gruppe ein entsprechendes Zeitfenster zur Verfügung zu haben.

Konkret haben sich die folgenden Gruppenregeln bewährt:

Übersicht • Gruppenregeln

(1) Bitte kommen Sie pünktlich, damit wir gemeinsam beginnen können.
(2) Teilnehmende und die Gruppenleitung verpflichten sich dazu, über persönlich geäußerte Informationen Stillschweigen gegenüber Außenstehenden zu bewahren: Alles, was in der Gruppe besprochen wird, bleibt auch in der Gruppe!
(3) Jeder hat das Recht, zu reden oder zu schweigen! Jeder kann also selbst bestimmen, was, wie viel und wann sie oder er erzählen möchte!
(4) Bitte gehen Sie respektvoll miteinander um und respektieren Sie andere Meinungen! Wenn Sie Kritik üben wollen, beziehen Sie sich auf das Verhalten, nicht auf den Menschen.
(5) Bitte hören Sie zu und lassen Sie Andere ausreden!
(6) Bitte sprechen Sie möglichst in der Ich-Form (»ich« statt »man«)!
(7) Scheuen Sie sich nicht, Fehler zu machen. Im D-MKT sind Fehler willkommen, denn aus Fehlern lernen wir!
(8) Wer aufgrund einer anderen Verpflichtung das Training nicht besuchen kann oder es früher verlassen muss, teilt dies bitte vor der Sitzung der Gruppenleitung mit!
(9) In Fällen von Krisen (dies gilt vor allem für ambulante Teilnehmende) oder bei offenen Fragen, melden Sie sich bitte nach der Sitzung bei Ihrer Gruppenleitung!

Je nach Setting können die Regeln selbstverständlich variiert werden (z. B. können im stationären Kontext bereits bestehende Gruppenregeln übernommen werden).

Die Regeln können dauerhaft in dem Gruppenraum aufgehängt werden (z. B. auf einem Flipchart oder einem laminierten Poster). Bei Bedarf können die Gruppenregeln den Teilnehmenden vor der ersten Teilnahme zusammen mit dem »Informationsblatt für die Teilnahme am D-MKT« mitgegeben werden und vonseiten der Therapeut:innen von Zeit zu Zeit (z. B. wenn neue Patient:innen hinzukommen) zu Beginn einer Sitzung wiederholt werden.

Nachbereitungsbögen. Für jedes Modul steht ein Nachbereitungsbogen zur Verfügung (s. Anhang und Online-Material). In den Nachbereitungsbögen sind die wesentlichen Inhalte der jeweiligen Trainingseinheit zusammengefasst. So brauchen die Teilnehmenden während der Sitzung nicht mitzuschreiben und können sich auf die aktive Teilnahme am Training konzentrieren. Nach der Sitzung ermöglichen die Bögen, das Gelernte zu rekapitulieren oder bei verpassten Modulen die wesentlichen Inhalte nachzuarbeiten. Darüber hinaus beinhalten die Nachbereitungsbögen eine Fülle von Aufgaben, die nach der Sitzung erledigt werden können. Diese dienen vor allem dazu, die Inhalte des Trainings auf die individuelle Symptomatik zu übertragen und anzuwenden. Dabei handelt es sich um eine Zusammenstellung von Übungen, welche sich inhaltlich an dem jeweiligen Modul orientieren. Am Ende eines jeden Nachbereitungsbogens werden die zentralen Lernziele zusammengefasst. Des Weiteren gibt es ein Feld für offene Fragen, aufgetretene Probleme oder Erfahrungen, über die die Patient:innen in der nächsten Sitzung berichten möchten.

Aufgrund der Vielzahl von Übungen zu jedem Modul sollten einige generelle Hinweise beachtet werden (spezifische Hinweise sind jeweils separat bei den einzelnen Modulen zu finden):

- **Anzahl der zu bearbeitenden Übungen:** Zunächst erscheint es günstig, die Teilnehmenden möglichst viele der Aufgaben bearbeiten zu lassen. So können rechtzeitig Fragen geklärt werden. Auf der anderen Seite kann ein Übermaß an Hausaufgaben eine Überforderung (v. a. bei sehr gewissenhaften Patient:innen) oder aber eine oberflächliche Bearbeitung begünstigen. Im ungünstigsten Fall bearbeiten die Teilnehmenden die Aufgaben gar nicht. Um dies zu verhindern, wird davon abgeraten, alle der zur Verfügung stehenden Übungen direkt im Anschluss an die Sitzung von den Teilnehmenden bearbeiten zu lassen und die Aufgabenanzahl vom Kontext und der Frequenz (z. B. ein- oder zweimal wöchentlich) abhängig zu machen. Da im (teil) stationären Kontext für die Patient:innen häufig auch im Rahmen anderer Therapieangebote Hausaufgaben anfallen (v. a. Einzeltherapie), hat es sich hier bewährt, die Nachbereitung auf das Lesen der allgemeinen Informationen und die Bearbeitung »einer« Aufgabe (bzw. einer Denkverzerrung) zu beschränken. Wird das D-MKT zweimal wöchentlich angeboten, kann die Nachbereitung auch auf das Lesen der Nachbereitungsbögen beschränkt werden. Die Teilnehmenden sollten nach Möglichkeit beim Lesen bereits die für sie relevanten Übungen markieren, um diese zu einem späteren Zeitpunkt durchzuführen. Ist das D-MKT das einzige Therapieangebot (z. B. ambulante Gruppentherapie) und wird lediglich einmal in der Woche durchgeführt, kann durchaus zur Bearbeitung von mehreren Aufgaben (bzw. Denkverzerrungen) angeregt werden. Die nicht bearbeiteten Übungen können nach Abschluss des Trainings fertiggestellt werden. So kann das Gelernte weiter gefestigt werden. Am Ende jeder Einheit wird auf die App COGITO verwiesen, die tägliche evidenzbasierte Übungen per »push notifications« sendet. Die App ist eine Unterstützung des D-MKT, aber die Nutzung ist selbstverständlich freiwillig (s. Abschn. 3.1).

- **Vorbereitung und Auswahl der zu bearbeitenden Übungen:** Die Teilnehmenden sollten selbst die zu bearbeitende Übung aussuchen. Dabei sollten sie dazu angeleitet werden, Übungen aus dem für sie persönlich besonders relevanten Themenbereich auszuwählen. Diesen Themenbereich sollten die Teilnehmenden möglichst schon in der Abschlussrunde des jeweiligen Moduls bestimmen und vor der Gruppe festlegen (s. Abschn. 3.1, »Beendigung einer Sitzung und Überspringen von Folien«). Als Hilfestellung dient die jeweils drittletzte Folie mit dem Titel »Abschlussrunde«. Dieses Vorgehen hilft, die Verbindlichkeit bei der Bearbeitung der Hausaufgaben zu erhöhen.
- **Nachbesprechen der Übungen in der Sitzung:** Die Hausaufgaben werden zu Beginn der nächsten Sitzung kurz besprochen. Dies betrifft vor allem Fragen, die beim Lesen der Zusammenfassung und bei der Bearbeitung der Aufgaben aufgeworfen wurden. Die Erfahrung hat gezeigt, dass es ungünstig ist, sich lediglich nach Fragen oder Unklarheiten zu erkundigen. So entsteht schnell der Eindruck, die Hausaufgaben seien unwesentlich, und sie werden nicht mehr angefertigt. Kurze Nachfragen, ob bzw. welche Hausaufgaben genau ausgewählt wurden, können die Verbindlichkeit steigern. Da diese wichtigen Nachfragen in der ersten Version des Trainings in der Praxis häufig nicht erfolgten, wurde in der 2. Auflage des Trainings jeweils eine Folie integriert mit dem Titel »Letzte Sitzung« (in jedem Modul Folie 4), in der die Fragen »Was haben Sie zur Nachbereitung gemacht?« und »Gibt es Fragen oder Erfolgsberichte?« gestellt werden. Eine detaillierte inhaltliche Besprechung der Übungen aller Teilnehmenden kann in den Sitzungen aus Zeitgründen nicht erfolgen.

2.2.3 Wiederkehrende Trainingselemente

Allgemeine Fragen an die Teilnehmenden. Auf den D-MKT-Folien werden in regelmäßigen Abständen allgemeine Fragen an die Teilnehmenden gerichtet, z. B. die wiederkehrende Frage »Kennen Sie das?«, die sich zumeist an die erste Beschreibung der einzelnen Denkverzerrungen anschließt. Dies ist wichtig, um zu beurteilen, für wen die vermittelten Informationen in welcher Weise relevant sind. Ferner kann diese allgemeine Frage dafür genutzt werden, die Gruppe zu aktivieren und alle Teilnehmenden einzubinden. Entsprechend können die Therapeut:innen die Teilnehmenden reihum bitten, zu nicken, den Kopf zu schütteln oder einfach ein Handzeichen zu geben (»Wem diese Art des Denkens bekannt vorkommt, hebt bitte die Hand.«). Im Anschluss können Teilnehmende gebeten werden, konkrete Beispiele zu nennen. Hierbei ist darauf zu achten, auch wenig aktive Gruppenmitglieder miteinzubeziehen (Achtung: entsprechend der Gruppenregeln wird es den Teilnehmenden auch zugestanden, sich nicht zu äußern, s. »Gruppenregeln« in Abschn. 2.2.2.). Alternativ können auch alle Teilnehmenden der Reihe nach aufgefordert werden, zu der Frage kurz Stellung zu nehmen, wobei kein Druck zur Beteiligung ausgeübt werden sollte (aus Zeitgründen lediglich bei kleineren Gruppen zu empfehlen).

Bearbeitung individueller Beispiele. An unterschiedlichen Stellen im D-MKT werden die Gruppenmitglieder um eigene Beispiele gebeten. Die Bearbeitung von individuellen Beispielen kann helfen zu beurteilen, ob die Teilnehmenden die vermittelten Informationen verstanden haben und diese auf ihre individuelle Symptomatik übertragen können. Aus Zeitgründen sollte sich jedoch jeweils auf ein bis zwei Beispiele beschränkt werden und auch dieses in zeitlich begrenztem Umfang besprochen werden. Es ist wichtig, zu jedem Zeitpunkt die Gesamtgruppe einzubinden und nicht nur mit einem einzelnen Gruppenmitglied zu arbeiten, um zu vermeiden, dass die anderen Teilnehmenden »abschalten« oder aber, dass einzelne Teilnehmende sich »vorgeführt« fühlen. Zur Einbindung der Gruppe können folgende Fragen helfen: »Für wen ist dies noch eine relevante Situation?«, »Denken alle so?«, »Was würden Sie in dieser Situation denken?«, »Was wäre eine alternative Sichtweise?«. Wichtig ist ein besonders wertschätzender Umgang mit persönlichen Beispielen, selbst wenn ein Gruppenmitglied am Thema ein wenig »vorbeiredet«. Dies sollte beinhalten, dass sich der / die Therapeut:in für das Beispiel bedankt, aber auch einzelne Teilnehmende vor abwertenden Kommentaren aus der Gruppe schützt und die Gruppenregeln wahrt. Nur wenn ein wertschätzender Umgang gewährleistet ist, werden auch scheue Teilnehmende zur aktiven Mitarbeit motiviert.

3 Durchführung des Gruppentrainings

3.1 Genereller Ablauf der Sitzungen

Vor der ersten Gruppenteilnahme

Bevor ein:e Patient:in das erste Mal die Gruppe besucht, empfehlen wir ein kurzes Vorgespräch durch eine:n der Gruppenleiter:innen (ggf. telefonisch). Im Vorgespräch sind einige Fragen zur Organisation zu klären (wann, wo, was ist mitzubringen) und ein kurzer Ausblick auf Struktur und Inhalt der Gruppe zu geben. Gerade im ambulanten Setting ist es hilfreich, proaktiv mögliche Erwartungsängste abzubauen (bedenken Sie als Therapeut:in, dass dies möglicherweise für den / die Patient:in der erste Kontakt mit Psychotherapie ist. Manche Patient:innen entlastet der Hinweis, dass Informationen zu Depression präsentiert werden (»Seminarcharakter«). Der Hinweis, dass die Inhalte anhand von Übungen und Beispielen verdeutlicht werden, jeder persönliche Beitrag sehr willkommen, aber keinesfalls ein Muss ist, kann zusätzlich entlastend sein (»Sie können auch erst mal teilnehmen, indem Sie einfach nur zuhören«). Als vorbereitende Information für die Gruppenteilnahme steht außerdem das »Informationsblatt zum D-MKT« (s. Anhang und Online-Material) zur Verfügung, welches den Patient:innen zugesendet oder ausgehändigt werden kann. In diesem Informationsblatt werden den Patient:innen die Hintergrundinformationen zum D-MKT gegeben. Dabei wird zum einen der Begriff »Metakognition« erklärt und zum anderen der Zusammenhang zwischen Denken, Handeln und Stimmung erläutert (Kap. 2, »Informationsblatt«). Nicht zuletzt hat es sich (aufgrund der häufig bestehenden Konzentrations- und Gedächtnisprobleme bei Depression) bewährt, auf dem Deckblatt den Veranstaltungsort, die Zeit sowie Kontaktinformationen zu notieren.

Eröffnung einer Sitzung

Während die erste Trainingsfolie gezeigt wird (s. Einstiegsfolie, Abb. 3.1, Folie 1), sollte eine kurze Begrüßung der Teilnehmenden erfolgen.

Wenn ein oder mehrere neue Teilnehmende anwesend sind, erfolgt zu Beginn eine kurze Vorstellungsrunde (es sei denn, die Patient:innen kennen sich schon von Station, dann stellen sich lediglich die Therapeut:innen vor). Wenn nötig, sind die wichtigsten Gruppenregeln zu nennen und es sollte sichergestellt werden, dass die neuen Gruppenmitglieder das Informationsblatt zum D-MKT (für beides Abschn. 2.2.2) erhalten haben. Im Anschluss erläutern die bereits erfahrenen Teilnehmenden den neu Hinzugekommenen kurz das Ziel und die Besonderheiten des Trainings (s. »Vorstellung des Programms für neue Teilnehmende« in diesem Kap.), bevor eine kurze Rekapitulation der vorausgegangenen Stunde sowie die Besprechung der Nachbereitungsbögen beginnt. Wichtig: Nachbereitungen werden zur Vertiefung der Inhalte empfohlen, sie können für einzelne Betroffene aber in bestimmten Settings – z. B. bei einem vollen stationären Therapieplan – eine Überforderung darstellen (s. a. Abschn. 2.2.2).

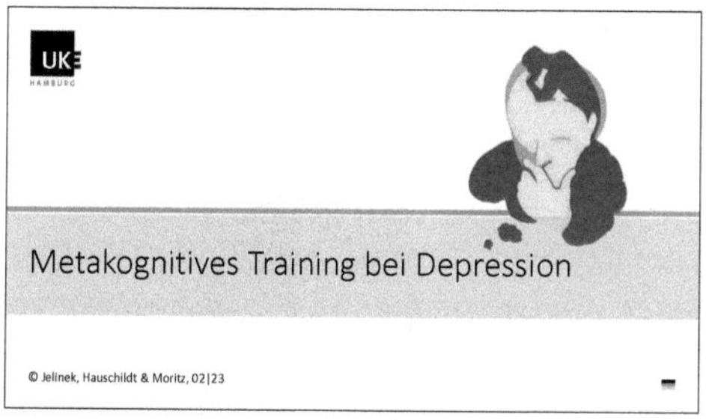

Abbildung 3.1 Einstiegsfolie

Nehmen keine neuen Personen am Training teil, kann nach der Einstiegsfolie direkt zur Folie »Trainingseinheit heute« (Abb. 3.4; Folie 3) gesprungen und das jeweilige Thema vorgestellt werden.

Handelt es sich um den Themenbereich »Denken und Schlussfolgern« (Module 1, 3, 5 und 7), beginnt der Einstieg ins Thema jeweils mit drei ähnlich gehaltenen Einleitungsfolien (Abb. 3.2, Folie 8). In den für die aktuelle Auflage überarbeiteten Folien wurden Informationen zur hohen Prävalenz von Depression hinzugefügt, um Stigmatisierung zu reduzieren (»In Deutschland erkrankt jeder fünfte Mensch mindestens einmal im Leben an einer Depression.«).

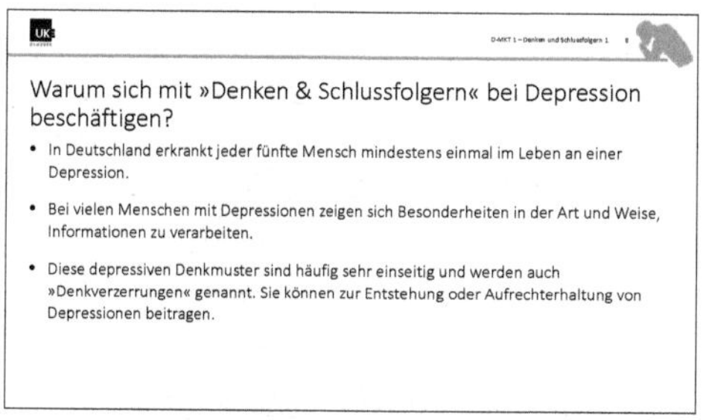

Abbildung 3.2 Einführungsfolie zum »Denken und Schlussfolgern«

Die Einführung dient der Definition des Begriffs »Denkverzerrung« sowie der Vermittlung bzw. Wiederholung des Rationals für die Bearbeitung von Denkverzerrungen. Betonen Sie, dass Studien bei vielen Menschen mit Depression Auffälligkeiten in der Informationsverarbeitung zeigen, dass dies jedoch nicht auf jeden einzelnen Teilnehmenden zutreffen muss. Für den Begriff »Denkverzerrungen« wird häufig synonym der Begriff »Denkfehler« verwendet (Abschn. 1.3). Da das Wort »Fehler« stärker negativ konnotiert ist, empfehlen wir, von »Denkverzerrungen« zu sprechen sowie vom »hilfreichen / realistischen« und »wenig hilfreichen / unrealistischen« anstelle vom »richtigen« oder »falschen« Denken. Wenn über mehrere Module kein neues Mitglied zur Gruppe hinzugekommen ist, kann die Einleitung kurz gehalten werden, wobei im Zweifel Wiederholungen angebracht sind. Die Einleitung kann bei Bedarf mit kurzen modulspezifischen Beispielen erläutert werden.

Vorstellung des Programms für neue Teilnehmende

Durch die offene Struktur des D-MKT können neue Teilnehmende jederzeit in das Training einsteigen. Sind neue Teilnehmende anwesend, sollte zunächst die Bedeutung des Wortes Metakognition erläutert werden, welches bereits in der Einstiegsfolie im Trainingsnamen aufgeführt wird (Abb. 3.1). Dabei werden die bereits erfahrenen Gruppenmitglieder gebeten, den Neuen das Wort zu erklären. Anschließend kann der / die Therapeut:in die Aussagen bestätigen, ergänzen oder noch einmal in anderen Worten zusammenfassen. Dies kann in einfachen Worten mit Unterstützung der nachfolgenden Folie geschehen (Abb. 3.3).

Metakognition

»Meta« ist das griechische Wort für »oberhalb / über«. »Kognition« kann als »Denken« übersetzt werden und beinhaltet höhere geistige Prozesse wie Aufmerksamkeit, Gedächtnis und Planen. Zusammengesetzt ergibt sich die vereinfachte Übersetzung ›das Denken über das Denken‹. Das bedeutet, im Metakognitiven Training schauen wir uns mit einem gewissen Abstand, sozusagen aus einer »Satellitenposition«, Denkvorgänge an, um danach über diese ins Gespräch zu kommen. Es stehen vor allem solche Denkmuster im Zentrum, die bei der Entstehung und Aufrechterhaltung von Depression eine Rolle spielen.

Auf der Folie »Satellitenposition« (Abb. 3.3, Folie 2) werden Depressionen mit dem Bild einer Schlechtwetter- oder Regenfront dargestellt, die mit Abstand betrachtet wird. Dieser Abstand hilft, einen besseren Blick dafür zu bekommen, was in der Depression passiert, um auf diese Weise besser mit ihr umgehen zu können. Anders ausgedrückt besteht das Ziel des Metakognitiven Trainings darin, mehr über die eigenen Denkvorgänge zu erfahren sowie Möglichkeiten zu erkennen und Strategien zu trainieren, die diese Denkvorgänge beeinflussen können und somit wirkungsvoll zur Problembewältigung genutzt werden können.

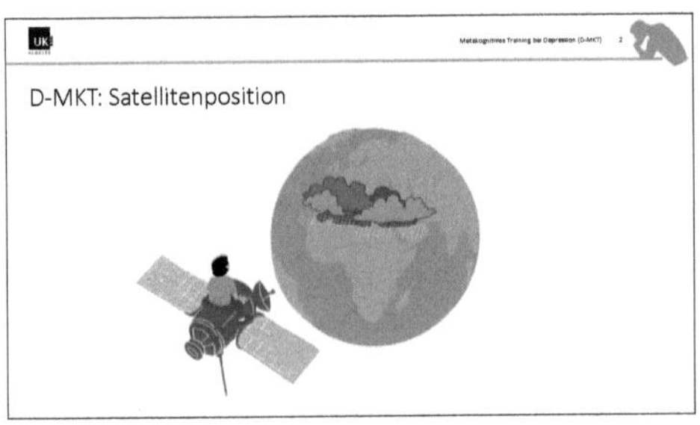

Abbildung 3.3 Satellitenposition

Auf der nächsten Folie, »Trainingseinheit heute« (Abb. 3.4, Folie 3), werden die inhaltlichen Schwerpunkte des D-MKT vorgestellt, in dem das Bild einer Schlechtwetter- bzw. Regenfront (dargestellt über die Wolken) aufgegriffen wird.

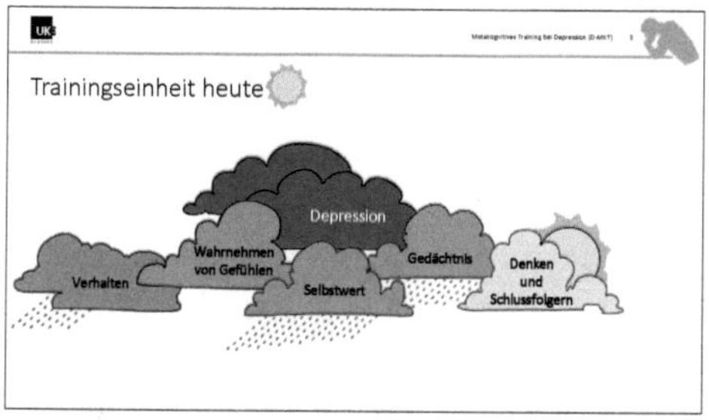

Abbildung 3.4 D-MKT-Themen

Das übergreifende Thema ist die Depression, welche durch eine dunkle Wolke in der Mitte der Folie repräsentiert wird. Die Themenbereiche des D-MKT werden jeweils durch weitere (etwas weniger dunkle) Wolken dargestellt und stehen jeweils für ein Thema. Das Thema »Denken und Schlussfolgern« wird in jedem zweiten D-MKT-Modul wieder aufgegriffen (Module 1, 3, 5 und 7), sodass sich das D-MKT auf insgesamt acht Sitzungen erstreckt. Der Themenbereich, der in dem jeweiligen Modul im Vordergrund steht, wird durch eine weiße Wolke mit einer Sonne dahinter dargestellt (»Ziel der heutigen Sitzung ist es, etwas Sonne und damit Licht in den Themenbereich [Modulthema benennen] zu bringen«).

Insgesamt handelt es sich um Themen, welche nach heutigem Kenntnisstand für die Entstehung und Aufrechterhaltung von Depression relevant sind. Nicht jeder Themenbereich ist dabei für jedes Gruppenmitglied gleich bedeutsam. Inwiefern diese jedoch bei jedem einzelnen Teilnehmenden eine Rolle spielen, ist sehr unterschiedlich. Wahrscheinlich finden sich Gruppenmitglieder in einigen Themenbereichen stärker wieder als in anderen. In den für sie weniger zentralen Themenbereichen sind diese Teilnehmenden dann eine große Hilfe für die Gruppe bei der Erarbeitung und Anwendung hilfreicher Bewertungen und funktionaler Strategien. Hier können sie die übrigen Gruppenmitglieder unterstützen und in anderen Bereichen wiederum von ihren Mitpatient:innen profitieren.

Abschluss einer Sitzung

Jede Trainingssitzung endet mit zusammenfassenden Folien der Lernziele. Auch wenn vorher aus zeitlichen Gründen nicht alle Folien oder Aufgaben bearbeitet werden konnten, empfiehlt es sich, rechtzeitig zu diesen letzten Folien überzugehen. Im Idealfall sollte daran anschließend eine kurze Abschlussrunde durchgeführt werden. Zur Strukturierung der Abschlussfolie steht eine entsprechende Folie zur Verfügung (s. Abb. 3.5, Folie 58).

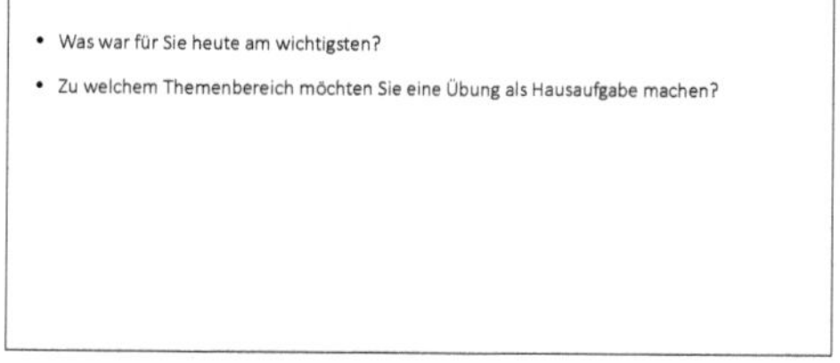

Abbildung 3.5 Abschlussrunde

An dieser Stelle kann zur Entlastung der Patient:innen darauf hingewiesen werden, dass der erste Schritt einer möglichen Veränderung das Erkennen von Denkverzerrungen im Alltag ist. Allein für das Erkennen einer Denkverzerrung sollten Patient:innen daher stets positiv verstärkt werden. Zudem sollte ein nachsichtiger Umgang mit sich selbst nahegelegt werden, wenn beispielsweise die Umsetzung der gelernten Strategien nicht sofort gelingt. Patient:innen können in der Anfangszeit des Trainings bewusst ihre Denkvorgänge und Bewertungen beobachten, bevor sie versuchen, ihr Denken zu verändern.

Übertragung in den Alltag

Am Ende jeder Trainingseinheit erhalten die Teilnehmenden eine schriftliche Zusammenfassung der behandelten Inhalte zur jeweiligen Sitzung (Abschn. 2.2.2, »Nachbereitungsbögen«) mit Hausaufgaben zur Vertiefung des Gelernten und zur Unterstützung des Transfers in den Alltag. Weiter werden die Teilnehmenden auf die kostenlose App COGITO hingewiesen. Sie können sie sich für die mobilen Betriebssysteme Android und iOS herunterladen. Unter www.uke.de/mkt_app wird in einem kurzen Einführungsvideo die Verwendung der App erläutert. In der App sind viele unterschiedliche Programmpakete zur Verbesserung des Wohlbefindens und unterschiedlicher psychischer Probleme enthalten. Insbesondere das Programmpaket »Stimmung & Selbstvertrauen« eignet sich damit gut zur Nachbereitung und Ergänzung des D-MKT. In einer Studie mit Studierenden mit psychischen Problemen konnten hier positive Effekte auf Selbstwert und Depression gezeigt werden (Bruhns et al., 2021).

Beendigung einer Sitzung

Die Sitzung schließt immer mit einer Folie, auf der die Metapher der Depression als Schlechtwetter- bzw. Regenfront vom Beginn der Sitzung wieder aufgegriffen wird. Hier wird erneut der Themenbereich, der in dem jeweiligen Modul im Vordergrund steht, durch eine weiße Wolke mit einer dahinterstehenden Sonne präsentiert. Die Folie kann auch dazu genutzt werden, sich bei den Patient:innen für die Teilnahme zu bedanken und mit den Worten zu schließen »Vielen Dank für Ihre Teilnahme und die rege Beteiligung. Wir hoffen, wir konnten mit der heutigen Sitzung, etwas Sonne und damit Licht in den Themenbereich [Modulthema benennen] bringen«.

3.2 Modul 1: Denken und Schlussfolgern 1

Übersicht • Inhaltliche Schwerpunkte

(1) Selektive Wahrnehmung und Überbetonung negativer Aspekte einer Gesamtsituation (geistiger Filter)
(2) Übertriebene Verallgemeinerung (einzelner) negativer Erfahrungen

In Modul 1 wird metakognitives Wissen vermittelt (z. B. Was verstehen wir unter einem geistigen Filter? Was sind Konsequenzen der Denkverzerrungen?) und metakognitive Erfahrungen angeregt (z. B. durch die Bearbeitung und Reflexion von Fallbeispielen). Urteilssicherheit als metakognitive Kernkomponente wird ebenfalls adressiert und angeregt (z. B. konkrete, situationsgebundene Aussagen treffen anstelle von Worten wie »immer« oder »niemals«). Ziel ist es, die Teilnehmer:innen für die Denkverzerrung zu sensibilisieren, sie bei deren Korrektur zu unterstützen, funktionale Strategien aufzubauen und das Denken zu flexibilisieren.

Ziele

In diesem Modul werden die depressionstypischen Denkverzerrungen »geistiger Filter« und »übertriebene Verallgemeinerung« anhand von Fallbeispielen vorgestellt. Dabei soll verdeutlicht werden, dass diese Denkweisen nicht an der Realität orientiert sind (einseitig, unrealistisch) und häufig negative Konsequenzen für Selbstwert, Stimmung und Verhalten haben. Um den negativen Konsequenzen aktiv entgegenzuwirken, werden im Modul konkrete Strategien vermittelt.

Das primäre Ziel des Moduls besteht darin, die Patient:innen dazu zu befähigen, ihre eigenen Denkverzerrungen (hier »geistiger Filter« und »übertriebene Verallgemeinerung«) als solche zu identifizieren und in einem zweiten Schritt zu modifizieren.

Modul- und Aufgabenbeschreibung

Modul 1 (analog zu 3, 5 und 7) beginnt mit einer kurzen allgemeinen Einführung zum Thema »Denken und Schlussfolgern« (s. Abschn. 3.1, »Eröffnung einer Sitzung«). Daran schließt sich der spezifische Inhalt des Moduls an.

Geistiger Filter. Zunächst wird die Definition der Denkverzerrung »geistiger Filter« in der Gruppe erarbeitet und anschließend von den Therapeut:innen mittels der auf den Folien abgedruckten Informationen ergänzt (9–11). Erfahrungsgemäß empfiehlt es sich, nach der Begriffsklärung bereits nach der Relevanz der Denkverzerrung für die einzelnen Teilnehmenden sowie nach individuellen Beispielen zu fragen (»Kennen Sie das?« (Folie 13), s. a. Abschn. 2.2.3, »Allgemeine Fragen an die Teilnehmenden«). Auf die genannten Beispiele kann später gut zurückgegriffen werden. Gegebenenfalls kann der/die Therapeut:in ein Beispiel zur Veranschaulichung der Denkverzerrung geben: »Stellen Sie sich vor, dass neun von zehn Dingen gut geklappt haben – also lediglich eine Sache von zehn nicht. Im Falle eines geistigen Filters wird nur die Sache, die schiefging, betrachtet.«

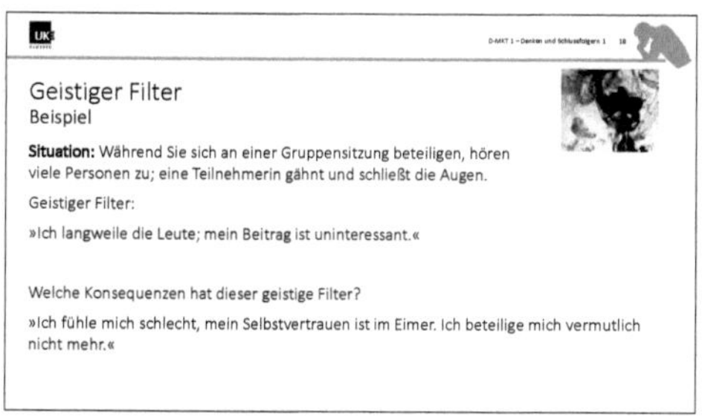

Abbildung 3.6 Beispiel zu geistigem Filter

Auf den Folien 14–23 folgt ein Beispiel (Abb. 3.6, Folie 18).

Anhand einer konkreten Situation (»Während Sie sich an einer Gruppensitzung beteiligen, hören viele Personen zu; eine Teilnehmerin gähnt und schließt die Augen.«) werden die Patient:innen gebeten, zunächst eine typische Bewertung im Sinne des geistigen Filters zu nennen (»Ich langweile die Leute; mein Beitrag ist uninteressant.«). Unter Anleitung der Gruppenleitung werden anschließend die Konsequenzen (für Stimmung, Selbstwert, Verhalten) der Bewertung herausgearbeitet und die Denkverzerrung einer Realitätsprüfung unterzogen. Anschließend werden die Teilnehmenden aufgefordert, eine alternative, hilfreichere Bewertung der Situation zu überlegen (»Einige Personen haben zugehört und sind auf meinen Beitrag eingegangen. Vielleicht fühlt sich nicht jede Person angesprochen. Die Person, die gegähnt hat, war vielleicht müde und hatte selber keinen guten Tag. Ich kann nicht erwarten, dass jeder Mensch begeistert ist.«) und wiederum die Konsequenzen (für Stimmung, Selbstwert, Verhalten) zu nennen.

Bei der Erläuterung des Beispiels sollte deutlich werden, wie entscheidend die persönliche Bewertung der Situation (und weniger die Situation selbst) für die eigene Stimmung und sogar für zukünftiges Handeln ist. Das Beispiel ist absichtlich allgemein gehalten (»Gruppensitzung«), damit sich möglichst viele Patient:innen mit dem Beispiel identifizieren können und die Anwendung auch auf andere Kontexte erleichtert wird. Dabei ist es möglich, Patient:innen das genannte Beispiel in Abhängigkeit des Kontextes, in dem das Training durchgeführt wird (ambulant vs. stationär), weiter zu spezifizieren. Vorstellbar ist, dass es sich bei der »Gruppensitzung«, um eine Gruppensitzung im Rahmen der stationären Behandlung handelt oder aber um eine berufliche Gruppensituation. Manchmal beanstanden Patient:innen das Beispiel und haben Einwände (»Das ist doch völlig normal zu gähnen. Die Betten hier sind so schlecht, dass wir alle nachts kein Auge zumachen«). Die Therapeut:innen können einen derartigen Kommentar nutzen, um noch einmal den Zusammenhang zwischen Gedanken und Gefühlen zu erläutern (Gedanke: »Gähnt, weil ich die Person langweile.« vs. Gedanke: »Gähnt, weil die Person müde ist.«).

Im Anschluss an das vorgegebene Beispiel können im nächsten Schritt auch alternative, hilfreichere Bewertungen für mögliche Beispiele aus der Gruppe erarbeitet werden (Folien 24–25). Eigenen Beispielen ist nach Möglichkeit immer ausreichend Zeit einzuräumen, da die Teilnehmenden davon am stärksten profitieren. Werden keine Beispiele von den Teilnehmenden genannt, kann auch auf die zu Beginn der Sitzung erfragten Beispiele zum Thema »geistiger Filter« zurückgegriffen werden.

Übertriebene Verallgemeinerung. Es folgt die Einführung der zweiten Denkverzerrung »übertriebene Verallgemeinerung« nach dem gleichen Vorgehen (Folien 26–29). Zunächst wird der Begriff eingeführt und die Teilnehmenden werden gefragt, ob ihnen diese Denkweise bekannt ist. Es hat sich bewährt, auch hier nach möglichst konkreten Beispielen zu fragen, auf die später wieder zurückgegriffen werden kann. Es folgt zur weiteren Vertiefung die Bearbeitung des Beispiels »Sie haben ein Fremdwort falsch benutzt« (Abb. 3.7, Folie 32).

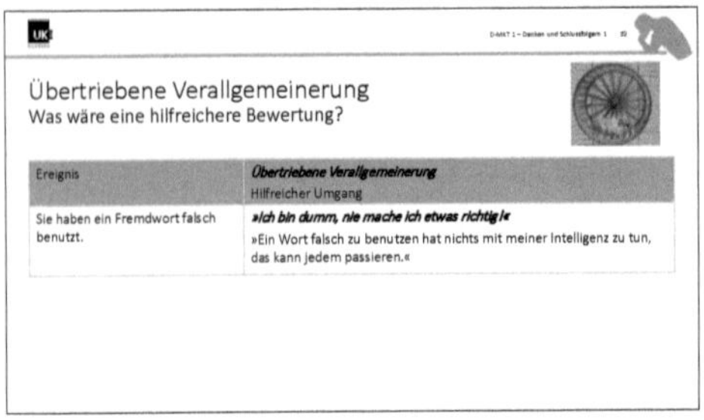

Abbildung 3.7 Beispiel zu übertriebener Verallgemeinerung

Auch hier werden die Teilnehmenden zunächst gebeten, eine Bewertung entsprechend der Denkverzerrung zu geben, bevor gemeinsam eine hilfreichere Bewertung diskutiert wird (Folien 28–30). Abschließend können wieder eigene Beispiele der Teilnehmenden zu der Denkverzerrung besprochen werden (Folie 33).

Bewältigungsstrategien

Der zweite Teil der Sitzung widmet sich folgenden Bewältigungsstrategien: konkrete Aussagen im Hier und Heute, Perspektivwechsel und bewusste Übertreibung. Diese werden vorgestellt und anhand von Beispielen geübt (Folien 34–50). Bevor damit begonnen wird, können die Patient:innen gefragt werden, ob sie bereits über hilfreiche Strategien zur Veränderung ihrer Denkweise verfügen (Folie 35). Ergänzend können diejenigen Teilnehmenden, auf die die im Modul besprochenen Denkverzerrungen nicht zutreffen, gefragt werden, wie sie zu ihren hilfreichen Bewertungen kommen (zur Förderung von Ressourcenaktivierung und Kompetenzerleben) und welche hilfreichen Strategien sie anwenden. Im Idealfall entsteht am Ende eine Sammlung aus Strategien der Patient:innen und vorgestellten Strategien, mit deren Hilfe den zuvor eingeführten Denkverzerrungen aktiv entgegengewirkt werden kann.

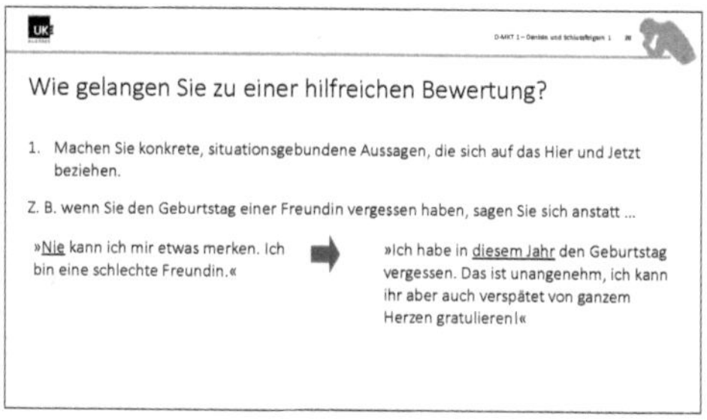

Abbildung 3.8 Beispiel für die Strategie »Im Hier und Heute bleiben« (Folie 38)

Konkrete Aussagen im Hier und Heute. Patient:innen werden angeleitet, anstatt von Einzelsituationen auf die Vergangenheit und/oder Zukunft zu verallgemeinern (»Nie kann ich mir etwas merken. Ich bin eine schlechte Freundin«), entsprechend konkrete, situationsgebundene Aussagen zu üben (»Ich habe in diesem Jahr den Geburtstag vergessen. Das ist unangenehm, ich kann ihr aber auch verspätet von ganzem Herzen gratulieren!«). Ebenso wird geübt, anstelle von Wörtern wie »nie« oder »immer«, die eine übertriebene Verallgemeinerung fördern, mit ihren Aussagen und Bewertungen im Hier und Heute und damit in der konkreten Situation zu bleiben (Abb. 3.8, Folien 36–38).

Perspektivwechsel. Eine Lockerung von starren und automatisierten Bewertungsstrukturen kann auch durch einen Perspektivwechsel vorgenommen werden (Folien 39–46). Dies kann durch folgende Fragen unterstützt werden: »Denken alle so wie ich?«, »Wie würden andere Personen (oder eine bestimmte Person XY) die Situation bewerten?«. Auch die Frage »Was würde ich einem guten Freund/einer guten Freundin sagen, wenn er/sie an meiner Stelle wäre?« kann helfen, einen Perspektivwechsel vorzunehmen. Mit der Frage soll verdeutlicht werden, dass Menschen mit Depression häufig dazu neigen, mit anderen nachsichtiger zu sein als mit sich selbst. Mit dem Umweg über den Perspektivwechsel wird darauf abgezielt, langfristig eine wohlwollendere Haltung gegenüber sich selbst zu entwickeln. Dabei werden bestehende Ressourcen aktiviert, die bei den meisten Teilnehmenden in der Regel vorhanden sind (Mitgefühl/Nachsicht mit nahestehenden Personen, konstruktiver Umgang mit Rückschlägen etc.).

Bewusste Übertreibung. Als zusätzliche Strategie wird eine Methode der paradoxen Intervention – die bewusste Übertreibung – vorgestellt (Folie 48). Sie zielt darauf ab, durch eine absichtliche Übersteigerung der negativen Denkverzerrung über einen humorvollen Umgang mit der eigenen Denkverzerrung eine distanzschaffende Metakognition zu entwickeln. Auf den Folien 49 und 50 wird dies mithilfe eines Beispiels verdeutlicht. Dort wird gemeinsam mit den Patient:innen für die durch einen selbstgebastelten, missratenen Strohstern ausgelöste dysfunktionale Bewertung »Ich bin eine Niete, nichts kann ich richtig. Das Weihnachtsfest ist ruiniert« eine bewusste Übertreibung gesucht. Folgende Übersteigerung wird vorgeschlagen: »Ein Bekannter entdeckt den missratenen Strohstern. Er ist begeistert von dem kreativen Umgang mit ›traditionellem Brauchtum‹, er regt eine Serienproduktion an. Ihre Strohsterne kommen in Mode und ganz Deutschland wird mit den missratenen Strohsternen geschmückt.« Entwickeln Sie mit den Patient:innen gerne weitere Beispiele, die die dysfunktionale Bewertung ins Groteske und Witzige überzeichnet.

Aber nicht jede Strategie passt für jedes Gruppenmitglied und jede Situation. Beispielsweise bewerten viele Patient:innen den Perspektivwechsel als sehr hilfreich, die bewusste Übertreibung wird jedoch häufig für weniger emotional aufgeladene Situationen ausgewählt. Den Teilnehmenden ist ferner zu vermitteln, zunächst maximal ein bis zwei Strategien auszuwählen (Kap. 2, »Nachbereitungsbögen«), um diese im Alltag zu erproben. Am Ende der Sitzung werden die wichtigsten Inhalte auf den Folien »Lernziele« zusammengefasst (Folien 51–57).

Allgemeine Empfehlungen

Es soll nicht Ziel der Teilnehmenden sein, alle der vorgestellten Strategien innerhalb kurzer Zeit umzusetzen, sondern vielmehr einige der Strategien gezielt auszuprobieren und zu üben. Dieser Hinweis soll einem Frustrationserlebnis infolge von Überforderung entgegenwirken. Es ist häufiger zielführender, eine Strategie konsequent zu üben und zu internalisieren, als viele Strategien einmalig oder halbherzig umzusetzen. Ein weiterer wichtiger Hinweis, der wiederholt gegeben werden kann, ist, dass Veränderungen oft mühsam sind und Übung benötigen (»Übung macht den Meister«). Das gilt auch (und insbesondere) für Veränderungen beim Denken (Analogie: »Eine Fremdsprache erlernen – erst mal mühsam und theoretisch, mit Übung und Anwendung im Alltag dann immer flüssiger und leichter«). Ein erster wichtiger Schritt ist es, die Denkverzerrungen im Alltag zu erkennen!

Spezifische Durchführungshinweise

Bei der Bearbeitung der vorgegebenen Beispiele werden konkrete »Lösungssätze« auf den Folien bereitgestellt. Diese vorgegebenen Sätze verführen unerfahrene Therapeut:innen häufig dazu, diese als einzig richtige oder optimale Lösung zu betrachten. Dies ist nicht so. Häufig kommen die Teilnehmenden auf andere gute (und vielleicht sogar bessere) Lösungsvorschläge. Bedenken Sie daher immer: Es geht in dem Training auch darum, den Patient:innen positive Erfahrungen zu ermöglichen und ihre Selbstwirksamkeit zu stärken. Sparen Sie daher auch an dieser Stelle nicht an Lob für alternative Lösungsvorschläge. Wenn Ihnen eine Lösung passender erscheint als die auf den Folien, dann benennen Sie dies auch so!

Schwierige Fragen von Teilnehmenden

Frage: »Was hat ›übertriebene Verallgemeinerung‹ mit einem Hamsterrad zu tun?« (Modul 1, Folien 25–31).

Mögliche Antwort der Therapeut:innen: »Übertriebene Verallgemeinerung« bezeichnet die Denkverzerrung, bei der ein einzelnes negatives Ereignis als Teil einer andauernden Misserfolgsserie angesehen wird. Mit dem Bild eines Hamsterrades soll verdeutlicht werden, dass Betroffene häufig beschreiben, wie schwer es ist, aus dieser scheinbar endlosen Serie von Misserfolgen auszusteigen. Das Hamsterrad soll also diese scheinbar nicht enden wollende Serie veranschaulichen, aus der Sie – wie der Hamster aus seinem Rad – tatsächlich aber jederzeit aussteigen können, wie in den folgenden Folien zu sehen ist.

3

Quellenverweis

Die Nomenklatur »übertriebene Verallgemeinerungen« und »geistiger Filter« orientiert sich an Hautzinger (2013, s. Abschn. 1.3.1).

Hinweise zu den Nachbereitungsbögen

In den Nachbereitungsbögen (s. Anhang, NB 1) werden die im Modul vermittelten Inhalte anhand von spezifischen Beispielen präsentiert. Dabei werden die Patient:innen zusätzlich angeleitet, für die beiden Denkverzerrungen »geistiger Filter« und »übertriebene Verallgemeinerung« eigene Beispiele zu finden und diese zu modifizieren. Die im Modul eingeführten Strategien (konkrete Aussagen im Hier und Heute, Perspektivwechsel, bewusste Übertreibung) werden anhand der Denkverzerrung »übertriebene Verallgemeinerung« exemplarisch vertieft. Abschließend werden die Patient:innen angeleitet, sich für die Anwendung neuer Denkweisen zu belohnen. Zum leichteren Verständnis sind die Übungen beispielhaft ausgefüllt. Um einer Überforderung oder oberflächlichen Bearbeitung vorzubeugen, können die Patient:innen gebeten werden, entweder die Übung zur Denkverzerrung »geistiger Filter« oder »übertriebene Verallgemeinerung« zu bearbeiten.

3.3 Modul 2: Gedächtnis

Übersicht • Inhaltliche Schwerpunkte

(1) (Subjektive) Gedächtnis- und Konzentrationsprobleme
(2) Depressionstypische Verzerrungen beim Erinnern (stimmungskongruentes Erinnern, erhöhte Wahrscheinlichkeit negativ gefärbter »Fehlerinnerungen«)

In Modul 2 wird metakognitives Wissen vermittelt (z. B. Wie kommt es zu Konzentrations- und Gedächtnisproblemen bei Depression? Warum können sich Erinnerungen unterscheiden?) und metakognitive Erfahrungen angeregt (z. B. der Überraschungseffekt, wie leicht Fehlerinnerungen oder Erinnerungslücken bei allen Menschen erzeugt werden können). Ziel ist es, die Teilnehmer:innen für die Denkverzerrung zu sensibilisieren, sie bei deren Korrektur zu unterstützen, funktionale Strategien (z. B. im Umgang mit Gedächtnisproblemen) aufzubauen und das Denken zu flexibilisieren.

Ziele

In dieser Trainingseinheit werden die häufig als beeinträchtigend und beängstigend wahrgenommenen Gedächtnis- und Konzentrationsprobleme im Rahmen von Depression als vorübergehende Symptome eingeführt, mögliche Erklärungen über deren Zustandekommen geliefert und damit entpathologisiert. Wichtig ist für die Trainer:innen zu wissen, dass Gedächtnisprobleme bei Depression nur eine Subgruppe von Patient:innen betreffen, weitaus geringer ausgeprägt sind als bei Demenz und sich häufig durch andere depressive Symptome erklären lassen (wie mangelnde Motivation und Testängstlichkeit) und damit oft situativ sind (Moritz et al., 2022). Somit zielt das Modul darauf ab, über die Vermittlung von Informationen den Leidensdruck (z. B. durch die Angst, an einer fortschreitenden Gedächtnisstörung erkrankt zu sein) zu lindern. Darüber hinaus werden die Patient:innen durch Demonstrationen und Aufgaben dazu angeregt, über die Subjektivität des Gedächtnisses zu reflektieren: Unser Gedächtnis arbeitet konstruktiv und nicht etwa passiv, wie etwa eine Videokamera. In diesem Zusammenhang werden Bedeutung und Konsequenzen von stimmungskongruentem (d. h. in der Depression negativ getöntem) Erinnern und von Fehlerinnerungen vermittelt (selektiv negative Erinnerungen und Fehlerinnerungen werden als zusätzliche »Beweise« im Sinne einer depressiven Verarbeitung herangezogen). Im Rahmen der Einführung des »False-Memory-Effekts« wird den Patient:innen anhand von Übungen verdeutlicht, dass falsche Erinnerungen u. a. besonders häufig in sich stark ähnelnden Situationen mit hoher Vertrautheit auftreten. In Situationen dieser Art ist es daher wichtig, die erste Einschätzung kritisch zu überprüfen. Schließlich werden konkrete Strategien vorgestellt und diskutiert, die zu einer Entlastung des Gedächtnisses, speziell während depressiver Phasen, eingesetzt werden können (»Was hilft bei Gedächtnisproblemen im Alltag?«, z. B. Ordnung, Struktur, Notizbuch).

Modul- und Aufgabenbeschreibung

Gedächtnis- und Konzentrationsprobleme. Die Trainingseinheit beginnt mit der einführenden Frage, warum es sinnvoll sein könnte, sich im Zusammenhang mit Depression mit dem Thema »Gedächtnis« zu beschäftigen. Es wird zunächst erläutert, dass Konzentrations- und Gedächtnisprobleme bei Depression sehr häufig vorkommen und Konzentrationsstörungen sogar ein Symptom der Depression darstellen (Folien 6–7). An dieser Stelle ist es hilfreich, mögliche Konzentrations- und Gedächtnisprobleme der Teilnehmenden im Rahmen ihrer Depression genauer zu erfragen. Als einführende Frage hat sich ein einfaches »Kennen Sie das?« bewährt. Anschließend kann genauer exploriert werden, um im Verlauf des Moduls immer wieder die individuellen Beispiele der jeweiligen Gruppenmitglieder miteinbeziehen zu können.

Mögliche weiterführende Fragen sind:

- »Gibt es bestimmte Dinge, auf die Sie sich aktuell gar nicht oder schwerer konzentrieren können? Worum handelt es sich dabei? Zum Beispiel Filme, Bücher, Gespräche?«
- »Wie lange können Sie sich konzentrieren? Können Sie einen ganzen Spielfilm schauen oder eine kürzere Serie?«
- »Gibt es bestimmte Dinge, die Sie häufiger suchen müssen oder verlegen? Worum handelt es sich dabei? Zum Beispiel Schlüssel, Portemonnaie?«
- »Kommt es wiederholt vor, dass Sie etwas vergessen? Worum handelt es sich dabei? Zum Beispiel eine Verabredung oder etwas vom Einkaufszettel?«
- »Ist Ihre Vergesslichkeit auch bereits Angehörigen oder Freund:innen aufgefallen? Haben diese Ihnen das rückgemeldet?«
- »Wie haben Sie sich die Schwierigkeiten erklärt? Was war Ihre Befürchtung? Haben Sie z. B. Angst gehabt, dement zu werden?«

Diese Fragen sind lediglich als Anregung gedacht, damit die Gruppe über das Thema ins Gespräch kommt. Es ist in keinem Fall nötig, alle Fragen zu stellen. Es hat sich bewährt, vor allem die damit einhergehenden Befürchtungen zu thematisieren, um diese später wieder aufgreifen zu können (z. B. die Angst, dement zu werden).

Begrenzte Speicherfähigkeit. Die nachfolgende Informationsvermittlung zum Thema »begrenzte Speicherfähigkeit« des menschlichen Gedächtnisses wird zum einen mit der Frage »Ist es theoretisch möglich, sich an alles zu erinnern?« und zum anderen mit dem Gedankenexperiment »Stellen Sie sich vor, ich erzähle Ihnen eine Geschichte. Wie viel werden Sie davon in einer halben Stunde noch erinnern?« eingeleitet (Abb. 3.9, Folien 9–12).

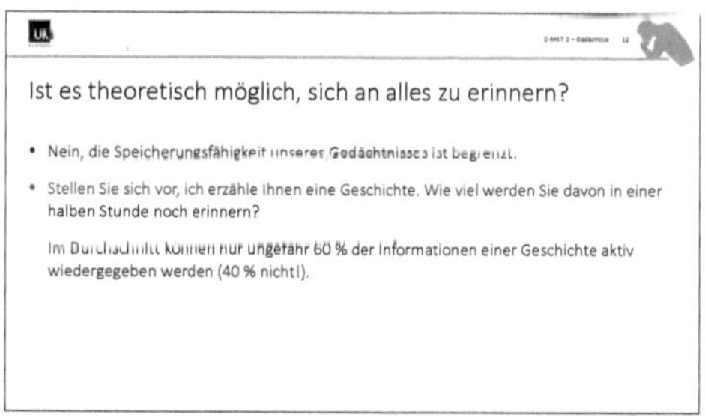

Abbildung 3.9 Einführung begrenzter Speicherfähigkeit des Gedächtnisses (Folie 12)

Unterschätzung der eigenen Leistungsfähigkeit bei gleichzeitiger Überschätzung der Erwartungen an ein »normales« Gedächtnis sind bei depressiven Patient:innen verbreitet. Es ist daher wichtig, Patient:innen über die Grenzen des Gedächtnisses (unabhängig von dem Vorliegen einer Depression!) zu informieren, um der dysfunktionalen Metakognition »Ich muss mich an alles erinnern können!« entgegenzuwirken. Anschließend werden Vor- und Nachteile der begrenzten Speicherfähigkeit mit der Gruppe erarbeitet (z. B. »Wir werden nicht mit unnützen Informationen belastet« vs. »Auch wichtige Informationen gehen verloren«, Folien 14–17).

False-Memory-Effekt. Folie 18 schließt mit der Ankündigung einer Erinnerungsübung. Dabei werden die Teilnehmenden in der Aufgabenbeschreibung (Folie 19) gebeten, komplexe Szenen genau zu betrachten, um sich im Anschluss an möglichst viele Details erinnern zu können.

Ziel dieser Übung ist es, die Teilnehmenden mit dem False-Memory-Effekt vertraut zu machen, ihnen zu zeigen, dass Fehlerinnerungen künstlich erzeugt werden können. Als Eingangsbeispiel wird dafür eine typische Campingszene mit vielen Einzelheiten (z. B. gedeckter Tisch, Fahrräder) für ca. 10–20 Sekunden präsentiert (Vorgabezeit abhängig vom Leistungsniveau der Gruppe; Folie 20). Andere Details, die man ebenso in einer solchen Szene vermuten würde (Vorzelt, Tischdecke), sind auf dem Bild nicht dargestellt. Die Teilnehmenden werden zunächst aufgefordert, das Bild genau zu betrachten. Im Anschluss sollen sie für jedes in einer Liste dargestellte Detail entscheiden, ob es auf dem zuvor präsentierten Bild enthalten war oder nicht (»Was wurde gezeigt?«; Folie 21, Abb. 3.10). Auf der nächsten Folie erfolgt die Auflösung (Folie 22).

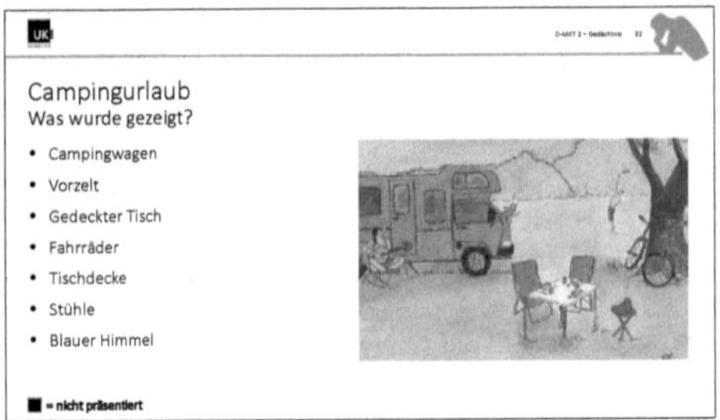
Campingurlaub
Was wurde gezeigt?
Campingwagen
Vorzelt
Gedeckter Tisch
Fahrräder
Tischdecke
Stühle
Blauer Himmel
■ = nicht präsentiert

Abbildung 3.10 Übung zum False-Memory-Effekt

An dieser Stelle werden viele Patient:innen feststellen, dass sie sich fälschlicherweise ein Vorzelt oder eine Tischdecke gemerkt haben: eine sogenannte Fehlerinnerung. Es folgt ein weiteres Bild bei gleichem Vorgehen (Folien 23–25). Auf dem zweiten Bild sind ein Ritter, eine Prinzessin und ein Drache abgebildet. Dabei wird häufig irrtümlich erinnert, dass der Ritter ein Schwert (statt einer Lanze) trägt und der Drache Feuer spuckt (obwohl aus seinem Mund lediglich Blut tropft). Auf den nächsten Folien (26–29) wird das Phänomen erklärt und auch dessen Funktionalität herausgestellt (meistens hat unser Gedächtnis ja recht damit, wenn es Details »logisch« ergänzt). Im Folgenden (Folien 30–31) werden typische Alltagssituationen vorgestellt, in denen Fehlerinnerungen auftreten können (z. B. Kindheitserinnerungen, sich ähnelnde Situationen; Abb. 3.11, Folie 31). Wenn der Effekt ausbleibt, können die Trainer:innen darauf hinweisen, dass dieser Effekt sich in Studien regelhaft bei 60 % auch gesunder Personen auslösen lässt.

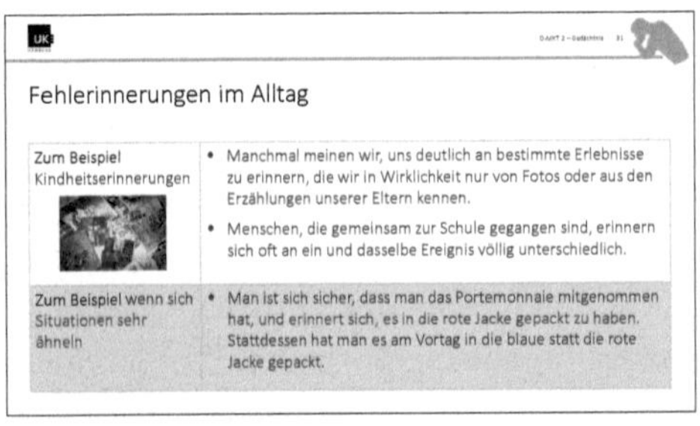

Abbildung 3.11 Alltagssituationen mit Beispielen, in denen Fehlerinnerungen leicht auftreten

Um der Entstehung einer möglichen neuen dysfunktionalen Metakognition vorzubeugen (»Ich kann meinen Erinnerungen nicht trauen«), wird die inhaltliche Einheit zu Fehlerinnerungen mit der Folie »Heißt das, ich kann meiner Erinnerung nicht mehr trauen?« abgerundet (Folien 32–34). Hier wird hervorgehoben, dass Fehlerinnerungen ein normales Phänomen sind und alle Menschen betreffen. Es ist zentral zu vermitteln, dass wir uns nicht vorschnell festlegen sollten (ähnlich dem Modul 7 zum voreiligen Schlussfolgern, Abschn. 3.8).

Zusammenhang zwischen Konzentration und Gedächtnis. Der nächste inhaltliche Abschnitt von Modul 2 zum Zusammenhang zwischen Konzentration und Gedächtnis wird kurz mit der Frage »Warum können Personen mit Konzentrationsproblemen sich Informationen schlechter merken?« eingeleitet. Um diese Frage zu beantworten, werden die Patient:innen eingeladen, sich an einer kurzen »Rechenaufgabe« zu beteiligen. Diese Rechenaufgabe ist von der Gruppenleitung laut vorzulesen (Folie 37).

> Ein Busfahrer fährt morgens mit seinem Bus los, der zunächst leer ist. An der ersten Station steigen 5 Personen ein. An der nächsten Station steigen 4 weitere Personen ein und 2 Personen aus. Beim nächsten Halt steigt 1 Fahrgast ein. An der nächsten Station steigen wieder 6 Personen dazu. An der folgenden Station steigen 8 Fahrgäste aus und 3 dazu. Dann steigen beim nächsten Halt wieder 2 Personen aus.

Um den Effekt der Übung noch etwas zu steigern, kann auch noch vor dem Wechsel zur nächsten Folie gefragt werden »Sind Sie soweit?« und die Folie gegebenenfalls noch etwas länger präsentiert werden. In der Regel zur Überraschung der Teilnehmenden wird im Anschluss aber nicht nach der Anzahl der Fahrgäste im Bus, sondern nach der Anzahl der Haltestellen gefragt. Dies zu beantworten wäre für alle Teilnehmenden offensichtlich ein Leichtes, ist in der Regel jedoch niemandem möglich, schlichtweg, weil die Aufmerksamkeit nicht auf diesen Aspekt gerichtet wurde. Diese »Irritation« der Patient:innen hilft auf einfache Weise, den Zusammenhang zwischen Konzentration (bzw. Aufmerksamkeit) und Gedächtnis zu vermitteln und damit auch die Ursache für die von ihnen beschriebenen Gedächtnisschwierigkeiten zu erläutern: Da unsere Aufmerksamkeit begrenzt ist, können wir sie nur selektiv ausrichten. Zur Veranschaulichung wird das Bild des »Scheinwerfers« eingeführt und erläutert, dass der Scheinwerfer sich – genau wie die menschliche Aufmerksamkeit – nur auf wenige Objekte zur gleichen Zeit richten kann und alles andere im »Dunkeln« bleibt (Abb. 3.12; Folien 40–43).

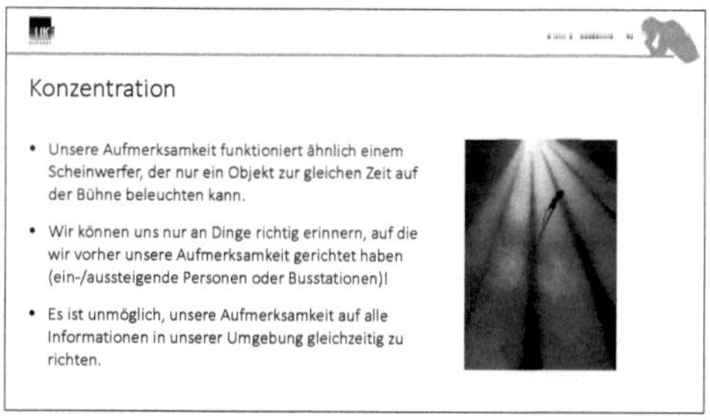

Abbildung 3.12 Psychoedukation zu Selektivität der Aufmerksamkeit (Folie 43)

Für die durchgeführte Rechenaufgabe bedeutet dies, wir können unsere Aufmerksamkeit nur auf die ein- und aussteigenden Personen *oder* auf die Haltestellen richten. Wie auf den nachfolgenden Folien erklärt, ist es in der Depression ganz ähnlich (Folien 44–46). Depression geht häufig mit starken Grübeleien oder einem Sich-Sorgen einher. Derartige innere Vorgänge beanspruchen im Falle einer Depression also die Aufmerksamkeit. Dementsprechend »fehlt« die Aufmerksamkeit an anderer Stelle; sie wird weniger auf Dinge in der Umgebung gerichtet. Folglich können diese später auch nicht oder weniger gut erinnert werden.

Angst vor Demenz. Der nächste Teil des Moduls widmet sich explizit der Befürchtung, die Gedächtnisprobleme könnten Symptome einer beginnenden Demenzerkrankung sein (Folie 47). Da zu diesem Zeitpunkt in der Trainingseinheit schon einige Informationen zum Thema Gedächtnis vermittelt wurden, kann es hilfreich sein, hier noch einmal an die zu Beginn des Moduls von den Patient:innen genannten Gedächtnisprobleme und die damit verbundenen Befürchtungen anzuknüpfen (z. B. »Ich könnte dement werden«). Diese Befürchtung, die viele (aber nicht alle) Betroffene beschäftigt, ist in der Regel mit einem hohen Leidensdruck verbunden. An dieser Stelle ist es wichtig, noch einmal gezielt auf die zu Beginn genannten Befürchtungen einzugehen und sie weiter zu entkräften. Den Patient:innen kann vermittelt werden, dass Gedächtnisprobleme bei Depression eine häufig vorübergehende Erscheinung darstellen. Sie sind weit weniger ausgeprägt als bei Demenz, wo Menschen sich praktisch nichts mehr merken können und unter Umständen im Verlauf die Erinnerung an ihre gesamte Biografie einbüßen können. Das Bild des »Scheinwerfers« kann wieder aufgegriffen werden, um zu erklären, dass die Gedächtnisprobleme bei Depression eher mit einer verringerten Informationsaufnahme bezüglich äußerer Reize als mit »Vergessen« (entsprechend einer Demenzerkrankung) zusammenhängen. Neben dem Richten der Aufmerksamkeit auf »innere Vorgänge«, wie Grübeln und Sich-Sorgen, kann eine verminderte Informationsaufnahme auch durch eine geringe Motivation, Lustlosigkeit und/oder Antriebslosigkeit erklärt werden, die wiederum typisch für Depression sind. Letztendlich tritt im Rahmen der Depressionsbehandlung oft eine Verbesserung der Gedächtnisleistung ein. Hilfreich ist auch hier der Hinweis, dass die Störungen häufig subjektiv sind und gelegentlich eher depressive selbstquälende Gedanken als echte Defizite widerspiegeln.

Wichtig: Wenn die Depression nachlässt, verringern sich zumeist die Gedächtnisprobleme.

Subjektive Wahrnehmung und Depression. Anschließend wird der Einfluss der Stimmung auf die Gedächtnisinhalte in den Vordergrund gerückt. Anhand einer Übung soll verdeutlicht werden, dass die menschliche Wahrnehmung individuell unterschiedlich ist und wir Dinge eher wahrnehmen, die für uns persönlich bedeutsam sind (siehe Abb. 3.13; Folien 53–55).

Zu diesem Zweck werden der Gruppe drei Gemälde präsentiert mit dem Auftrag, Unterschiede und Gemeinsamkeiten auf den drei Bildern zu diskutieren. In der Regel werden die Patient:innen recht schnell auf Unterschiede in der Perspektive, Farbgebung und Detailgenauigkeit aufmerksam. Diese können bei Bedarf noch mit den Informationen auf der darauffolgenden Folie ergänzt werden (Abb. 3.14).

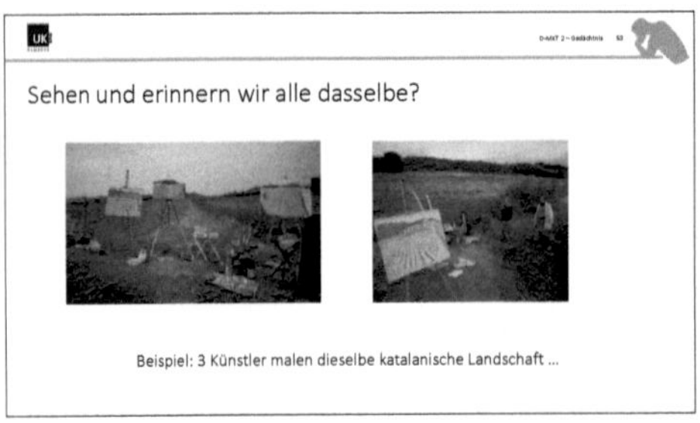

Abbildung 3.13 Dieselbe Landschaft wird von drei Künstlern gemalt (Folie 53)

Im Falle einer ausgiebigen vorangegangenen Diskussion ist dies aber nicht notwendig. Im Vordergrund steht nicht das Aufzeigen aller Unterschiede, sondern vielmehr die Diskussion einer indi-

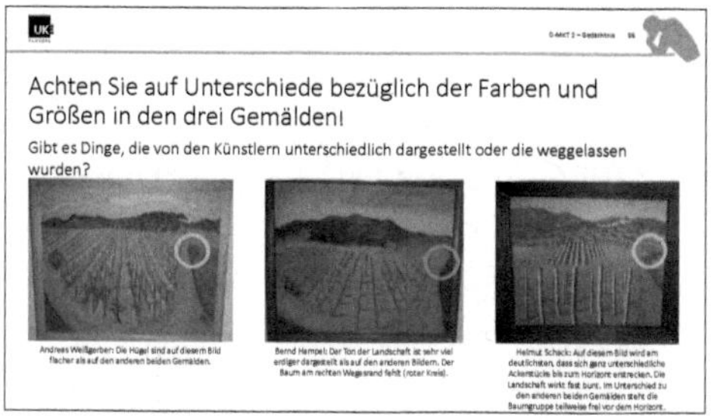

Abbildung 3.14 Demonstration zur individuellen Wahrnehmung (Folie 55)

viduell unterschiedlichen Wahrnehmung. So, wie wir nur auf ein Bild malen können, was und wie wir es wahrgenommen haben, können wir uns auch nur an das erinnern, was und wie wir es zuvor wahrgenommen haben. Dies kann wiederum davon abhängen, was für uns persönlich bedeutsam ist. Entsprechend haben Personen häufig an ein und dieselbe Situation ganz unterschiedliche Erinnerungen.

Stimmung und Gedächtnis. Auf den nächsten Folien (56–59) wird der Bezug zu Depression hergestellt. Informationen können deswegen persönlich bedeutsam und leichter zugänglich sein, weil sie zu unserer Stimmungslage passen (»stimmungskongruentes Erinnern«). Unsere aktuelle Stimmungslage beeinflusst, auf welche Art von Erinnerungen wir Zugriff haben. Dies wird auf der Folie »Was hat das mit Depression zu tun?« (Folien 60–63) noch weiter spezifiziert, durch Aussagen wie z. B. »Depressive Stimmung führt oft dazu, dass vor allem negative Ereignisse erinnert werden – angenehme oder neutrale Ereignisse werden nicht so leicht erinnert«. Als Beispiel wird folgende Situation aufgeführt: Im Konzert räuspert sich ein Mann des Öfteren. Im Nachhinein wird nur noch die Störung erinnert, nicht aber die schöne Musik. Anschließend werden die Teilnehmenden gefragt, ob sie ähnliche Erfahrungen schon einmal gemacht haben und sie werden um eigene Beispiele gebeten. Zusätzlich wird die Relevanz von negativ gefärbten Fehlerinnerungen im Zusammenhang mit Depression erläutert (Folien 64–65).

Strategien. Zum Abschluss werden mit den Teilnehmenden gemeinsam Strategien gesammelt, die (1) gegen die Gedächtnispräferenz von negativen Erinnerungen in der Depression (»Was kann ich dagegen tun?«, Folie 66) und (2) bei Gedächtnis- und Konzentrationsproblemen helfen können (»Was hilft bei Gedächtnisproblemen im Alltag?«, Folie 68). Die Vorschläge der Teilnehmenden werden durch Anregungen auf den jeweils nachfolgenden Folien (67; 69–75) ergänzt (s. Kasten). Schließlich werden die Lernziele der Trainingseinheit zusammengefasst (Folien 76–81).

Übersicht

(1) Trainieren Sie im Alltag, sich öfter an positive Ereignisse zu erinnern und führen Sie z. B. ein Freude-Tagebuch, in dem Sie jeden Abend freudige Ereignisse des Tages aufschreiben.
(2) Versuchen Sie, möglichst viel Struktur in Ihren Tagesablauf zu bringen. Je routinierter Sie handeln, desto geringer ist das Risiko, etwas zu vergessen.
(3) Es ist ebenfalls hilfreich, eine größtmögliche »äußere Ordnung« zu halten. Sie finden Gegenstände eher wieder und erinnern sich besser, wenn die Dinge einen festen Platz haben.

(4) Heften Sie sich wichtige Notizen an dafür sinnvolle Orte (Medikamenteneinnahme an den Kühlschrank oder Badezimmerspiegel; mitzunehmende Unterlagen an die Wohnungstür etc.).
(5) Nutzen Sie einen Terminkalender und Erinnerungshilfen (z. B. von Handys oder E-Mail-Programmen).
(6) Gewöhnen Sie sich an, Dinge zu notieren (z. B. digital oder in einem Notizbuch).
(7) Wenn Sie unterwegs sind, sich eine Idee merken möchten, aber keine Möglichkeit haben, diese zu notieren, versuchen Sie diese zu verankern, indem Sie die Idee mit einem Gegenstand verknüpfen (z. B. wie der berühmte »Knoten ins Taschentuch«).
(8) Je mehr Sinne und Prozesse am Lernvorgang beteiligt sind, desto höher ist die Behaltensleistung. Nutzen Sie daher viele »Kanäle« wie Hören, Sehen, Diskutieren und Anwenden.

Allgemeine Empfehlungen

Bei der Darstellung der Fehlerinnerungen sollte explizit darauf hingewiesen werden, dass Fehlerinnerungen an sich nicht spezifisch für Depression sind, sondern dass diese in der Allgemeinbevölkerung mit etwa gleicher Wahrscheinlichkeit vorkommen. Für Depression spezifisch ist deren negative Färbung. Die generelle Validität all ihrer Erinnerungen brauchen Patient:innen nicht anzuzweifeln! Bei diesem Modul empfiehlt es sich daher, unbedingt ausreichend viel Zeit für eine Abschlussrunde einzuplanen, um gegebenenfalls auf derartige Zweifel oder Befürchtungen der Patient:innen eingehen zu können.

Spezifische Durchführungshinweise

Zur Verdeutlichung des False-Memory-Effekts werden zwei verschiedene Bilder gezeigt (Folien 20 und 23). Nach der Präsentation des jeweiligen Bildes wird diskutiert, welche Objekte gezeigt wurden (z. B. mit Handzeichen abstimmen). Die Teilnehmenden sollten gefragt werden, wie sicher sie sich sind, und ob sie im Falle einer Erinnerung noch Details nennen können (z. B. Farbe, Ort eines Objektes). »Echte« Erinnerungen unterscheiden sich häufig von »falschen« Erinnerungen in ihrer Lebendigkeit und dem Detailreichtum. Nachdem die Erinnerungen der Gruppenmitglieder gesammelt und diskutiert wurden, wird das Bild ein weiteres Mal gezeigt, um die Einschätzungen der Patient:innen zu verifizieren. Nutzen Sie auch hier die Gelegenheit für positive Rückmeldungen und Lob, beispielsweise in Bezug auf die Gedächtnisleistung, die Konzentrationsfähigkeit oder das Engagement der Teilnehmenden.

Schwierige Fragen von Teilnehmenden

Frage: »Führt Depression irgendwann zu Demenz? Das habe ich in der Zeitung gelesen.«

Mögliche Antwort der Therapeut:innen: »Es gibt bisher keine eindeutigen Hinweise, dass Depressionen eine Demenz begünstigt. Auch kann ein Verlust der geistigen Fähigkeiten natürlich zu einer Verschlechterung der Stimmung führen. Bei im Alter auftretender Depression kann es daher wichtig sein, die Gedächtnisleistung einmal testen zu lassen und diese Testung vor allem nach einigen Monaten zu wiederholen, um den Verlauf zu beobachten. Es ist wichtig sich vor Augen zu führen, dass sich Studienergebnisse immer auf eine Gruppe von Menschen beziehen. Eindeutige Vorhersagen für einzelne Personen lassen sich daher auf keinen Fall ableiten! Nochmals: Gedächtnisprobleme sind häufig subjektiv und können nicht immer in Tests nachgewiesen werden. Sorgen über das Gedächtnis spiegeln häufig auch depressive Gedanken wider, die kein gutes Haar an einem selbst lassen.«

Quellenverweis

Einige Übungen und Bilder wurden dem MKT für Psychose entlehnt (Moritz, Andreou et al., 2014, www.uke.de/mkt).

Hinweise zu den Nachbereitungsbögen

In den Nachbereitungsbögen (s. Anhang, NB 2) werden zunächst die im Modul vermittelten Inhalte zusammengefasst. Anschließend werden die Patient:innen zur konkreten Umsetzung selbstgewählter Maßnahmen zur Verbesserung von Konzentration und Gedächtnis angeleitet. Besteht die Notwendigkeit, die Hausaufgabenlast zu verringern, können die Gruppenmitglieder angeleitet werden, einen der drei Bereiche auszuwählen.

3.4 Modul 3: Denken und Schlussfolgern 2

Übersicht • Inhaltliche Schwerpunkte

(1) Rigide Normen oder überhöhte Ansprüche (Sollte-Aussagen)
(2) Alles-oder-nichts-Denken (ob es das vollständige Scheitern bedeutet, wenn etwas nicht perfekt gelingt)
(3) Leugnen oder Bagatellisieren positiver Erfahrungen oder Rückmeldungen (Abwehr des Positiven), was sich beispielsweise in der Schwierigkeit, Lob anzunehmen, zeigen kann

In Modul 3 wird metakognitives Wissen vermittelt (z. B. Was verstehen wir unter Sollte Aussagen? Auf was muss ich verzichten, wenn ich meine überhöhten Ansprüche aufgebe?) und metakognitive Erfahrungen angeregt (z. B. Hinterfragen ungemessener Bewertungsmaßstäbe). Ziel ist es, die Teilnehmer:innen für die Denkverzerrung zu sensibilisieren, sie bei deren Korrektur zu unterstützen, funktionale Strategien (z. B. zum Aufbau angemessener Bewertungsmaßstäbe, Lob annehmen) aufzubauen und das Denken zu flexibilisieren.

Ziele

In diesem Modul werden zu Beginn zwei weitere depressionstypische Denkverzerrungen eingeführt (»Sollte-Aussagen«, »Abwehr des Positiven«). Verschiedene Übungen und Beispiele zielen zunächst darauf ab, Sollte-Aussagen in ihrer Absolutheit in Frage zu stellen und das Befolgen derartig rigider Normen als Folge überhöhter Ansprüche zu identifizieren, welche sich depressionsfördernd auswirken können. Sollte-Aussagen (im Sinne von überhöhten Ansprüchen) werden in diesem Modul aus Zeitgründen mit der (häufig separat aufgeführten) Denkverzerrung »Alles-oder-nichts-Denken« verknüpft. Mit diesen Informationen wird beabsichtigt, Teilnehmende anzuregen, die Funktionalität ihrer überhöhten Ansprüche kritisch zu hinterfragen, sie zu motivieren, diese zu reduzieren und vor allem auch in depressiven Phasen faire Maßstäbe für die eigene Leistungsfähigkeit zu setzen. Die Bearbeitung der Denkverzerrung »Abwehr des Positiven« zielt auf den verbesserten Umgang mit Lob und Kritik ab.

Modul- und Aufgabenbeschreibung

Das Modul beginnt mit einer kurzen allgemeinen Einführung zum Thema »Denken und Schlussfolgern« (analog zu den Modulen 1, 5 und 7 der Themeneinheit »Denken und Schlussfolgern«, s. Abschn. 3.1, »Eröffnung einer Sitzung«). Die in Modul 3 im Vordergrund stehenden Denkverzerrungen werden anhand verschiedener Beispiele und Übungen verdeutlicht.

Sollte-Aussagen. Zunächst wird die Definition der ersten Denkverzerrung, »Sollte-Aussagen«, in der Gruppe erarbeitet und ggf. von den Therapeut:innen mithilfe der Folientexte ergänzt. Dabei wird der Begriff durch das Bild eines »Antreibers« illustriert (Jockey, der ein Pferd mit der Peitsche in der Hand antreibt, Folien 10–11).

Zur weiteren Veranschaulichung folgt ein konkretes Beispiel (»Man sollte bei einem Termin immer pünktlich sein«). Für dieses Beispiel werden gemeinsam mit den Teilnehmenden alternative Bewertungen in Form eines nachsichtigeren Umgangs mit sich selbst herausgearbeitet (Abb. 3.15, Folien 12–13).

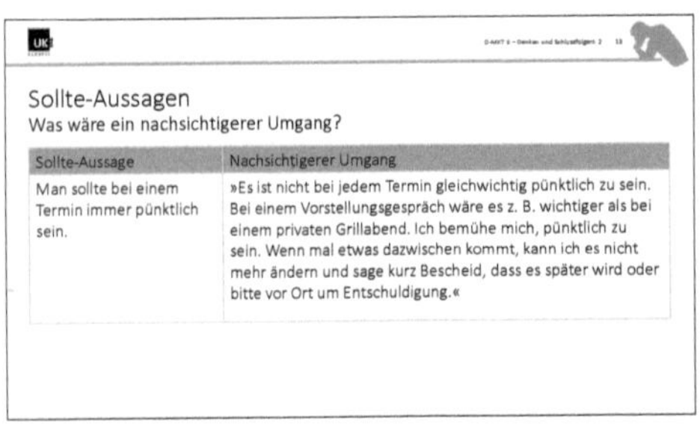

Abbildung 3.15 Beispiel für eine Sollte-Aussage (Folie 13)

Ergänzend können mit der Gruppe Konsequenzen für Stimmung, Selbstwert und zukünftiges Verhalten diskutiert werden.

An dieser Stelle ist die Diskussion, wer von den Teilnehmenden diese konkrete Sollte-Aussage (»Man sollte immer pünktlich sein«) teilt und wer nicht, oft hilfreich. Die unterschiedlichen Sichtweisen und Argumente der Teilnehmenden verdeutlichen, wie subjektiv und unter Umständen auch willkürlich diese Regel ist. Auf diese Weise wird die Absolutheit der Annahmen möglicherweise erstmalig in Frage gestellt, was als entscheidender erster Schritt in Richtung einer funktionalen Bewertung betrachtet werden kann.

Es folgt die Vorstellung weiterer depressionstypischer Sollte-Aussagen auf den nachfolgenden Folien (14–19), deren Relevanz für die einzelnen Gruppenmitglieder erfragt wird. Darüber hinaus werden diese gebeten, eigene Beispiele zu nennen und, mit Einverständnis der einzelnen Teilnehmenden, nach demselben Vorgehen alternative (nachsichtigere) Bewertungen (und entsprechende Konsequenzen) mit der Gruppe erarbeitet. Häufig entsteht durch die individuell sehr unterschiedlichen Sollte-Aussagen das Verständnis, dass diese in ihrer Absolutheit überhöhte Ansprüche und keine »in Stein gemeißelten« Normen darstellen. Damit sind sie grundsätzlich veränderbar!

Kosten-Nutzen-Analyse. Patient:innen möchten dennoch häufig nicht auf diese überhöhten Ansprüche verzichten. So ist ein häufiger Einwand an dieser Stelle: »Selbst wenn andere Menschen das übertrieben finden – ich möchte weiterhin diesen Ansprüchen genügen und immer pünktlich sein, ausschließlich selbstgebackenen Kuchen anbieten etc.« Dies ist grundsätzlich eine berechtigte Entscheidung. Allerdings werden die Patient:innen dazu motiviert, sich auch über die damit verbundenen Folgen klar zu werden. So wird in einem nächsten Schritt eine Kosten-Nutzen-Analyse überhöhter Ansprüche eingeführt, wobei die Gruppenmitglieder zunächst nach dem Nutzen gefragt werden (Abb. 3.16, Folien 21–25).

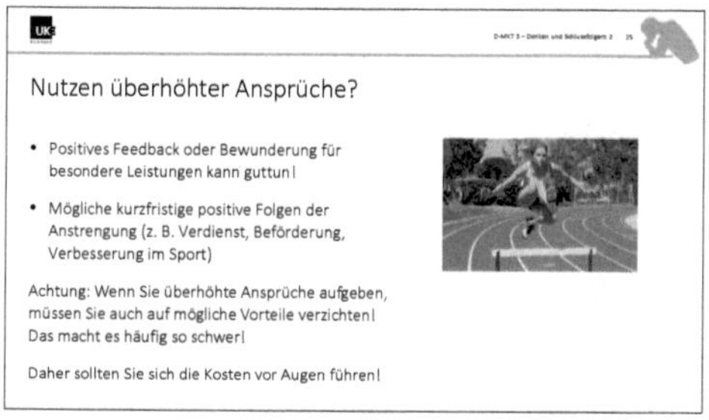
Nutzen überhöhter Ansprüche?
Positives Feedback oder Bewunderung für besondere Leistungen kann guttun!
Mögliche kurzfristige positive Folgen der Anstrengung (z. B. Verdienst, Beförderung, Verbesserung im Sport)
Achtung: Wenn Sie überhöhte Ansprüche aufgeben, müssen Sie auch auf mögliche Vorteile verzichten! Das macht es häufig so schwer!
Daher sollten Sie sich die Kosten vor Augen führen!

Abbildung 3.16 Nutzen überhöhter Ansprüche (Folie 25)

Es ist der tatsächliche oder vermeintliche Nutzen (wie z. B. »Positives Feedback oder Bewunderung für besondere Leistungen kann guttun!«), der Patient:innen häufig dazu veranlasst, an ihren Ansprüchen zu hängen. An dieser Stelle ist es daher ratsam, erschöpfend nachzufragen, da genau diese positiven Annahmen die überhöhten Ansprüche aufrechterhalten (»Achtung: Wenn Sie überhöhte Ansprüche aufgeben, müssen Sie auch auf die positiven Seiten verzichten!«).

Als Nächstes werden die Kosten überhöhter Ansprüche bei den Teilnehmenden erfragt (Folie 26). Dabei ist es hilfreich, sich vor allem nach langfristigen negativen Folgen zu erkundigen.

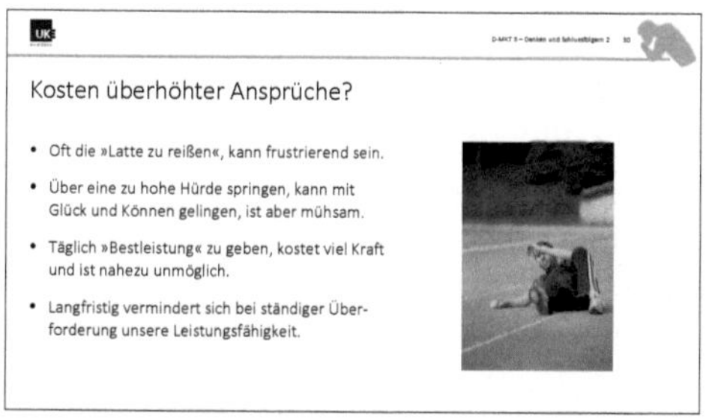

Abbildung 3.17 Kosten überhöhter Ansprüche (Folie 30)

Die Diskussion der Teilnehmenden wird dann von der Gruppenleitung nach Bedarf anhand der entsprechenden Folie (27–30, Abb. 3.17) ergänzt und vor allem der Zusammenhang zwischen überhöhten Ansprüchen und depressiven Erkrankungen verdeutlicht (z. B.: »Langfristig vermindert sich bei ständiger Überforderung unsere Leistungsfähigkeit!«).

Häufig bieten sich (entsprechend der auf den Folien gewählten Bilder) Beispiele aus dem Leistungssport an: Leistungssportler:innen erleben nach exzessivem Training ohne genügend Pausen zur Regeneration trotz Dauertrainings Leistungseinbrüche und Erschöpfungssymptome. Gerade im Hochleistungssport sind Pausen und Ruhephasen daher fester und wichtiger Bestandteil des Trainingsplans. Das bewusste Einplanen von Pausen sowie ein positiver Ausgleich können also nicht nur einer Depression entgegenwirken, sondern sind auch wichtig, um das eigene Leistungsniveau langfristig zu halten. Für Teilnehmende mit besonders unerbittlichen Leistungsansprüchen ist diese Argumentation häufig überzeugend.

Alles-oder-nichts-Denken. Anschließend werden überhöhte Ansprüche und Sollte-Aussagen mit der Denkverzerrung »Alles-oder-nichts-Denken« verknüpft (Folien 31–34). Überhöhte Ansprüche und damit verinnerlichte Sollte-Aussagen begünstigen häufig Alles-oder-nichts-Denken sowie ein daran orientiertes Verhalten. Es wird also entweder der Anspruch zu 100 % erfüllt oder gar nicht (0 %). Ein Mittelmaß wird nicht toleriert. Zur Veranschaulichung wird das zu Beginn eingeführte Beispiel wieder aufgegriffen (»Man sollte bei einem Termin immer pünktlich sein.«; Folien 35–38). Die Teilnehmenden werden gebeten zu überlegen, welches Denken und auch welches Verhalten durch Alles-oder-nichts-Denken wahrscheinlich ist, wenn nun der Anspruch nicht erfüllt werden kann. Dabei wird den Teilnehmenden ein Teilsatz zum Vervollständigen angeboten: »Wenn ich nicht pünktlich beim Termin erscheinen kann, dann …?«. Die Zielantwort bei vorliegendem Alles-oder-nichts-Denken lautet: »… gehe ich gar nicht erst hin«. Im Anschluss ist wieder eine hilfreiche Bewertung gemeinsam mit der Gruppe zu erarbeiten (z. B.: »Es kann jedem mal passieren, zu einem Termin zu spät zu kommen. Immer noch besser, verspätet als gar nicht hinzugehen! Es ist besser, etwas zu 70 % zu erfüllen – als zu 100 % nicht!«; Abb. 3.18, Folien 35–38). Auch hier bietet es sich an, mit den Teilnehmenden die längerfristigen Konsequenzen der unterschiedlichen Bewertungen herauszuarbeiten.

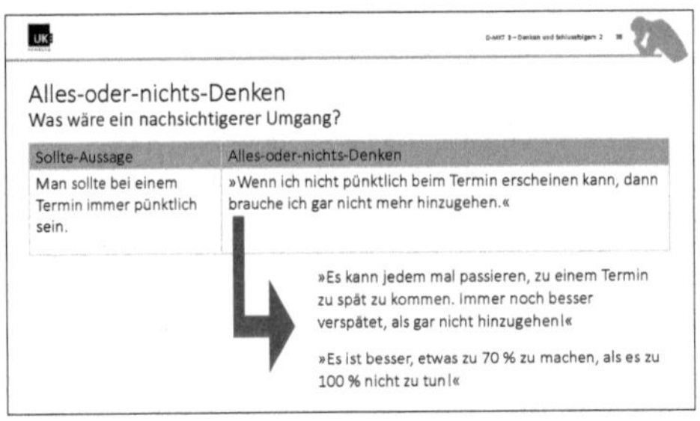

Abbildung 3.18 Beispiel zum Alles-oder-nichts-Denken (Folie 38)

Bei Bedarf kann auch als weiteres Beispiel das Erlernen einer neuen Sprache herangezogen werden. Eine Sprache lernt man nur nach und nach, lieber mit 1 % angefangen, z. B. mit zehn Vokabeln, als zu 100 % gar nicht.

Wie bereits erwähnt ist zu betonen, dass schon das Identifizieren der Denkverzerrung im Alltag den ersten wichtigen und oft entscheidenden Schritt für deren Veränderung darstellt. Für den Umgang mit überhöhten Ansprüchen kann daran gearbeitet werden, einen fairen Umgang mit sich selbst zu finden (Folien 39–45). Dies beinhaltet eine Anpassung der eigenen Ansprüche an die jeweilige Situation (z. B. aktuell depressive Phase). Hier ist häufig der Vergleich zwischen einer Depression und einer körperlichen Einschränkung hilfreich, z. B. nach einem Beinbruch. Auch hier müssen Betroffene erst langsam wieder »gehen« lernen und die Belastung des kaputten Beins sollte allmählich gesteigert werden. Sowohl die zu schnelle, zu starke Belastung des Beins, als auch dessen vollständige Schonung wären nicht sinnvoll. Auch bei einer Depression sind langsame

Schritte notwendig (Folie 42: Das persönliche Maß finden: Grenzen zu wahren, aber kein »Leben auf Sparflamme«, sondern eigene Potenziale ausschöpfen!) – auch wenn diese manchmal weniger sichtbar sind als ein Beinbruch. Da es gerade Patient:innen mit überhöhten Ansprüchen häufig sehr schwerfällt, in depressiven Phasen einen geeigneten Maßstab zu finden, und sie sich auch für kleine Schritte immer noch stark abwerten (»Vor die Tür zu gehen, sollte selbstverständlich sein. Das darf mir nicht so schwerfallen!«), ist es hilfreich, den veränderten Maßstab im Rahmen einer Depression möglichst konkret zu thematisieren (Folie 45: »Zum Beispiel kann dann das Einkaufen oder Zubereiten einer Mahlzeit eine große Leistung sein, auch wenn dies zu anderen Lebenszeiten sehr leicht gefallen ist«, Abb. 3.19, Folie 45). Außerdem: Jedes Ding hat zwei Seiten. Es geht nicht darum, Zielsetzungen per se abzulehnen. Teilnehmende sollten vielmehr darüber reflektieren, was Vor- aber auch Nachteile von überhöhten Ansprüchen sind und ob der / die innere Antreiber:in einen tatsächlich zu höheren Leistungen anspornt oder aber fertigmacht.

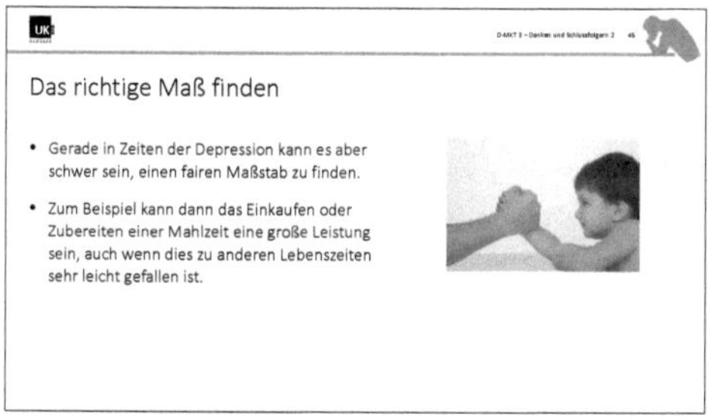

Abbildung 3.19 Das richtige Maß finden

Abwehr des Positiven. Die Erarbeitung der Definition der nächsten Denkverzerrung, »Abwehr des Positiven«, erfolgt wieder gemeinsam in der Gruppe und wird im Anschluss von den Therapeut:innen mithilfe der Folien ergänzt (46–48). Dabei kann sich die Abwehr des Positiven sowohl in der Annahme negativer Rückmeldung als auch in der Ablehnung positiver Rückmeldung äußern (oft beides parallel). Abschließend werden die Patient:innen gefragt, ob sie diese Denkweise kennen, und sie werden eingeladen, eigene Beispiele einzubringen. Im Folgenden wird die Widersprüchlichkeit der beiden Aspekte herausgearbeitet (negative Rückmeldung annehmen, aber positive Rückmeldung ablehnen). Zunächst wird die »Annahme negativer Rückmeldung« an einer Beispielsituation besprochen (»Sie werden kritisiert«, Folien 49–51). Zu diesem Zweck werden der Denkverzerrung entsprechende (z. B. »Der andere hat mich durchschaut, ich bin nichts wert …«) und anschließend hilfreichere Bewertungen gemeinsam mit den Teilnehmenden gesucht. Es folgt eine Sammlung von allgemeinen Strategien zum verbesserten Umgang mit negativem Feedback (»Wie kann ich besser mit negativer Rückmeldung umgehen?«, Abb. 3.20, Folien 52–55).

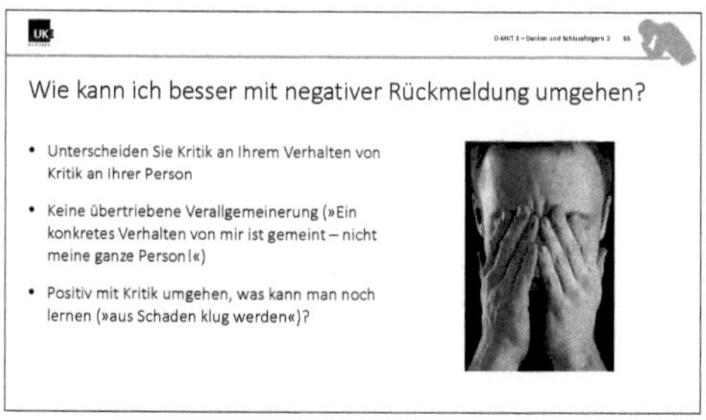

Abbildung 3.20 Strategien zum Umgang mit Kritik (Folie 55)

Der letzte Teil der Sitzung widmet sich der »Ablehnung positiver Rückmeldung« (Folien 58–62). Anhand der Folien stellen die Therapeut:innen der Gruppe zwei Arten der Denkverzerrung vor: das Leugnen positiver Erfahrungen und positive Erfahrungen als Ausnahmen zu betrachten. Zur weiteren Verdeutlichung wird gemeinsam mit der Gruppe ein Beispiel bearbeitet (»Sie werden gelobt«). Es werden zunächst typische, begleitende Kognitionen gesammelt (wie z. B. Leugnen positiver Erfahrungen: »Der andere versucht mir nur zu schmeicheln, ist unehrlich« oder positive Erfahrungen als Ausnahmen: »Das sieht nur der so.«). An dieser Stelle empfiehlt es sich zu erfragen, ob die Teilnehmenden derartige Gedanken kennen und wie es ihnen mit dem Annehmen von Lob oder Komplimenten geht. Dabei kann an dieser Stelle eher eine kurze »Blitzlichtrunde« zum Thema gemacht werden.

Lob annehmen. Da zumeist der überwiegende Teil der Patient:innen Probleme damit hat, Lob anzunehmen, schließt sich auf der nächsten Folie die Frage »Wann loben Sie andere?« an, die zu einem Perspektivwechsel anregen soll (Folie 63). Die Diskussionsbeiträge der Teilnehmenden werden von den Therapeut:innen bei Bedarf durch die Antworten auf der nachfolgenden Folie ergänzt (Abb. 3.21, Folie 64–65).

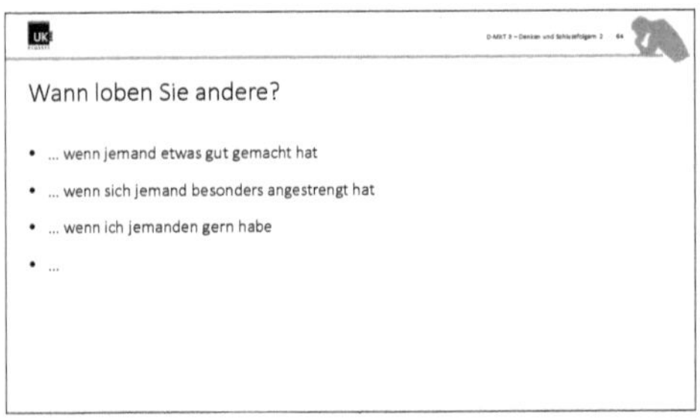

Abbildung 3.21 Folie zur Modifikation der Denkverzerrung »Abwehr des Positiven«

In der Regel äußern Patient:innen, dass sie andere aus einer positiven Absicht heraus loben (Zuneigung oder Anerkennung zeigen, motivieren wollen, Freude bereiten, ...). Die manipulativen oder unehrlichen Gedanken, die anderen Menschen zunächst beim Loben unterstellt werden, stellen sich bei näherer Betrachtung meist als sehr unwahrscheinlich heraus. Häufig erkennen Patient:innen, dass selbst hinter einem vielleicht etwas »übertriebenem« Lob oder Kompliment, wie »Der Pulli ist *sehr* hübsch«, die Absicht steht, dem Gegenüber eine Freude zu machen. In der Regel ist es hilfreich, wenn Patient:innen ein Lob oder Kompliment als eine Art »kleines Geschenk« oder eine »Aufmerksamkeit« betrachten (Folie 66). Auch hier werden die Teilnehmenden wieder über eine Frage (Folie 67: »Wie reagieren Sie, wenn Sie ein Geschenk bekommen?«) zu einem Perspektivwechsel angeregt und dazu, die dahinterliegende Geste (»jemandem eine Freude machen«) zu sehen (Folie 70). Oft fällt es dann leichter, sich über das Lob zu freuen, es nicht gleich abzuwerten (»Stimmt doch gar nicht!«). Auf Folie 71 wird die Geschenkmetapher dann genutzt, um Teilnehmenden einen besseren Umgang mit dem Lob, das sie sich selbst aussprechen, zu ermöglichen. Dies zielt wiederrum auf eine positive Auswirkung auf Stimmung und Selbstwert ab. Am Ende werden die wichtigsten Inhalte des Moduls unter »Lernziele« zusammengefasst (Folien 72–80).

Allgemeine Empfehlungen
Die in der Sitzung vorgegebenen Beispiele können gegebenenfalls an die von den Teilnehmenden genannten Beispiele angepasst werden, um so den persönlichen Bezug der Sitzungsinhalte zu erhöhen.

Spezifische Durchführungshinweise
Es ist darauf zu achten, dass nicht von Therapeut:innenseite her die Modifikation von Sollte-Aussagen rigide Ausmaße annimmt, beispielsweise resultierend in Ermahnungen der Teilnehmenden für *jede* Verwendung des Wortes »sollte« (»Ich selbst und die Patient:innen dürfen das Wort ›sollte‹ unter keinen Umständen verwenden«). Dies kann eine erhöhte schädliche Selbstaufmerksamkeit und -zensur begünstigen und führt eventuell zu einer abnehmenden Beteiligung (aus Angst vor Fehlern). Dosiert können Sollte-Aussagen natürlich in konkreten Beiträgen der Teilnehmenden identifiziert und damit markiert werden. Hier ist aber auf einen flexiblen und vor allem konstruktiven Umgang zu achten.

3

Schwierige Fragen von Teilnehmenden

Frage: »Ich befürchte, wenn ich meine Sollte-Sätze aufgebe und mich nicht mehr unter Druck setze, verbringe ich den ganzen Tag im Bett und mache gar nichts mehr!«

Mögliche Antwort der Therapeut:innen: »Diese Befürchtung haben Teilnehmende schon öfter geäußert. Wenn das zutreffen würde, wäre das schlimm. Es wäre verständlich, dass Sie lieber mit den Sollte-Sätzen leben wollen. Für wie wahrscheinlich halten Sie das? Warum sollten Sie dann ›gar nichts‹ mehr machen? Oder für wie lange glauben Sie, würden Sie im Bett liegen bleiben? Könnte es sein, dass es sich hier um Alles-oder-nichts-Denken handelt, sprich: ›Entweder ich entspreche meinen hohen Ansprüchen oder ich mache gar nichts‹? Die Frage ist auch: Hilft Ihnen dieses Denken, im Endeffekt Ihre Ziele zu erreichen? Und hilft es Ihnen dabei, sich besser zu fühlen? Kurzum: Ziele setzen und sich anzuspornen ist gut. Aber eben nicht, wenn es einzig die Funktion hat, sich selbst fertig zu machen und sich das eigene Versagen vor Augen zu halten. Seien Sie nachsichtig mit sich, niemand kann zu jeder Zeit alle Ansprüche an sich erfüllen.«

Quellenverweis
Der Umgang mit überhöhten Ansprüchen wurde teilweise inspiriert von Potreck-Rose (2006). Die Nomenklatur von »Alles-oder-nichts-Denken« und »Abwehr des Positiven« orientiert sich an Hautzinger (2013, s. Abschn. 1.3.1).

Hinweise zu den Nachbereitungsbögen
Die Übungen beziehen sich vor allem auf die Denkverzerrungen »Sollte-Aussagen« und »Abwehr des Positiven«, die bei dem Modul im Vordergrund stehen. Für das »Alles-oder-nichts-Denken« liegt keine ausführliche Übung in den Hausaufgaben vor.

In den Nachbereitungsbögen (s. Anhang, NB 3) werden die im Modul vermittelten Informationen mit Hilfe von spezifischen Beispielen wiederholt. Die Patient:innen werden angeleitet, für die Denkverzerrungen »Sollte-Aussagen« und »Abwehr des Positiven« eigene Beispiele zu finden. Konkrete Möglichkeiten für deren Modifikation (z. B. Kosten-Nutzen-Analyse überhöhter Ansprüche) werden im Anschluss dargestellt. Die Übung zum »Alles-oder-nichts-Denken« beschränkt sich auf das Herleiten eines persönlichen Beispiels, da diese Denkverzerrung im Modul nur am Rande erwähnt wird. Um einer Überforderung oder oberflächlichen Bearbeitung vorzubeugen, sollten die Patient:innen angeleitet werden, entweder die Übung zur Denkverzerrung »Sollte-Aussagen« oder zu »Abwehr des Positiven« zu bearbeiten.

3.5 Modul 4: Selbstwert

Übersicht • Inhaltliche Schwerpunkte

(1) Selbstwert und assoziierte Denkverzerrungen (z. B. Fokussierung auf die eigenen Schwächen, perfektionistischer Denkstil, unfaire Vergleiche mit anderen)

In Modul 4 wird metakognitives Wissen vermittelt (z. B. Was zeichnet Menschen mit hohem Selbstwert aus?, Aufzeigen von Strategien zur Stabilisierung des Selbstwertes) und metakognitive Erfahrungen angeregt (z. B. Körperübung zur Sensibilisierung für den Zusammenhang zwischen Selbstwert und Körperhaltung, die Erfahrung, dass auch ein Text, bei dem lediglich die Anfangs- und Endbuchstaben der Worte korrekt angeordnet sind, gelesen werden kann). Ziel ist es, die Teilnehmer:innen für die Denkverzerrung zu sensibilisieren, sie bei deren Korrektur zu unterstützen, funktionale Strategien (z. B. Freude-Tagebuch) aufzubauen und das Denken zu flexibilisieren.

Ziele

Das Modul befasst sich mit dem Konzept des Selbstwertes und depressiven Denkstilen, die ihn reduzieren. Zwar wird in den anderen Modulen auch häufig ein Bezug zwischen Denkverzerrungen und Selbstwert hergestellt, dieser Bezug erfolgt aber eher am Rande. In Modul 4 steht der Selbstwert explizit im Mittelpunkt. Ziel ist hier, Informationen zum Selbstwert als ein subjektives, variables und kontextabhängiges Konstrukt zu vermitteln, Teilnehmenden selbstwertreduzierende Denkstile wie die Fokussierung auf die eigenen Schwächen, Perfektionismus oder unfaire Vergleiche mit anderen aufzuzeigen und Strategien zum alternativen Umgang zu vermitteln (z. B. Vergegenwärtigen von Stärken anhand unterschiedlicher Selbstwertquellen; unfaire, einseitige Vergleiche reduzieren; Freude-Tagebuch; positive Aktivitäten).

Modul- und Aufgabenbeschreibung

Selbstwert: Was ist das? Zu Beginn des Moduls steht die Klärung des Begriffs »Selbstwert« im Vordergrund (Folien 6–9). An dieser Stelle hat es sich als fruchtbar erwiesen, eine Diskussion darüber anzustoßen, woran sich der Wert einer Person messen lässt. Richtunggebend können die Therapeut:innen provozierende Vorschläge machen, wie »am Gehalt?« (»Ist die Person, die mehr verdient, mehr wert?«, oder »... an der Anzahl der Freunde in sozialen Netzwerken?«). Die Erklärungen der Teilnehmenden können mithilfe der Folieninformationen (in Anlehnung Potreck-Rose, 2006) von den Therapeut:innen ergänzt werden (Abb. 3.22, Folie 9).

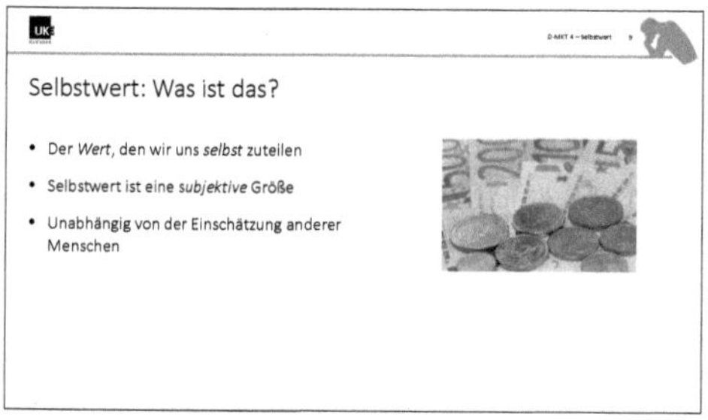

Abbildung 3.22 Definition des Begriffs »Selbstwert«

Als Fazit soll erarbeitet werden, dass es kein eindeutiges, festes oder universelles Maß für den Wert einer Person gibt; vielmehr handelt es sich um eine subjektive Bewertung der eigenen Person, die auch unabhängig davon sein kann, wie andere Menschen einen erleben (für weitere Hinweise zur Diskussion s. auch die spezifischen Durchführungshinweise in diesem Abschn., »Spezifische Durchführungshinweise«). Diese Unabhängigkeit des Selbstwertes von der Bewertung anderer wird häufig nachvollziehbar, wenn Patient:innen sich an eine Situation erinnern, in der sie von jemand anderem positives Feedback erhalten, sich aber dennoch wertlos gefühlt haben.

Anzeichen eines hohen Selbstwertes. Anschließend werden mit den Teilnehmenden Merkmale gesammelt, die sie als Zeichen eines hohen Selbstwertes interpretieren. Dabei wird unterschieden zwischen »direkt sichtbaren« und »nicht direkt sichtbaren« Merkmalen.

Fällt es den Patient:innen schwer, konkrete Merkmale zu nennen, können sie dazu ermuntert werden, sich eine ihnen bekannte Person mit hohem Selbstwert vor dem inneren Auge vorzustellen. Wird parallel (z. B. im Rahmen einer stationären Behandlung) von den Teilnehmenden ein soziales Kompetenztraining besucht, kann hier an das dort vermittelte Wissen angeknüpft werden. Begonnen wird mit dem direkt beobachtbaren, direkt sichtbaren Verhalten (Folien 10–12, s. Abb. 3.23). Zur Vertiefung wird auf Folie 13 eine kurze und häufig sehr aufschlussreiche Körperübung angeleitet.

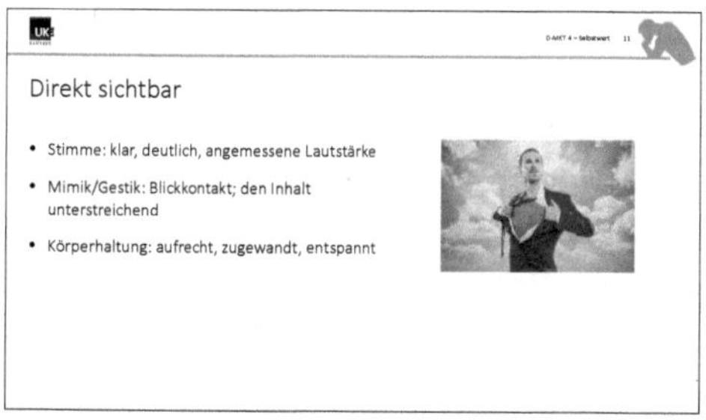

Abbildung 3.23 Sichtbare Merkmale von hohem Selbstwert (Folie 11)

Körperübung

Stehen Sie nun bitte auf und nehmen Sie eine aufrechte Körperhaltung ein. Heben Sie Ihr Brustbein. Nehmen Sie die Schultern zurück und halten Sie den Kopf aufrecht. Verweilen Sie für ein paar Sekunden in der Position.

Wenn die Teilnehmenden möchten, können sie zur Intensivierung der Übung kurz die Augen schließen. Anschließend können die Therapeut:innen eine kurze Nachbesprechung anleiten und die (noch stehenden) Teilnehmenden fragen »Was nehmen Sie wahr? Was hat sich vielleicht verändert?«. Häufig wird ein schneller positiver Effekt der veränderten Körperhaltung auf die Stimmung und den Selbstwert berichtet. Dies kann von den Therapeut:innen aufgegriffen werden und auf die Wechselwirkung zwischen Selbstwert (Stimmung) und Körperhaltung hingewiesen werden. Unsere Körperhaltung können wir willentlich ändern und damit auch anteilig unseren Selbstwert beeinflussen. Wenn es bei einigen Patient:innen nicht klappt: Nicht alle Übungen passen zu jedem Menschen zu jedem Zeitpunkt. Ermuntern Sie die Patient:innen und machen Sie neugierig darauf, es zu einem anderen Zeitpunkt noch einmal auszuprobieren und mit der Körperhaltung zu spielen und den Effekt auf Stimmung und Selbstwert zu explorieren.

Nachdem alle Patient:innen sich wieder hingesetzt haben, werden anhand der nächsten Folien die nicht direkt sichtbaren Merkmale gesammelt und ergänzt (15–19). Ein ausgewogener Selbstwert beinhaltet eine reflektierende und wohlwollend akzeptierende Haltung sich selbst gegenüber, die sich z. B. in der Art, wie wir mit uns selbst sprechen, zeigt (also in unseren Gedanken und Bewertungen, unserem »inneren Dialog«). Dies beinhaltet, sich selbst für etwas Gelungenes zu loben. Da es Patient:innen zum Teil schwerfällt, auch das eigene Lob anzunehmen, kann hier bei Bedarf auch auf die Inhalte zum Annehmen von Lob aus dem vorangegangenen Modul (Modul 3) zurückgegriffen werden. Auch Fehler zu erkennen und aus ihnen zu lernen, kann den Selbstwert steigern (»Manchmal gewinnt man, manchmal lernt man«).

Selbstwertquellen. Um zum folgenden Teil, »Quellen des Selbstwertes« (Folien 20–22), überzuleiten, kann an den Beginn des Moduls angeknüpft werden: Selbstwert ist keine feste Größe, er kann in unterschiedlichen Bereichen unterschiedlich groß sein. Dementsprechend erfolgt die Einführung der »Regalmetapher« (vgl. Potreck-Rose & Jacob, 2003; Potreck-Rose, 2006): Entsprechend dieser Metapher kann man sich selbst mit seinen unterschiedlichen Facetten (und seinem Selbstwert) als Regal mit vielen Fächern betrachten (z. B. ein Fach für Beruf, eins für Familie, Hobbys). Diese Fächer sind möglicherweise zum aktuellen Zeitpunkt unterschiedlich reich gefüllt. Das ist bei jedem Menschen so. Aber der Selbstwert leidet in dem Moment, in dem sich eine Person gedanklich ständig mit den (vermeintlich) leeren Fächern (den eigenen Mängeln und Schwächen) beschäftigt und diese mit dem Stichwort »Versager:in« betitelt (Abb. 3.24, Folien 23–25).

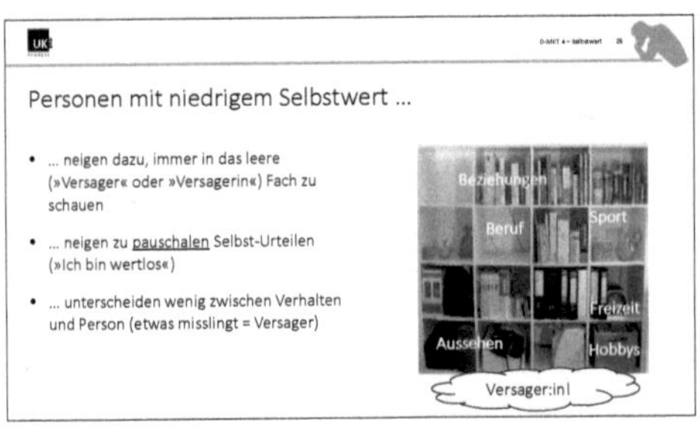

Abbildung 3.24 Quellen des Selbstwertes (Folie 25)

Dies unterstützt globale, pauschale Selbsturteile (s. übertriebene Verallgemeinerung, Abschn. 1.3.1) und kann verbunden mit Alles-oder-nichts-Denken stark selbstwertreduzierend wirken (»Ein Fach ist leer« bedeutet »Ich bin wertlos«). Um einen Eindruck davon zu bekommen, ob die Gruppenmitglieder die Analogie (Regalmetapher) verstehen, hat es sich als hilfreich erwiesen, eine kurze Blitzlichtrunde zu machen. Diese kann beispielsweise mit der Frage eingeleitet werden, ob sie ein bestimmtes »Versager:innen-Fach« haben, in welches sie immer wieder schauen.

Anschließend wird den Teilnehmenden ein Regal-Beispiel vorgestellt (Abb. 3.25, Folien 26–27).

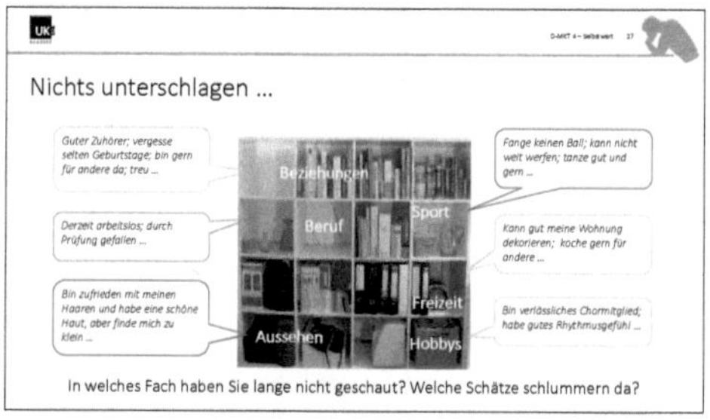

Abbildung 3.25 Beispiel für unterschiedliche Selbstwertquellen (Folie 27)

Daran soll zum einen vermittelt werden, dass Patient:innen kein Fach auslassen, und zum anderen, dass sie möglichst genau in die einzelnen Fächer schauen sollten (»Nichts unterschlagen!«). Nur wenn wir ganz genau schauen, kann ein faires, unverzerrtes Gesamtbild entstehen. Abschließend werden die Teilnehmenden angeregt, auch einmal in ihr »eigenes Regal« zu schauen und die für sie selbst relevanten Kategorien zu benennen und leerere und vollere Fächer zu identifizieren. Die nachfolgenden Fragen (»In welches Fach haben Sie lange nicht geschaut?«, »Welche Schätze schlummern da?«) zielen darauf ab, die Ressourcen der Patient:innen zu aktivieren, indem möglicherweise Inhalte wiederentdeckt werden, die »weit hinten verborgen schlummern« oder »eingestaubt« sind. Die Therapeut:innen können die Patient:innen dazu ermutigen, auch an scheinbare Kleinigkeiten oder Selbstverständlichkeiten zu denken. Falls ein Gruppenmitglied äußert, ihm falle nichts ein, sollte dies normalisiert werden (z B.: »Es kann sehr schwer sein, v. a. in der Depression oder wenn man es nicht gewohnt ist, über die eigenen Stärken zu sprechen. Auf den nächsten Folien wird es genau darum gehen, was Ihnen dabei helfen kann.«).

Strategien zur Vergegenwärtigung von Stärken. Bevor konkrete Strategien zur Vergegenwärtigung von Stärken vorgestellt werden, empfiehlt es sich, mögliche hinderliche Meta-Annahmen kurz zu thematisieren. Zu diesem Zweck ist auf Folie 29 das hinderliche »Eigenlob stinkt« dargestellt, dessen Relevanz bei den Teilnehmenden erfragt werden kann. Eine andere hinderliche Annahme ist »Man sollte den Fehler zunächst bei sich selbst suchen«. Aus Zeitgründen sollte die Diskussion kurz gehalten werden. Dann erfolgt die Darstellung einer Strategie, um sich eigene Stärken bewusst zu machen (Abb. 3.26, Folien 30–32). Da einigen Patient:innen möglicherweise gar keine, anderen vielleicht nur vage allgemeine Stärken einfallen, sind an dieser Stelle einige Fragen aufgeführt (z. B. Für was habe ich schon häufiger Komplimente bekommen?), die helfen können, Stärken zu identifizieren.

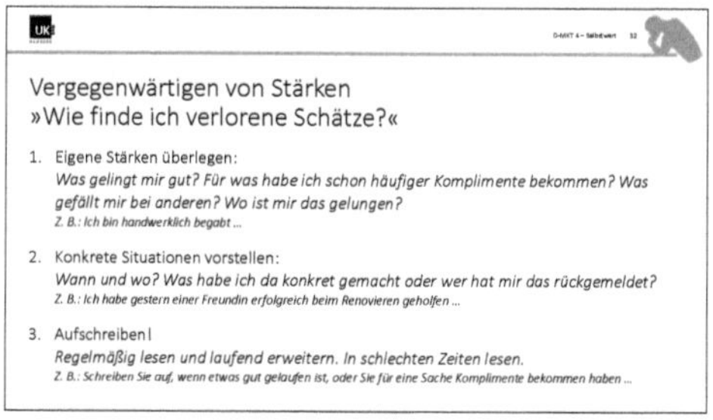

Abbildung 3.26 Strategien zum Vergegenwärtigen von Stärken (Folie 32)

Wichtig ist, diese allgemeinen Stärken anschließend mit Leben zu füllen (also sich konkrete Situationen zu überlegen), nur so werden die Stärken spürbar und glaubhaft. Wenn dann die Stärken (samt konkreter Situationen) zusätzlich aufgeschrieben werden, stellen sie eine gute Hilfe in depressiven Zeiten dar.

Unfaire Vergleiche. Mit der Überschrift »Vergleiche mit anderen« (Folien 33–35) beginnt die nächste inhaltliche Einheit des Moduls, welche unfaire Vergleiche sowie die Gefahren des Strebens nach Perfektion aufgreift. Zum Einstieg werden die Patient:innen gefragt, ob sie sich häufig mit anderen Menschen vergleichen und vor allem, wie sie bei diesem Vergleich abschneiden. Als Fazit soll vermittelt werden, dass Vergleiche mit anderen durchaus normal, im Zusammenhang mit Depression jedoch häufig von vorneherein »unfair« ausgelegt sind. Denn bei dieser Art von Vergleichen können alle Menschen nur schlecht abschneiden (Folien 35–38). Dies wäre beispielsweise der Fall, wenn sich eine Person mit einer Person vergleicht, die andere Grundvoraussetzungen hat, wie z. B. über mehr Erfahrung verfügt, eine umfangreichere Ausbildung hat, älter oder jünger ist, oder auch wenn nur ein einziger (scheinbar perfekter) Lebensbereich (z. B. der berufliche) der Vergleichsperson herangezogen wird, während andere vernachlässigt werden (z. B.: »Hat derjenige auch ein erfülltes Privatleben?«, »Was sind mögliche Kosten des großen beruflichen Erfolgs?«, »Wäre das für mich selbst überhaupt erstrebenswert?«). Um bei der Regalmetapher des Selbstwertes zu bleiben, ist es auch hier häufig selbstwertreduzierend, nur die Inhalte in einem Fach gegenüberzustellen, d. h. sich in nur einem Lebensbereich zu vergleichen.

Perfektes Leben …? Häufig wird die Unsinnigkeit dieser Art von Vergleichen dann besonders deutlich, wenn wir sie auf die Spitze treiben und uns das Leben von Berühmtheiten anschauen. Um dies zu verdeutlichen, wird der Gruppe eine Reihe von Namen präsentiert (Folien 39–40). Die Teilnehmenden werden gebeten zu überlegen, was diese Personen gemeinsam haben (Abb. 3.27, Folie 40).

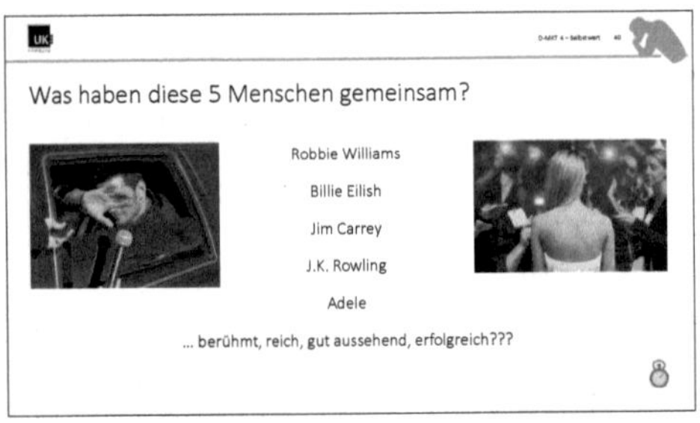

Abbildung 3.27 Übung zu unfairen Vergleichen

Alle genannten Personen sind oder waren berühmt, reich und erfolgreich. Bei einem Vergleich in den Lebensbereichen Bekanntheit und Finanzen schneiden die meisten Menschen schlechter ab. Allerdings leiden (oder litten) alle der aufgeführten Personen unter psychischen Problemen (Folie 41). Diese Probleme sind detaillierter auch auf der nachfolgenden Folie beschrieben (Abb. 3.28, Folie 42).

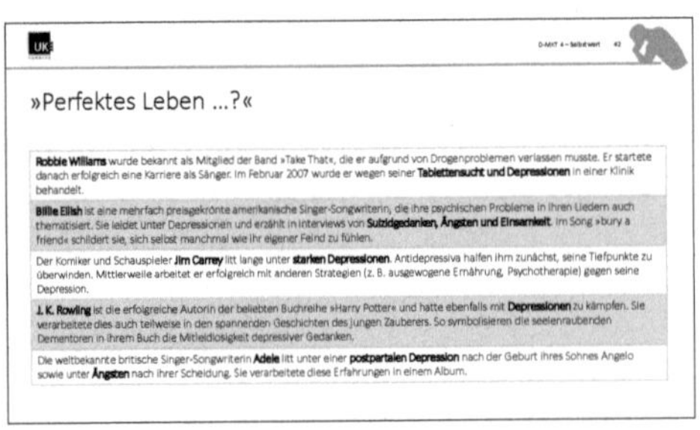

Abbildung 3.28 Psychische Probleme der Stars

In der Diskussion mit den Teilnehmenden gilt es zu betonen, dass auch »scheinbar perfekte« Menschen oder

Stars oft Probleme und Schwierigkeiten haben. Nicht nur in Form psychischer Probleme, sondern höchstwahrscheinlich auch in einer Menge anderer Lebensbereiche, über die wir keine Informationen haben.

Abgerundet wird das Thema mit der Folie »Perfektion – ein überhöhter Anspruch?« und einer kleinen Übung (Folien 43–46; Abb. 3.29). In der Übung wird den Teilnehmenden ein Textabschnitt mit vertauschten Buchstaben präsentiert (s. Kasten). Hier werden die Teilnehmenden gebeten, den Text zu lesen. Zumeist wird hier die Erfahrung gemacht, dass der Inhalt des Textes verständlich ist, obwohl nur der erste und letzte Buchstabe des Wortes richtig platziert ist (Rawlinson, 1976). Diskutieren Sie mit der Gruppe kurz, was dies für das Streben nach Perfektion bedeutet.

Pefrekiton – ein übrehöther Asnprcuh!

Diseer Txet soll Inhen zeiegn, dsas man Fheler mchaen draf. Die Bchutsaben snid zawr vredrhet, Sie knnöen es aebr deonnch leesn. Sie drüefn scih aslo Fheler elrabuen. Das Egnbeirs wrid daudcrh nciht ubneidngt gsetröt

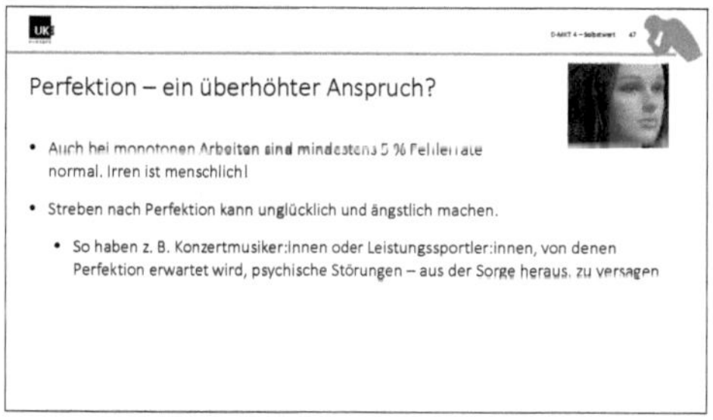

Abbildung 3.29 Kosten des Strebens nach Perfektion (Folie 47)

Nach der Diskussion wird Perfektion als ein für Menschen unerreichbares Maß eingeführt. Sogar bei monotonen Arbeiten ist eine Fehlerrate von mindestens 5% normal. So kann das Streben nach Perfektion (z.B. »Ich darf keine Fehler machen«) ängstlich und unglücklich machen. Veranschaulicht wird dies anhand eines »Barbiepuppen«-Bildes, da Barbiepuppen lange Zeit ein Schönheitsideal (unter vielen) des »perfekten Frauenkörpers« repräsentierten, sich aber gezeigt hat, dass dieser Körperbau bei Frauen nicht nur höchst unwahrscheinlich ist, sondern auch mit erheblichen körperlichen Problemen einhergehen würde (u.a. Atemprobleme aufgrund von Wespentaille, drohender Bandscheibenvorfall aufgrund von Fehlstellungen in Knie- und Hüftgelenk). Ein weiteres Beispiel für die »Kosten« von Perfektion ist in Branchen zu finden, in denen das Streben nach Perfektion erwartet wird. Diese gehen häufig mit einer hohen Rate an psychischer Belastung einher. So leiden beispielsweise viele Konzertmusiker:innen oder Leistungssportler:innen unter starken Versagensängsten und die Häufigkeit von Angststörungen ist in dieser Berufsgruppe deutlich erhöht (Du Preez et al., 2017; Gulliver et al., 2015; Kenny, Davis & Oates, 2004; Reardon & Factor, 2010; van Fenema et al., 2013). Ferner kann an dieser Stelle darauf verwiesen werden, dass Leistungssportler:innen in den letzten Jahren immer wieder mit ihren psychischen Problemen an die Öffentlichkeit getreten sind. So teilte z.B. die Tennisspielerin Naomi Osaka im Jahr 2021 in einem öffentlichen Statement mit, dass sie unter Depressionen leide und sie ihre Teilnahme am Grand-Slam-Turnier in Paris aufgrund psychischer Belastung zurückziehe. An dieser Stelle kann gegebenenfalls auch auf Parallelen zu Sollte-Aussagen (Modul 3) verwiesen werden.

Strategien zur Selbstwertsteigerung. Es folgen Folien zu konkreten Strategien zur Steigerung des Selbstwerts und der Stimmung (Folien 48–50). Zunächst werden die Patient:innen gebeten, eigene, bereits bekannte (funktionale) Strategien mit der Gruppe zu teilen. Diese werden anschließend durch die Strategien auf den Folien ergänzt (u. a. Freude-Tagebuch, positive Aktivitäten, Einsatz von Musik, COGITO App). Schließlich werden die Hauptinhalte des Moduls unter den Lernzielen zusammengefasst, wiederholt und mögliche Fragen beantwortet (Folien 51–55).

Allgemeine Empfehlungen

Das Ziel des Moduls ist nicht, die Schwächen anderer Personen in den Vordergrund zu stellen, um sich selbst besser zu fühlen. Den Teilnehmenden sollen stattdessen Strategien aufgezeigt werden, ein realistisches Bewusstsein ihrer eigenen Stärken zu entwickeln und unfaire Vergleiche mit anderen zu vermeiden. Es geht darum, sich selbst wieder mehr als gute:n Freund:in zu betrachten.

Spezifische Durchführungshinweise

Bei der Eingangsfrage des Moduls nach der Definition von Selbstwert (und ggf. der Fragen, woran sich der Wert einer Person messen lässt) kann die Diskussion aufkommen, ob nicht jeder Mensch »gleich viel wert« ist. Wir haben die Erfahrung gemacht, dass sich gerade unerfahrene Therapeut:innen dazu verleitet fühlen, den Patient:innen vermitteln zu wollen, »alle Menschen sind gleich viel wert«. Dies ist im Sinne der internationalen Menschrechte richtig. In der Tradition der kognitiven Therapie (vgl. Stavemann, 2015) lässt sich diese Aussage zwar disputieren (z. B.: »Ist jemand, der Steuern im großen Stil hinterzieht, als Person insgesamt genauso viel wert wie jemand, der Steuern regelmäßig zahlt?«, »Ist jemand, der radioaktive Abfälle in Gewässer leitet, so viel wert wie ein Umweltaktivist?«). Eine derartige Diskussion ist im D-MKT jedoch weder vorgesehen noch sinnvoll und sollte daher unterbleiben. Die Frage, woran sich der Wert einer Person messen lässt, kann lediglich dazu genutzt werden, kognitive Dissonanz bezüglich der tatsächlichen Gültigkeit der Aussage »Alle Menschen sind gleich viel wert« zu erzeugen und zu verdeutlichen, dass Menschen häufig im Geiste (an ihren persönlichen Wertvorstellungen oder Standards orientierte) Bewertungen anderer vornehmen. Und wenn nicht andere bewertet werden, dann zumindest häufig die eigene Person. Gerade psychisch belastete Menschen neigen dazu, sich schnell und häufig einer »Selbstbewertung« zu unterziehen, in der sie sich abwerten und minderwertig fühlen. Dieser Tendenz der Selbstabwertung die Aussage »Alle Menschen sind etwas wert« entgegenzusetzten, ist längerfristig nicht hilfreich und die Disputation dieser kostet sehr viel Zeit, die im Rahmen der strukturieren Vorgehensweise des D-MKT nicht vorgesehen ist. Wie in der Selbstwertdefinition ausgeführt, ist der Selbstwert etwas Subjektives und von der Sichtweise anderer zu unterscheiden. Grundsätzlich hat es sich bewährt, die Diskussion zu dem Thema kurz zu halten und lieber an den Quellen des eigenen Selbstwertes zu arbeiten.

Schwierige Fragen von Teilnehmenden

Frage zur Regalmetapher: »Früher waren alle Fächer voll! Jetzt ist meine Lebenssituation eine andere! Jetzt sind alle Fächer leer! Ich habe meinen Job verloren, meine Freunde und meine Familie haben sich abgewendet. Wenn ich in die Fächer gucke, geht es mir noch schlechter. Was soll daran hilfreich sein?«

Mögliche Antwort der Therapeut:innen: »Wenn es für Sie in Ordnung ist, würde ich hier gern einhaken: Die Fächer *erscheinen* auf den ersten Blick leer. Ob sie es tatsächlich sind, würde ich gern mit Ihnen überprüfen. Ich kann mir nur schwer vorstellen, dass auch bei einer veränderten Lebenssituation *all* Ihre guten Eigenschaften und Fähigkeiten plötzlich weg sind. Wenn Sie bei der Arbeit z. B. immer sehr zuverlässig waren, kann ich mir gut vorstellen, dass Sie auch jetzt hier auf Station zuverlässig sind, z. B. bei den Küchendiensten. Lassen Sie uns gemeinsam überprüfen, ob sich einige Ihrer ›alten‹ Eigenschaften nicht auch im Hier und Heute zeigen, und ob es sich bei der Aussage ›Alle Fächer sind leer!‹ nicht möglicherweise um eine übertriebene Verallgemeinerung handelt, wie wir sie auch in Modul 1 besprochen haben.«

3

Quellenverweis

Die Definition von Selbstwert, Selbstwertquellen und Vergleichen mit anderen wurde v. a. inspiriert durch Potreck-Rose und Jacob (2003) sowie Potreck-Rose (2006). Einige Übungen sind dem Buch »Erfolgreich gegen Zwangsstörungen« entlehnt (Moritz & Hauschildt, 2016).

Hinweise zu den Nachbereitungsbögen

Am Ende des Moduls hat es sich bewährt, bereits eine konkrete Übung zur Nachbereitung anzuleiten und alle Patient:innen aufzufordern, diese Übung zum nächsten Mal durchzuführen. Dafür kann die »Die Geschichte eines Grafen« (Bohnenübung) von der Folie (56) vorgelesen werden (Punkt 2 von NB 4). Idealerweise werden von der Gruppenleitung an alle Teilnehmenden ein paar getrocknete Bohnen ausgeteilt (am besten weiße Bohnen, da rote Kidneybohnen bei Kontakt mit Feuchtigkeit abfärben können!). Bei jedem positiven Ereignis soll eine Bohne von einer Hosentasche in die andere »wandern« und die Patient:innen sich anhand der Bohnen am Abend an die positiv erlebten Situationen erinnern. Es ist wichtig, darauf hinzuweisen, bei einem negativen Ereignis Bohnen nicht wieder aus der Tasche herauszunehmen. Die Gruppenleitung sollte in der folgenden Stunde unbedingt nach den diesbezüglichen Erfahrungen der Patient:innen fragen und jede Bemühung würdigen. Auch im Verlauf der weiteren Gruppensitzungen kann immer wieder auf die Bohnen Bezug genommen werden. Wir möchten auch die Gruppenleitung dazu anregen, die »Bohnenübung« einmal selbst über eine gewisse Zeit auszuprobieren.

Neben der Bohnenübung enthalten die Nachbereitungsbögen (s. Anhang, NB 4) eine Vielzahl weiterer Übungen (z. B. eigene Stärken überlegen). In der Regel ist die Bohnenübung, neben dem Lesen der allgemeinen Zusammenfassung des Moduls, aber eine ausreichende Hausaufgabe zur nächsten Sitzung. Alle weiteren Übungen können zur Steigerung des Selbstwertes nach Abschluss des Trainings verwendet werden.

3.6 Modul 5: Denken und Schlussfolgern 3

Übersicht • Inhaltliche Schwerpunkte

(1) Verzerrungen bei der Bewertung eigener Fähigkeiten (Übertreibung bei Ausmaß und Folgenschwere eigener Fehler und Probleme; Untertreibung hinsichtlich eigener Fähigkeiten)
(2) Depressionstypischer Zuschreibungsstil (internale Attribution bei Misserfolg und monokausale Ursachenfindung)

In Modul 6 wird metakognitives Wissen vermittelt (z. B. Was ist ein depressionstypischer Zuschreibungsstil? Warum ist es wichtig, sich damit zu beschäftigen?) und metakognitive Erfahrungen angeregt (z. B. durch die Bearbeitung und Reflexion von Fallbeispielen). Ziel ist es, die Teilnehmer:innen für die Denkverzerrung zu sensibilisieren, sie bei deren Korrektur zu unterstützen, funktionale Strategien (z. B. zur ausgewogenen Ursachenzuschreibung) aufzubauen und das Denken zu flexibilisieren.

Ziele

In diesem Modul werden die Denkverzerrungen »Über- oder Untertreibung«, »depressiver Zuschreibungsstil« demonstriert und Strategien zum alternativen Umgang mit diesen negativen Denkmustern vermittelt. Das Modul beabsichtigt, Unausgewogenheiten bei der Bewertung von Handlungen oder Ereignissen zu verdeutlichen und diese mithilfe gezielter Strategien zu modifizieren. Im ersten Modulteil wird das Übertreiben von Ausmaß und Folgenschwere eigener Mängel bei gleichzeitiger Untertreibung eigener Fähigkeiten verdeutlicht und kritisch diskutiert. Der zweite Teil des Moduls ist darauf ausgerichtet, die depressiv verzerrte Zuschreibung von Ursachen in ihrer Einseitigkeit und Unangemessenheit darzustellen, deren negative Konsequenzen für Stimmung und Verhalten zu verdeutlichen sowie eine ausgewogene Ursachenzuschreibung unter Einbezug vielfältiger Entstehungsmechanismen einzuüben.

Modul- und Aufgabenbeschreibung

Das Modul beginnt mit einer kurzen allgemeinen Einführung zum Thema »Denken und Schlussfolgern« (analog zu den Modulen 1, 3 und 7 der Themeneinheit »Denken und Schlussfolgern«, s. Abschn. 3.1, »Eröffnung einer Sitzung«).

Über- und Untertreibung. Zum Einstieg werden die Teilnehmenden aufgefordert zu überlegen, welche zwei Dinge ihnen an diesem Tag gelungen und welche zwei Dinge misslungen sind. Diese Dinge können dann reihum oder exemplarisch von ein bis zwei Gruppenmitgliedern genannt werden. Sollte es allen Teilnehmenden sehr schwerfallen, Dinge zu benennen, kann auch der / die Therapeut:in Beispiele geben. Durch die von der Gruppenleitung genannten Beispiele sollte verdeutlich werden, dass gelungene Dinge häufig auch vermeintliche »Kleinigkeiten« betreffen, die von vielen Teilnehmenden als Selbstverständlichkeiten angesehen werden (z. B. »Ohne mich hetzen zu müssen, recht-

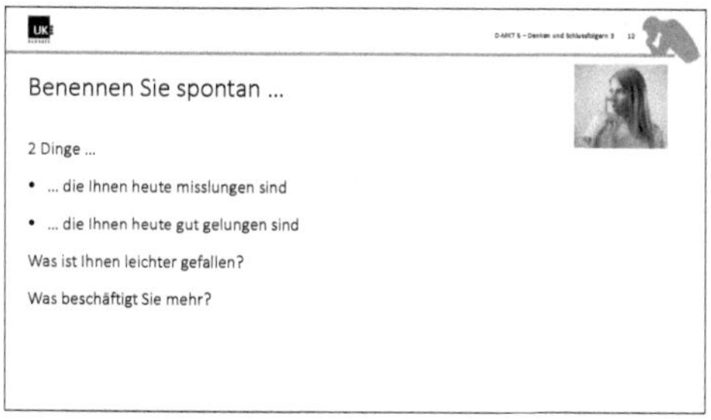

Abbildung 3.30 Übung zur Einführung der Denkverzerrung Über- und Untertreibung (Folie 12)

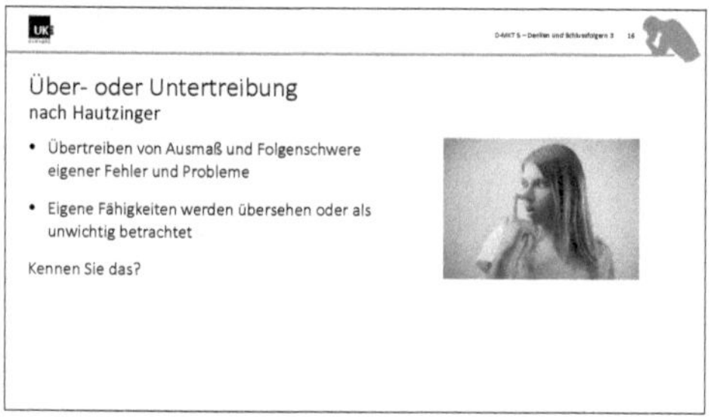

Abbildung 3.31 Definition der Denkverzerrung Über- und Untertreibung (Folie 16)

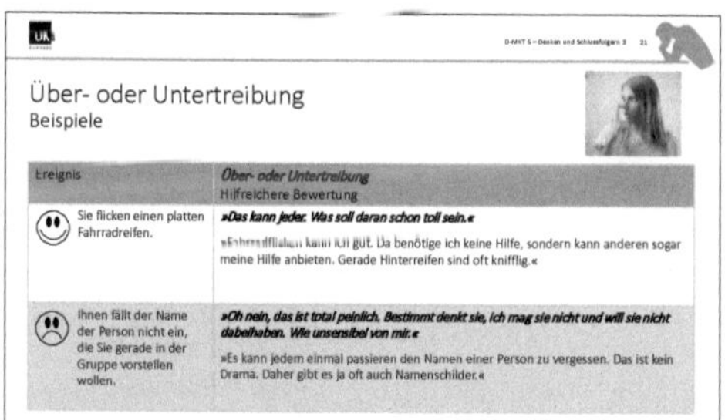

Abbildung 3.32 Beispiele für Über- und Untertreibung (Folie 21)

zeitig zur Gruppe erscheinen«). Sollte es dennoch den Patient:innen schwer fallen oder die Gruppe früh am Morgen stattfinden, kann der Zeitrahmen von »heute« auf die »letzten Tage« erweitert werden. Im Anschluss wird diskutiert, ob es eher die »Misserfolge« oder »Erfolge« sind, die den Teilnehmenden präsenter waren (Abb. 3.30; Folien 10–12).

Viele Menschen mit Depression beschäftigen sich vor allem und / oder länger mit ihren Fehlern, Missgeschicken oder Niederlagen, während Erfolge häufig wenig Beachtung finden oder als Selbstverständlichkeiten »abgehakt« oder ignoriert werden.

Anhand der Beispiele aus der Gruppe und der Diskussion können die Therapeut:innen dann die Definition der Denkverzerrung »Über- und Untertreibung« vorstellen (Abb. 3.31; Folien 13–16).

Falls an dieser Stelle noch nicht deutlich geworden, können die Teilnehmenden noch einmal gefragt werden, ob ihnen diese Art des Denkens bekannt ist.

Analog zum Vorgehen in vorangegangenen Modulen wird in einem nächsten Schritt die Denkverzerrung anhand von zwei Beispielen – einem Erfolgs- und einem Misserfolgserlebnis – weiter veranschaulicht (Abb. 3.32; Folien 17–21).

Dabei wird zunächst mithilfe der Teilnehmenden eine Interpretation im Sinne von Über- bzw. Untertreibung gesucht, um im Anschluss eine hilfreichere Bewertung der jeweiligen Situation vorzunehmen. Die Relevanz der Beispielsituationen für die Teilnehmenden sollte kurz erfragt und ggf. die Beispiele angepasst werden. Es besteht die Möglichkeit, in gleicher Weise ein persönliches Beispiel eines Gruppenmitglieds zu bearbeiten (Folie 22). Zu diesem Zweck kann auf die Beispiele aus der Eingangsrunde zum Thema zurückgegriffen werden (welche zwei Dinge an diesem Tag gelungen und welche zwei Dinge misslungen sind).

Attributionsstil. Der zweite Teil des Moduls widmet sich dem verzerrten Zuschreibungsstil (v. a. internale Attribution für Misserfolg, monokausale Ursachenfindung), den viele depressive Personen aufweisen. Zunächst erfolgt die Klärung des allgemeinen Begriffs »Zuschreibungsstil« mithilfe der Folien durch die Gruppenleitung (23–25). Im Anschluss werden die Patient:innen aufgefordert zu überlegen, welche Ursachen die folgende Beispielsituation haben könnte: »Andere fangen an zu lachen, während Sie reden.« Für die Beispielsituation sollen anhand der Ursachenkategorien »Selbst«, »andere«, »Umstände oder Zufall« möglichst viele Erklärungen gemeinsam gesammelt werden (Folie 26). Die Antworten der Teilnehmenden können durch weitere Beispiele der nachfolgenden Folie ergänzt werden (Abb. 3.33, Folie 27). Die vorgegebenen Antworten verstehen sich als Vorschläge und keinesfalls als »richtige« Lösungen.

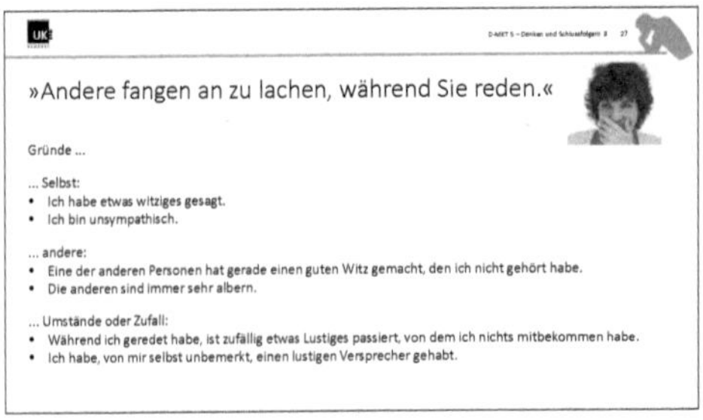

Abbildung 3.33 Übung: Welche Ursachen könnte folgende Situation haben?

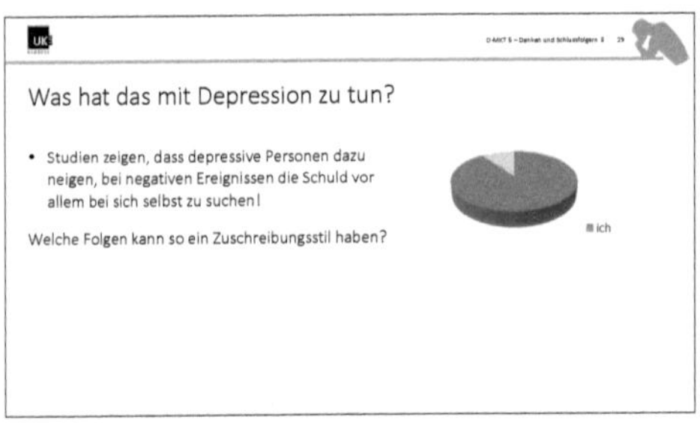

Abbildung 3.34 Attributionsstil bei Depression

Attributionsstil bei Depression. Im nächsten Schritt wird der Bezug zur Depression hergestellt. Hier wird der »depressive Zuschreibungsstil« eingeführt, eine internale (oft stabile) Ursachenzuschreibung bei negativen Ereignissen (Abb. 3.34, Folie 29).

Im Anschluss werden die Teilnehmenden angeleitet, mögliche Konsequenzen dieses einseitigen Zuschreibungsstils abzuleiten (»Welche Folgen kann so ein Zuschreibungsstil haben?«). Die Antworten der Teilnehmenden können mit Vorschlägen der darauffolgenden Folie 30 ergänzt werden (z. B. niedriges Selbstwertgefühl; vermehrte Niedergeschlagenheit; Rückzug, aus Angst Fehler zu machen; Ziele nicht erreichen). Wieder verstehen sich die vorgegebenen Antworten lediglich als Vorschläge. Abschließend wird gemeinsam mit den Teilnehmenden eine ausgewogene Erklärung erstellt, welche mehrere Ursachenquellen einbezieht (also eine Mischung aus den Faktoren Selbst, andere, Umstände; Folien 32–34).

Funktionalität einseitiger Ursachenzuschreibung. Anhand der nächsten Folien (35–48) werden Funktionalitäten einseitiger Zuschreibungsstile in Form von Vor- und Nachteilen anhand von zwei Beispielen erarbeitet. Zunächst wird die Zuschreibung an einem Misserfolgs- (s. Abb. 3.34) und anschließend an einem Erfolgsbeispiel (s. Abb. 3.35) diskutiert. Zur Vereinfachung werden die Ursachenkategorien »andere« und »Umstände« zusammengefasst (externale Attribution) und der Kategorie »Selbst« (internale Attribution) gegenübergestellt. Zunächst sollen die Vor- und Nachteile der unterschiedlichen Zuschreibungsstile (internal vs. external) für ein Misserfolgsereignis gesammelt werden (Abb. 3.35, Folie 39; s. a. in diesem Abschn., »Spezifische Durchführungshinweise«). Depressionstypisch wäre dabei die einseitige Ursachenzuschreibung auf sich selbst bei Misserfolg (»Das war mein Fehler!«) und auf andere / Umstände bei Erfolg (»Die Zutaten waren auch sehr gut«). Um die unterschiedliche Attribution bei Erfolg vs.

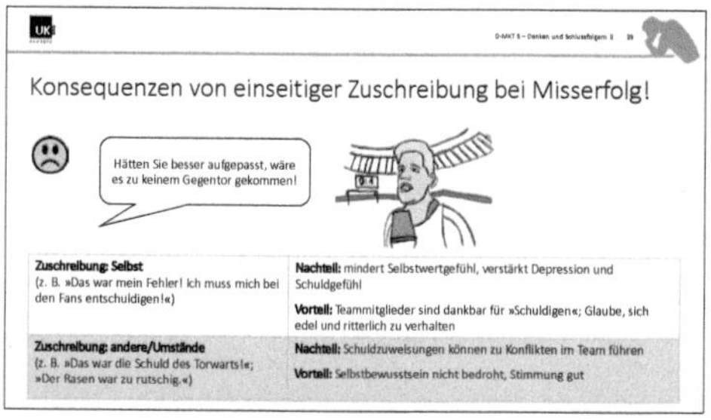

Abbildung 3.35 Erarbeiten von Funktionalitäten einseitiger Zuschreibung anhand eines Beispiels (Misserfolg)

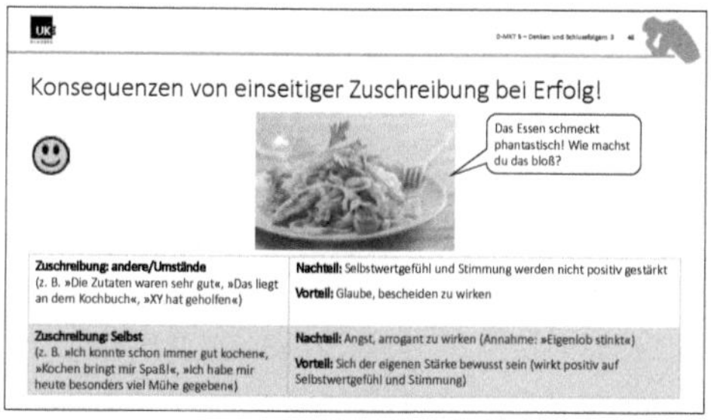

Abbildung 3.36 Erarbeiten von Funktionalitäten einseitiger Zuschreibung anhand eines Beispiels (Erfolg)

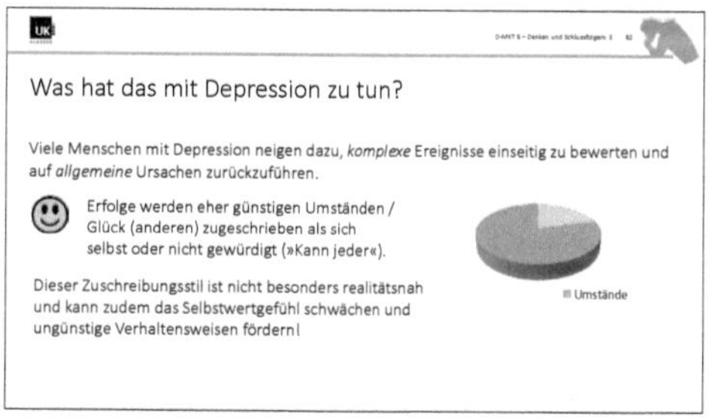

Abbildung 3.37 Depressionstypische Zuschreibung von Erfolg

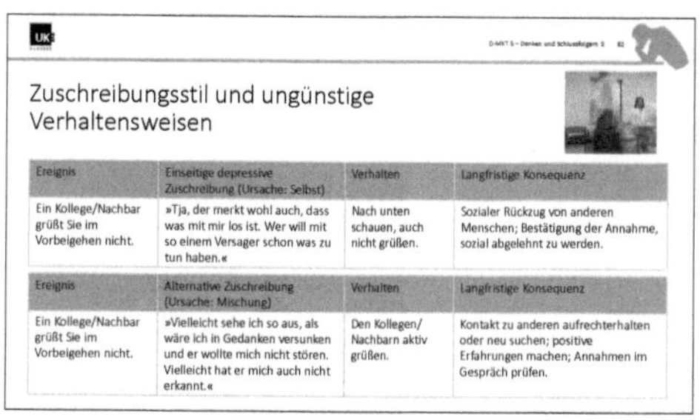

Abbildung 3.38 Erarbeiten von Konsequenzen bei einseitigem Zuschreibungsstil

Misserfolg herauszuarbeiten, werden im ersten Beispiel zunächst die Vor- und Nachteile für eine internale Attribution (»Selbst«) gesammelt. Im Unterschied dazu werden im zweiten Beispiel zunächst die Vor- und Nachteile der externalen Attribution gesammelt. Unter Umständen kann hier auf die Informationen in Modul 4 (Selbstwert, Abschn. 3.5) zurückgegriffen werden (z. B. Lob annehmen).

Ausgewogene Ursachenzuschreibung. Im Anschluss an das jeweilige Beispiel wird gemeinsam eine ausgewogene Ursachenzuschreibung erarbeitet (Folien 40–41 bzw. 47–48). Es ist wichtig zu betonen, dass eine ausgewogene Ursachenzuschreibung nicht nur einen guten Kompromiss für den Schutz des Selbstwerts und den verträglichen Umgang mit anderen Menschen darstellt, sondern auch am realistischsten ist.

Auf den Folien »Was hat das mit Depression zu tun« (49–52) werden die für Depression typischen Zuschreibungsstile noch einmal zusammengefasst (z. B. externale Attribution bei Erfolg, s. Abb. 3.37, Folie 52).

Da diese Art der Zuschreibung nicht nur (wie in den vorangegangenen Beispielen dargestellt) das Selbstwertgefühl schwächt, sondern auch zusätzlich ungünstige Verhaltensweisen fördern kann, werden in den Folgefolien (53–62) für das Beispiel »Ein Kollege / Nachbar grüßt Sie im Vorbeigehen nicht« die Konsequenzen des depressiven Zuschreibungsstils auf Verhaltensebene erarbeitet. In einem zweiten Schritt werden die Konsequenzen bei einem ausgewogeneren Zuschreibungsstil gemeinsam gesammelt (Abb. 3.38, Folie 62).

Bewältigungsstrategien. Schließlich werden mit den Folien »Wie komme ich zu hilfreichen Bewertungen« Strategien eingeführt, um zu einer ausgewogenen, angemessenen und realistischeren Bewertung von Ereignissen zu kommen (Folien 63–68). Konkret werden mit den Teilnehmenden die folgenden Strategien diskutiert:

(1) **Reihenfolge bei der Ursachenfindung verändern:** bei negativen Ereignissen mit den »Umständen« und bei positiven bei »sich selbst« beginnen, ohne dabei zu einseitigen Erklärungen zu kommen
(2) **Perspektivübernahme:** hilfreicher Gedanke: »Was würden Sie denken, wenn einer anderen Person etwas Ähnliches passiert?«
(3) **Diskussion der kurz- und langfristigen Konsequenzen**, z. B. auf das Verhalten und das Erreichen von Zielen

Am Ende folgen drei Beispielsituationen für Erfolgs- und Misserfolgserlebnisse anhand derer ein ausgewogener Zuschreibungsstil geübt werden kann (Folien 69–71). Die Gruppe wird für jede der Situationen aufgefordert, ausgewogene Zuschreibungen zu diskutieren. Es ist keinesfalls das Ziel, definitive Antworten zu finden, sondern vielmehr unterschiedliche Möglichkeiten zu erwägen (s. a. in diesem Abschn., »Spezifische Durchführungshinweise«). Die Teilnehmenden sollten dazu angehalten werden, die zuvor eingeführten Strategien zu üben (Reihenfolge bei der Ursachenfindung, Perspektivübernahme, Diskussion der kurz- und langfristigen Konsequenzen). Es hat sich für die Reihenfolge der Ursachenfindung bewährt, bei negativen Ereignissen bei den anderen Menschen oder den Umständen zu beginnen, und bei positiven Ereignissen zu versuchen, sich selbst als Ursache zuerst zu nennen (vor anderen und den Umständen).

Das Modul endet mit einer Zusammenfassung der Lernziele (Folien 72–78).

Spezifische Durchführungshinweise

Bei den Folien 35–41 zur Erarbeitung von Funktionalitäten eines einseitigen Zuschreibungsstils anhand eines Misserfolgs (s. a. Abb. 3.35) ist Folgendes zu beachten: Als Beispiel ist hier ein Fußballspieler (z. B. Stürmer) dargestellt, der sich dem (Journalisten-) Vorwurf »Hätten Sie besser aufgepasst, wäre es zu keinem Gegentor gekommen!« stellen muss. Tatsächlich ist dies eine Situation, die mit sehr hoher Wahrscheinlichkeit weit entfernt vom Alltag der Teilnehmenden ist. Gerade Patient:innen, die sich sonst wenig an der Gruppendiskussion beteiligen, fällt es häufig leichter, sich bei derartigen Beispielen »aus der Distanz« einzubringen. Zögern die Teilnehmenden, kann das Beispiel auch noch einmal von den Therapeut:innen leicht abgewandelt eingeleitet werden (»Sie zögern. Das ist verständlich. Sie sind ja alle keine berühmten Fußballspieler, die sich in Interviews verteidigen müssen, obwohl die Situation, die hier dargestellt wird, viele von Ihnen in ähnlicher Form wahrscheinlich kennen. Im Prinzip geht es ja darum, dass jemandem ein Fehler vorgeworfen wird. Nun kann dieser die Schuld bei sich, bei anderen oder den Umständen suchen. Was könnten bei dem jeweiligen Zuschreibungsstil Vor- und Nachteile sein?«). Bei Bedarf kann auch ein konkretes Beispiel aus dem Alltag der Patient:innen bearbeitet werden (z. B.: Kollege wirft vor: »Hättest du dich mehr angestrengt, hätten wir den Auftrag nicht verloren!«; Freund wirft vor »Hättest du besser aufgepasst, hätten wir uns nicht verfahren und wären rechtzeitig ankommen!«).

Bei den Folien 69–71, die Beispielsituationen zum Einüben eines veränderten Zuschreibungsstils zeigen, kann Tabelle 3.1 genutzt werden. Sie enthält als Anregung einige Vorschläge zur Ursachenzuschreibung für die Therapeut:innen entsprechend der drei Kategorien (Selbst, andere, Umstände). Die Kategorieneinteilung ist aber zum Teil künstlich und enthält Überschneidungen. Insgesamt ist das Ziel, Ursachen aus möglichst vielen Kategorien zu finden, um zu einer realistischen, flexiblen Bewertung zu kommen.

Tabelle 3.1 Vorschläge für die Ursachenzuschreibung entsprechend der unterschiedlichen Kategorien (Folie 69–71)

Szenario	Zuschreibung		
	Ich	**Andere**	**Umstände**
Ein Freund gratuliert Ihnen nicht zum Geburtstag.	▶ Ich bin ihm nicht wichtig.	▶ Er ist sehr vergesslich.	▶ Er hat mich nicht erreichen können.
Ein Freund hat Ihnen ein Geschenk gekauft.	▶ Ich bin ihm wichtig. ▶ Ich habe ihm vor Kurzem geholfen.	▶ Er ist großzügig. ▶ Er zeigt anderen mit Geschenken, dass er sie mag.	▶ Er hat zufällig etwas Passendes für mich gesehen. ▶ Das macht man so.
Eine Freundin bittet Sie um Ihren Rat.	▶ Ich bin eine gute Freundin / ein guter Freund. ▶ Ich habe in der Vergangenheit bereits gute Ratschläge gegeben.	▶ Meine Freundin ist in Not. Ihre Mutter hat ihr gesagt, dass sie sich an mich wenden soll.	▶ Ich war der / die Einzige, der / die gerade erreichbar war.

Schwierige Fragen von Teilnehmenden

Frage zu Folien 34–40: »Bei dem Beispiel mit dem Fußballer macht es doch einen großen Unterschied, ob er ›wirklich schuldig‹ an dem Gegentor ist oder nicht. Wenn ich an etwas beteiligt bin und dann behaupte, es lag an anderen oder den Umständen, dann belüge ich mich doch selbst! Ich würde mich dann noch schlechter fühlen!«

Mögliche Antwort der Therapeut:innen: »Da haben Sie recht. Tatsächlich ist es bei Kritik oder auch bei Misserfolg wichtig, sich damit auseinanderzusetzten, was der eigene Anteil ist, ggf. Verantwortung zu übernehmen und sich bspw. bei anderen zu entschuldigen. Dies ist v. a. Thema von Modul 3. Nun hat es sich aber gezeigt, dass Menschen, die zu Depression neigen, selten die Angewohnheit haben, die Schuld immer von sich zu weisen (und damit langfristig Konflikte mit anderen zu bekommen). Vielmehr suchen sie als Erstes die Schuld bei sich selbst. Eben auch dann, wenn sie nicht oder nicht allein dafür verantwortlich sind. Gerade beim Beispiel Fußball ist es m.E. schwierig, einem Einzelnen die Schuld zu geben, schließlich wird im Team gespielt. Es heißt ja auch: Man gewinnt zusammen und man verliert zusammen. Um dieser Tendenz entgegenzuwirken, ist es im Falle von Depression sinnvoll zu schauen, ob auch andere oder die Umstände am Entstehen eines negativen Ereignisses (mit)beteiligt sind. Ihren eigenen Anteil darüber zu vergessen, ist häufig eine unberechtigte Sorge.«

Quellenverweis

Einige Übungen und Bilder wurden dem MKT für Psychose entlehnt (Moritz, Andreou et al., 2014, www.uke.de/mkt).

Die Nomenklatur von »Über- und Untertreibung« orientiert sich an Hautzinger (2013, s. Abschn. 1.3.1).

Hinweise zu den Nachbereitungsbögen

In den Nachbereitungsbögen (s. Anhang, NB 5) werden die im Modul vermittelten Informationen zur »Über- oder Untertreibung« und zum »Attributionsstil« verschränkt mit Beispielen wiederholt. Dabei werden die Patient:innen angeleitet, persönliche Beispiele zu finden und die dysfunktionalen Sichtweisen zu verändern. Für beide Denkverzerrungen sind je zwei Übungen vorhanden: Eine Übung zur Übertreibung und eine zur Untertreibung sowie je eine Übung zur veränderten Zuschreibung bei einem positiven bzw. einem negativen Ereignis. Patient:innen sollten sich nach Möglichkeit schon in der Sitzung überlegen, zu welchem Thema sie sich vornehmen möchten, eine Hausaufgabe zu erledigen.

3.7 Modul 6: Verhaltensweisen und Strategien

Übersicht • Inhaltliche Schwerpunkte

(1) Dysfunktionale Coping-Strategien (Grübeln, Unterdrückung negativer Gedanken, sozialer Rückzug) und assoziierte Meta-Annahmen (z.B. Grübeln hilft mir, Probleme zu lösen)

In Modul 6 wird metakognitives Wissen vermittelt (z.B. Grübeln ist nicht hilfreich, aber auch nicht gefährlich, Wie kommt es zu Rückzug in der Depression? Was hilft gegen Rückzug in der Depression? Welche Strategien helfen gegen Grübeln?) und metakognitive Erfahrungen angeregt (z.B. Übung zur Gedankenunterdrückung, Übung zum bewertungsfreien Wahrnehmen). Ziel ist es, die Teilnehmer:innen für die Denkverzerrung zu sensibilisieren, sie bei deren Korrektur zu unterstützen und funktionale Strategien sowie Meta-Annahmen aufzubauen.

Ziele

Das Modul beschäftigt sich mit dysfunktionalen Coping-Strategien (v.a. Grübeln, Unterdrückung negativer Gedanken, sozialer Rückzug), welche die depressive Symptomatik kennzeichnen und aufrechterhalten. Ziel ist es, den Teilnehmenden Hilfestellungen für funktionale Strategien und Verhaltensweisen an die Hand zu geben sowie ungünstige Meta-Annahmen wie »Grübeln hilft mir dabei, Probleme zu lösen« über die vermeintliche Nützlichkeit der Strategien aufzuzeigen und zu modifizieren.

Modul- und Aufgabenbeschreibung

Grübeln. Nach einer kurzen Einführung leitet das Modul mit einer Frage zum Grübeln ein (»Kennen Sie Grübeleien?«, Folie 8). Die Antworten der Teilnehmenden sollen der Gruppenleitung eine Einschätzung ermöglichen, welche Bedeutung das Grübeln in der aktuellen Gruppe hat. Ferner können die Antworten dafür genutzt werden, Beispiele auf den Folien anzupassen oder zu ergänzen. Die daran anschließenden Fragen (z.B. »Hilft Ihnen Grübeln dabei, Probleme zu lösen?«, Abb. 3.39; Folien 9–12) sollen verbreitete dysfunktionale *positive* Meta-Annahmen über das Grübeln in der Gruppe herausfordern (z.B. »Grübeln hilft, Probleme zu lösen«).

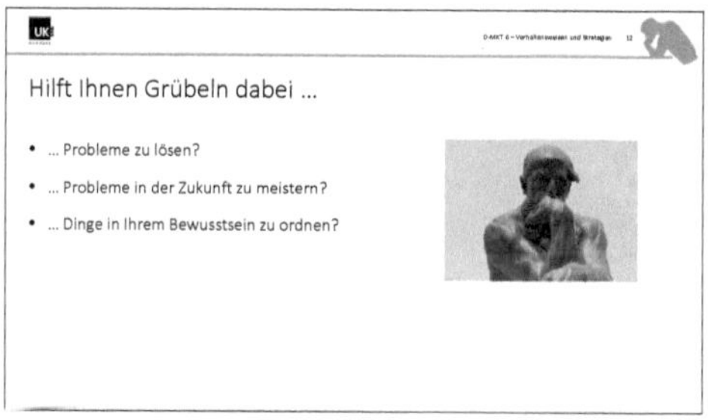

Abbildung 3.39 Fragen zur Exploration dysfunktionaler positiver Meta-Annahmen zum Grübeln (Folie 12)

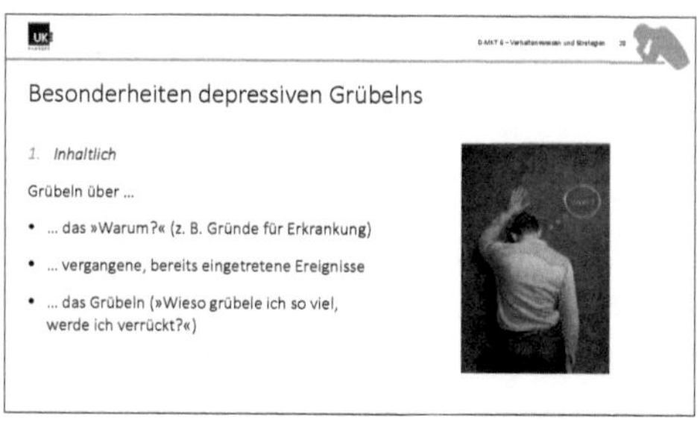

Abbildung 3.40 Besonderheiten des Grübelns (Folie 23)

In einem nächsten Schritt werden dysfunktionale *negative* Meta-Annahmen über das Grübeln hinterfragt (z.B.: »Ist Grübeln aber gefährlich? Ein Zeichen den Verstand zu verlieren?«; Folien 14–16). Ziel der Diskussion ist das folgende Fazit: Grübeln ist nicht per se gefährlich, aber auch nicht hilfreich (Folien 17–18). Auch gesunde Menschen grübeln, können dies aber leichter stoppen. Da die dysfunktionalen Annahmen das Grübeln aufrechterhalten, sollen diese im weiteren Verlauf des Moduls unter Einsatz von Übungen modifiziert werden.

Zu diesem Zweck wird in einem ersten Schritt das Grübeln vom Nachdenken und Problemlösen abgegrenzt und dessen Besonderheiten werden definiert (Abb. 3.40, Folien 19–31).

Es ist empfehlenswert, den vermeintlichen Nutzen, aber auch die vermeintlichen Gefahren (»Ist es ein Zeichen dafür, den Verstand zu verlieren?«, »Werde ich verrückt?«) von Grübeln in Frage zu stellen, sodass die dysfunktionalen Meta-Annahmen verändert werden. Dies stellt die Grundlage für die nachfolgende Einführung konkreter Verhaltensweisen im Umgang mit dem Grübeln dar (»Was hilft gegen Grübeln?«,

Folien 32–50. Bevor die konkreten Strategien vorgestellt werden, ist es günstig, die Teilnehmenden nach bereits bekannten Strategien und jeweiligen Erfahrungen zu fragen. Als Strategie könnte beispielsweise von therapieerfahrenen Patient:innen zur Reduktion von Grübelgedanken der sogenannte »Grübel-Stopp« genannt werden.

Beim »Grübel-Stopp« werden Patient:innen angeleitet, das Grübeln zu beenden, indem sie zu sich selbst »Stopp!« sagen und sich z. B. zusätzlich vor dem inneren Auge ein Stoppschild vorstellen. Anschließend wird Patient:innen häufig empfohlen, positive Gedanken durch das Aufsagen von positiven Sätzen zu fördern. Die Technik wird an dieser Stelle lediglich dargestellt, damit Therapeut:innen entsprechende Beiträge aus der Gruppe einordnen können. Diese Methode stellt eine klassische VT-Technik dar und wird häufig in anderen Gruppen- oder Einzeltherapien vermittelt. Haben die Patient:innen mit diesen oder ähnlichen Techniken gute Erfahrungen gemacht und ihr Grübeln reduzieren können, sollten die Therapeut:innen nicht davon abraten, sondern einfach durch die nachfolgend beschriebenen ergänzen. Wird der »Grübel-Stopp« nicht genannt, ist dieser aber auch nicht separat aufzuführen, da manchmal Patient:innen die Übung als Bestätigung von »Grübeln ist gefährlich« einordnen. In der aktuellen Version des D-MKT wird den Strategien »Grübeltermin« und »Inneren Abstand suchen« der Vorzug gegeben.

Gedankenunterdrückung. Als Einstieg in die Vermittlung der Strategien (und die weitere Modifikation von Meta-Annahmen) werden die Patient:innen – ohne eine Antwort abzuwarten – gefragt, ob das Unterdrücken negativer Gedanken gegen das Grübeln hilft. Mithilfe eines kurzen Verhaltensexperimentes (die Patient:innen werden gebeten zu versuchen, Gedanken an einen Elefanten zu unterdrücken) soll den Teilnehmenden aufgezeigt werden, dass Gedankenunterdrückung keine hilfreiche, ja sogar eine kontraproduktive Strategie ist, da dies das Auftreten sich aufdrängender negativer Gedanken eher verstärkt (Abb. 3.41, Folien 33–38).

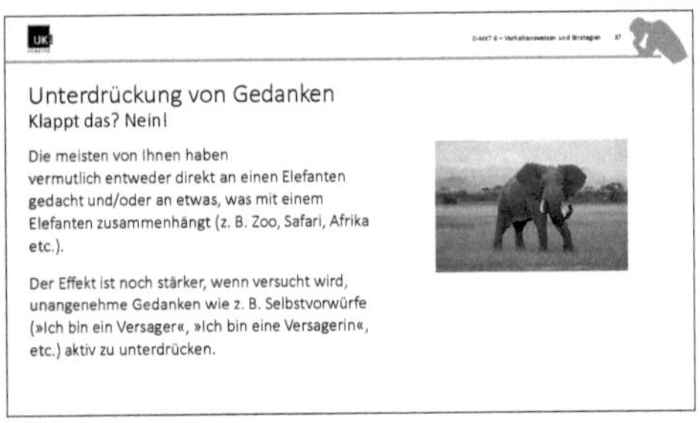

Abbildung 3.41 Gedankenunterdrückung (Folie 37)

Das Gehirn erkennt das Wort »nicht« später bzw. schlechter, und somit erzeugt die Forderung, »nicht« an etwas zu denken, das Gegenteil.

Als alternative hilfreiche Strategien im Umgang mit Grübeln werden die beiden nachfolgenden Strategien den Patient:innen nahegelegt (Folien 39–50).

Grübeltermin. Patient:innen werden angeregt, die Grübelgedanken an einem konkret eingeplanten Grübeltermin, z. B. jeden Tag von 15:00–15:15 Uhr, gezielt am Tag einzuplanen. Wichtig ist, dass dieser Termin nicht zu lang (ca. 15 Minuten) und nicht direkt vor dem Schlafengehen eingeplant wird (Folien 40–41). Es hat sich bewährt, die Gedanken in einem »Grübelbuch« zu notieren, da es sich oft um relevante, hoch emotionale Themen handelt und diese durch das Notieren einen Platz in dem Buch erhalten. Mit dem Grübeltermin wird das Grübeln auf einen bestimmten Zeitabschnitt am Tag reduziert und gleichzeitig terminiert. Die restliche Zeit des Tages können Grübelgedanken auf diese bestimmte Tageszeit verschoben (und oft vergessen) werden. Somit soll die wahrgenommene Kontrollierbarkeit des Grübelns und damit das Selbstwirksamkeitserleben der Patient:innen gestärkt werden.

Inneren Abstand suchen. Für den Umgang mit sich aufdrängenden Gedanken werden alternative Möglichkeiten eingeführt, um einen »inneren Abstand« zu gewinnen. Dafür wird das Konzept des »bewertungsfreien Wahrnehmens« aus der Achtsamkeitsbasierten Kognitiven Therapie (MBCT, Segal et al., 2008) kurz beschrieben (Folien 42–48). Es ist hilfreich, Gedanken nicht als Tatsachen anzusehen, sondern als »Ereignisse im Kopf«, und diese lediglich wahrzunehmen und zu beschreiben, aber nicht zu bewerten, z. B. als »wahr«, »krank« etc. Diese bewertungsfreie Wahrnehmung kann helfen, Abstand zu den Gedanken zu bekommen und nicht in »Grübelschleifen« zu verfallen. Zur Verdeutlichung werden hilfreiche innere Bilder eingeführt (z. B. Gedanken als vorbeifahrende Züge, vorbeiziehende Wolken oder SPAM-E-Mails zu betrachten). Diese können den Teilnehmenden die Anwendung der Strategie, welche auch als »losgelöste Achtsamkeit« (Metakognitive Therapie nach Wells (2011, s. Abschn. 1.4) oder »achtsame Distanzierung« (Teismann et al., 2012) bekannt sind, erleichtern. Ergänzen Sie gern weitere Bilder oder Metaphern, die Sie kennen.

Als eine weitere Möglichkeit, inneren Abstand zu gewinnen, hat sich eine Atemübung bewährt, die in der Sitzung mit den Teilnehmenden durchgeführt wird (Folien 49–50). Im folgenden Kasten sowie im Anhang befindet sich eine wörtliche Anweisung, welche für die Gruppensitzung genutzt werden kann.

Einfache Atemübung

Setzen Sie sich in einer entspannten Haltung auf Ihren Stuhl, die Füße etwas auseinander, fest auf dem Boden, die Hände auf den Oberschenkeln, den Rücken gegen die Stuhllehne, die Augen leicht geschlossen. Falls es Ihnen unangenehm ist, die Augen zu schließen, fixieren Sie einen Punkt wenige Meter vor Ihnen auf dem Boden. Balancieren Sie Ihren Kopf leicht auf dem Körper aus, bis er in einer bequemen Lage ist, und beginnen Sie, Ihre Aufmerksamkeit auf Ihren Atem zu lenken.

Kurze Pause (jeweils ca. 10–15 Sekunden)

Beobachten Sie Ihren Atem, wie er einströmt und wieder ausströmt.

Kurze Pause

Vielleicht merken Sie, wie sich beim Einatmen Ihre Brust oder Ihre Bauchdecke hebt und sich beim Ausatmen senkt.

Kurze Pause

Wenn Ihre Gedanken abschweifen oder wenn sich Gedanken aufdrängen, ist das in Ordnung. Nehmen Sie das wahr und probieren Sie ganz sanft mit Ihrer Aufmerksamkeit wieder zu Ihrem Atem zurückzukehren.

Kurze Pause

Richten Sie nun die Aufmerksamkeit auf Ihre Nase und spüren Sie, wie die Atemluft durch Ihre Nase streicht, die unterschiedlichen Empfindungen beim Einatmen und beim Ausatmen. Lassen Sie Ihren Atem frei durch die Nase fließen und richten Sie immer wieder Ihre Aufmerksamkeit auf die Empfindung an der Nase.

Kurze Pause

Vielleicht merken Sie, wie die Luft beim Einatmen etwas kühler ist und beim Ausatmen etwas wärmer wieder ausströmt.

Kurze Pause

Wenn Ihre Gedanken abschweifen oder wenn sich Gedanken aufdrängen, ist das in Ordnung. Nehmen Sie das wahr und probieren Sie ganz sanft mit Ihrer Aufmerksamkeit wieder zu Ihrem Atem zurückzukehren.

Kurze Pause

Probieren Sie, Ihren Atem ganz achtsam wahrzunehmen. Nehmen Sie sich etwas persönliche Zeit, ihn genau zu beobachten.

Pause (1 Minute)

Nehmen Sie sich noch drei Atemzüge Zeit, bevor Sie die Übung beenden und in Ihrem eigenen Tempo wieder in den Raum zurückkehren.

Kurze Pause

Recken und strecken Sie sich und öffnen Sie die Augen.

Im Anschluss an die Atemübung erfolgt eine kurze Nachbereitung. Hier hat sich eine schnelle Blitzlichtrunde bewährt. So erhalten die Therapeut:innen einen Eindruck von allen Teilnehmenden und können bei Bedarf noch einmal auf Probleme eingehen (ggf. nach der Sitzung). Schwierigkeiten treten selten (und wenn überhaupt) eher bei Patient:innen mit anderen Primärdiagnosen als Depression auf (z. B. Posttraumatischer Belastungsstörung). Weitaus häufiger machen diese Patient:innen von vornherein diese Übung gar nicht erst mit, da sie bereits die Erfahrung gemacht haben, dass ähnliche Übungen Intrusionen fördern können. Damit die Patient:innen auch nach der Sitzung selbstständig eine solche Atemübung durchführen, hat es sich bewährt, im Anschluss noch einmal gemeinsam zu rekapitulieren, wozu die Gruppenleitung bei der Atemübung genau angeleitet hat (Folie 49). Zusätzlich kann auch noch auf die Kurzanleitung in den Nachbereitungsbögen hingewiesen werden (s. Anhang, NB 6).

Rückzug. Im zweiten inhaltlichen Abschnitt wird das Thema »Rückzug« als weitere dysfunktionale Coping-Strategie besprochen (Folien 51–58). Zum Einstieg wird die Gruppe gefragt, wie es zum Rückzug bei Depression kommen kann. Die Antworten können

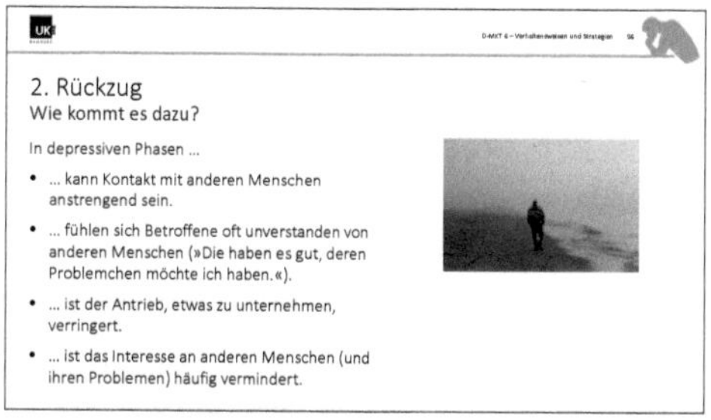

Abbildung 3.42 Wie es zum Rückzug bei Depression kommen kann

dann von den Therapeut:innen mithilfe der Folie ergänzt und diskutiert werden (Abb. 3.42, Folie 56).

In der Diskussion soll den Teilnehmenden vermittelt werden, dass ein Rückzug in der Depression grundsätzlich verständlich ist. Es wird so versucht, eine mögliche Abwertung des persönlichen Rückzuges auf der Meta-Ebene zu modifizieren (i. S. v. »Ich bin selbst schuld, dass ich so depressiv geworden bin, ich hab' mich zurückgezogen und bin ein für alle Mal allein. Ich Idiot!«). Der Rückzug ist verständlich. Um an dieser Stelle aber nicht »stehen zu bleiben« (und sich immer weiter zurückzuziehen), wird die Frage aufgeworfen »Ist Rückzug aber auch hilfreich?« (Folie 57). Damit beginnt die Diskussion über die Konsequenzen des Rückzugs (vor allem für die Stimmung). Anschließend wird der Inaktivitätsteufelskreis der Depression besprochen (Folie 58). Ist dieser einem oder mehreren Patient:innen bekannt (z. B. aus einer vorangegangen oder parallel besuchten Therapie), können diese gebeten werden, den Teufelskreislauf den anderen Teilnehmenden zu erklären. Dabei besteht der Inaktivitätsteufelskreis der Depression unter anderem darin, dass der mit Depression einhergehende mangelnde Antrieb Rückzug und Inaktivität, also typische depressive Verhaltensweisen, begünstigt, dass weniger Aktivitäten durchgeführt werden und das Erleben von positiven Ereignissen erschwert wird. Depressive Gedanken nehmen zu (z. B. »Meine schlechte Laune und ich sind eine Zumutung für andere Menschen«). Die Stimmung verschlechtert sich (»Meine Stimmung wird immer gedrückter und niedergeschlagener.«) und führt zur weiteren Abnahme des Antriebes und Zunahme des depressiven Verhaltens. Betont werden sollte bei der Besprechung des Teufelskreises vor allem der Faktor Rückzug, da dieser wenig hilfreich für die Bewältigung einer Depression ist (Abb. 3.43). Er kann die Symptomatik sogar fördern. Wichtig ist es daher, dem Rückzug zu »trotzen« und (wieder) aktiv zu werden.

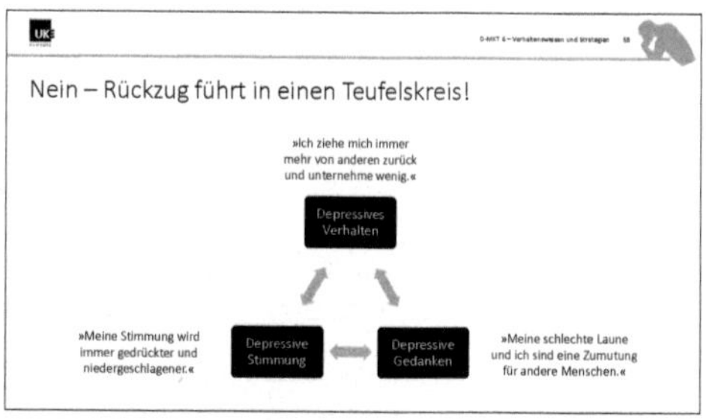

Abbildung 3.43 Teufelskreis der Depression (Folie 58)

Mit den Folien 59–63 werden Schritte in Richtung Aktivitätsaufbau vermittelt (»Probieren Sie, diesen Teufelskreis zu durchbrechen!«). Wichtig ist, die Patient:innen nicht zu überfordern: In Zeiten der akuten Depression kosten kleine Schritte des Aktivitätsaufbaus sehr viel Kraft. Bei Bedarf können hier auch Inhalte von Modul 3 zum Thema »das richtige Maß finden« aufgriffen werden (s. Abschn. 3.4, »Modul- und Aufgabenbeschreibung«). Ein Beispiel für einen kleinen Schritt zur Kontaktaufnahme wäre, eine andere Person kurz anzurufen, anstatt sie zu besuchen, z. B. wenn der Besuch (noch) zu anstrengend ist. Es gilt, diese ersten Schritte wertzuschätzen und die Motivation für Aktivität aufzubauen. Am Ende der Sitzung werden die Hauptinhalte wiederholt, um langfristiges Lernen und Behalten zu unterstützen und zu fördern (Folien 64–70).

Allgemeine Empfehlungen

In vielen wissenschaftlichen Arbeiten wird »Grübeln« (»rumination«) von »sich Sorgen machen« (»to worry«) abgegrenzt (z. B. Watkins et al., 2005). Inhaltlich besteht eine Überschneidung zwischen den beiden Konstrukten. »Sich sorgen« ist allerdings per definitionem auf Ereignisse in der Zukunft ausgerichtet, während Grübeln sich auf Ereignisse in der Vergangenheit bezieht (vgl. in diesem Abschn., »Schwierige Fragen von Teilnehmenden«). Im D-MKT steht das Grübeln im Vordergrund. Der Begriff »sich sorgen« wird nicht eigens thematisiert, da sowohl bei Grübeln als auch »sich sorgen« ähnliche therapeutische Strategien genutzt werden und die zusätzliche Differenzierung häufig eher zu Verwirrungen auf Patient:innenseite führt. Generell wird Depression eher mit Grübeln assoziiert (und generalisierte Angststörung eher mit »sich sorgen«).

Die Teilnehmenden sollten in dem Modul unbedingt die Gelegenheit haben, eigene Erfahrungen mit Grübeln oder sozialem Rückzug (insbesondere während depressiver Phasen) zu schildern, um den Transfer des Gelernten auf eigene Bewertungen und eigenes Verhalten zu fördern.

Spezifische Durchführungshinweise

Bei der Übung »Denken Sie nicht an einen Elefanten« (Folie 34) kann in gewissen Abständen der Satz »Bitte denken Sie immer noch nicht an einen Elefanten« vonseiten der Therapeut:innen wiederholt werden. So wird der zu demonstrierende Effekt der Übung verstärkt.

Schwierige Fragen von Teilnehmenden

Frage zu Folie 23: »Auf der Folie ›Besonderheiten depressiven Grübelns‹ steht, dass sich Grübeln vor allem auf Ereignisse in der Vergangenheit bezieht. Ich sorge mich aber vor allem über Ereignisse in der Zukunft!«
Mögliche Antwort der Therapeut:innen: »In der psychologischen Forschung hat sich gezeigt, dass sich Grübeln vor allem auf die Vergangenheit bezieht. Beziehen sich die Gedanken eher auf die Zukunft, wird in der Regel von ›sich Sorgen machen‹ gesprochen. Grübeln und Sorgen ist nun aber etwas ganz Ähnliches, sodass Sie genauso von den Strategien, die wir gleich besprechen, profitieren können.«

Frage zum Umgang mit Grübeln: »Ich grübele vor allem über die Trennung von meinem Freund nach. Das ist doch was sehr Schlimmes. Wie sollte ich die Trennung denn nicht negativ bewerten?«
Mögliche Antwort der Therapeut:innen: »Ja, eine Trennung kann wirklich etwas sehr Schlimmes und Trauriges sein. Tatsächlich soll es auch nicht darum gehen, das in Frage zu stellen. Die Frage ist aber, ob das Grübeln darüber, v. a. wenn es immer dieselben Gedanken sind, Sie die Schuld einseitig bei Ihnen suchen, in irgendeiner Form für Sie hilfreich ist?«

Quellenverweis
Positive und negative Meta-Annahmen zum Grübeln sind u. a. im Metakognitionsfragebogen (MKF, s. Arndt et al., 2011; Wells, 2011, s. Abschn. 4.3) aufgeführt und Teil der Metakognitiven Therapie (MCT) nach Adrian Wells. Die Modifikation positiver und negativer Meta-Annahmen ist auch Bestandteil der Metakognitiven Therapie nach Wells (2011; s. Abschn. 1.4). Einige Übungen sind dem Buch »Erfolgreich gegen Zwangsstörungen: Metakognitives Training« (Moritz & Hauschildt, 2016) entlehnt.

Hinweise zu den Nachbereitungsbögen
In den Nachbereitungsbögen (s. Anhang, NB 6) werden die beiden dysfunktionalen Strategien »Grübeln« und »sozialer Rückzug« sowie die damit einhergehenden dysfunktionalen Meta-Annahmen wiederholt. Für den alternativen Umgang mit Grübelgedanken werden die Patient:innen angeleitet, sich ein hilfreiches Bild zu überlegen, um diese besser loslassen zu können. Ferner gibt es eine Anweisung zu einer kurzen Atemmeditation. Für den Bereich »sozialer Rückzug« werden die Patient:innen dazu aufgefordert, konkret Aktivitäten zu planen. Um einer Überforderung vorzubeugen, sollten die Patient:innen nach Möglichkeit bereits am Ende der Sitzungen festlegen, ob sie die Hausaufgaben zum alternativen Umgang mit Grübeln *oder* sozialem Rückzug bis zur nächsten Sitzung bearbeiten wollen. Wichtig ist es, Fehlschläge als Herausforderung zu betrachten und an diesen zu lernen.

3.8 Modul 7: Denken und Schlussfolgern 4

Übersicht • Inhaltliche Schwerpunkte

(1) Voreiliges Schlussfolgern (negative Gedanken anderer lesen, Zukunft voraussagen)

In Modul 7 wird metakognitives Wissen vermittelt (z. B. Was verstehen wir unter voreiligem Schlussfolgern in der Depression?) und metakognitive Erfahrungen angeregt (z. B. durch die Bearbeitung und Reflexion von Fallbeispielen, Übung zu Bildtitelraten und des Überraschungseffekts, wie schwer dies möglich ist). Urteilssicherheit als zentrale metakognitive Komponente wird in den Übungen adressiert (z. B. Abfrage und Reflexion der Urteilssicherheit in den Entscheidungen). Ziel ist es, die Teilnehmer:innen für die Denkverzerrung zu sensibilisieren, sie bei deren Korrektur zu unterstützen, funktionale Strategien aufzubauen und das Denken zu flexibilisieren.

Ziele
Ziel des Moduls ist es, den Teilnehmenden zu vermitteln, dass sie sich bei der Bewertung von Situationen nicht vom ersten – oft negativen – Eindruck lenken lassen. Anhand verschiedener Beispiele und Übungen wird in der Trainingseinheit die Dysfunktionalität

von voreiligem Schlussfolgern sowie verwandter Denkverzerrungen (»negative Gedanken anderer lesen«, »die Zukunft voraussagen«) verdeutlicht. Konkret wird den Teilnehmenden gezeigt, dass es ungünstig sein kann, sich auf die erste Einschätzung zu verlassen. Bei Depression betrifft das voreilige Schlussfolgern v. a. negative Sichtweisen im Sinne einer Stimmungskongruenz (Interpretation passt zum Gefühl, die nicht weiter hinterfragt wird). Voreiliges Schlussfolgern begünstigt einseitige und wenig realistische Interpretationen, welche wiederum die negative Stimmung (z. B. sich sorgen, Ängste) weiter verstärkt und somit zur sich selbst erfüllenden Prophezeiung werden kann. Hilfreicher ist es, eine flexible Haltung zu bewahren und viele Informationen einzuholen.

Modul- und Aufgabenbeschreibung

Das Modul beginnt mit einer kurzen allgemeinen Einleitung zum Thema »Denken und Schlussfolgern« (analog zu den Modulen 1, 3 und 5 der Themeneinheit »Denken und Schlussfolgern«, s. Abschn. 3.1, »Eröffnung einer Sitzung«). Dann wird zunächst voreiliges Schlussfolgern ganz allgemein definiert (Folien 9–10) und anschließend werden die Besonderheiten des voreiligen Schlussfolgerns bei Depression beschrieben (Folien 11–13).

Zwei Unterformen werden unterschieden: »negative Gedanken anderer lesen« (Abb. 3.44; Folien 14–38) und »die Zukunft voraussagen« (Folien 39–48), welche je in einem Abschnitt genauer erläutert werden. Um die Beteiligung zu erhöhen, kann es hilfreich sein, die Teilnehmenden zu Beginn um mögliche Erklärungsversuche für den Begriff zu bitten, bevor die Gruppenleitung eine kurze Definition des jeweiligen Begriffes vorgibt. Anschließend werden die Teilnehmenden jeweils gefragt, ob sie diese Denkmuster schon einmal bei sich bemerkt haben und ob ihnen persönliche Beispiele einfallen. So kann die Relevanz der Denkverzerrungen in der jeweiligen Gruppe besser abgeschätzt werden und die vorgegebenen Beispiele können während der Sitzung ggf. individuell angepasst werden.

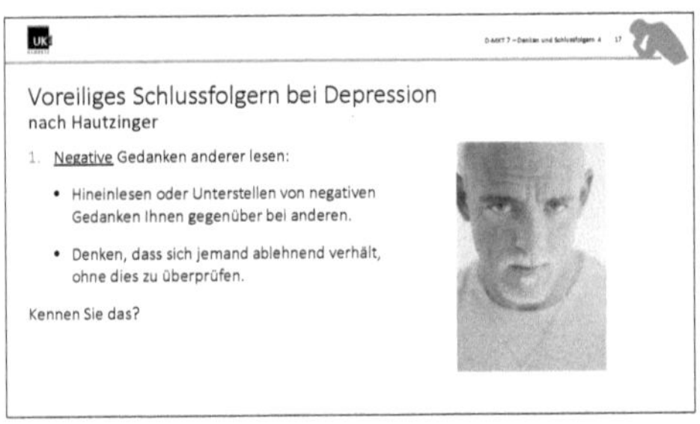

Abbildung 3.44 Einführung der Denkverzerrung »negative Gedanken anderer lesen« (Folie 17)

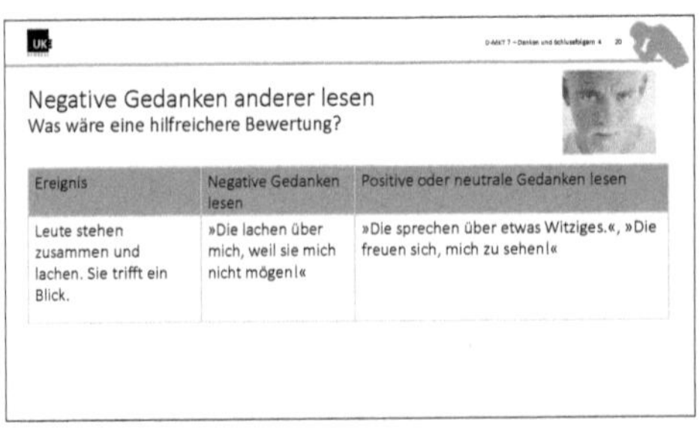

Abbildung 3.45 Beispiel zu »negative Gedanken anderer lesen« (Folie 20)

Negative Gedanken anderer lesen. Um die Denkverzerrung »negative Gedanken anderer lesen« genauer zu verdeutlichen, wird im Anschluss an die Begriffsklärung gemeinsam mit den Teilnehmenden ein Beispiel auf den Folien besprochen (»Leute stehen zusammen und lachen. Sie trifft ein Blick.«, Abb. 3.45, Folien 18–20).

Dabei wird zunächst (analog zu den Beispielen in den anderen Modulen zum Denken und Schlussfolgern) eine Bewertung entsprechend der Denkverzerrung »negative Gedanken anderer lesen« gesucht, bevor dann eine alternative, hilfreichere Bewertung (hier dann im Sinne von »positive oder neutrale Gedanken anderer lesen«) diskutiert wird. Nach Möglichkeit können auch hier wieder die Konsequenzen für Stimmung und Verhalten der jeweiligen Bewertung mit in die Diskussion einbezogen werden.

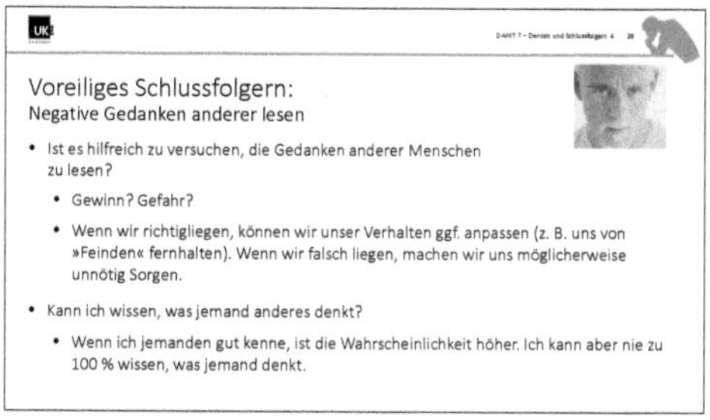

Abbildung 3.46 Modifikation der Denkverzerrung »negative Gedanken anderer lesen«

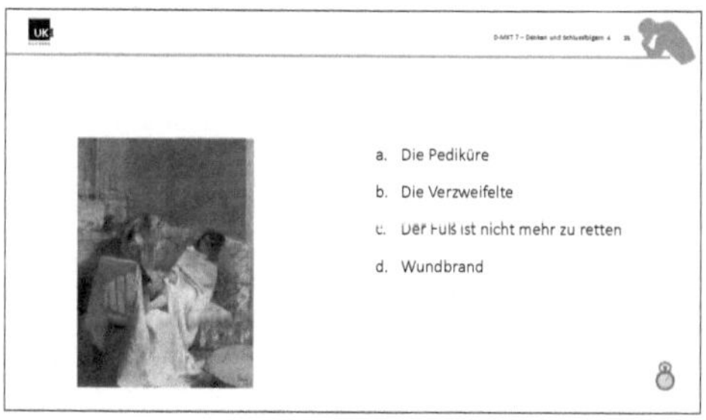

Abbildung 3.47 Gedanken des Künstlers bzw. der Künstlerin lesen: »Wie lautet der Bildtitel?« (korrekt ist (a) Die Pediküre)

Anschließend werden Vor- und Nachteile (Gewinn? Gefahr?) dieser Denkverzerrung gemeinsam gesammelt und diskutiert (Folien 24–28). Zusätzlich wird die Frage aufgeworfen, ob wir eigentlich wissen können, was andere denken (Abb. 3.46, Folie 28).

Um zu überprüfen, inwieweit wir die Gedanken anderer überhaupt lesen können, werden die Patient:innen zu einer Übung eingeladen (Folien 29–38). Ihnen werden verschiedene Gemälde präsentiert mit der anschließenden Aufgabe, aus vier Antwortalternativen den richtigen Titel auszuwählen, also »die Gedanken des Künstlers bzw. der Künstlerin zu lesen« (z. B. Abb. 3.47, Folie 35).

Während die Lösung bei einigen Bildern offensichtlich erscheint, wird die genauere Bedeutung jedoch bei anderen Bildern erst nach intensiver Betrachtung deutlich. Dies wird einige Gruppenmitglieder dazu verleiten, »voreilig zu schlussfolgern« und dem Künstler bzw. der Künstlerin speziell »negative Gedanken« zu unterstellen, indem beispielsweise eher die negativ konnotierten Bildtitel ausgewählt werden. Nachdem die Teilnehmenden sich jeweils für einen Bildtitel entschieden haben, sind gemeinsam Pro- und Contra-Argumente für die unterschiedlichen Titelmöglichkeiten zu sammeln (»Welche Einzelheiten sprechen für oder gegen den Bildtitel?«), zu diskutieren und auf ihre Plausibilität hin zu überprüfen. Die Patient:innen können auf Bildelemente aufmerksam gemacht werden, die ihnen entgangen sind, die aber Hinweise für den korrekten Bildtitel geben bzw. andere Antwortalternativen ausschließen (s. auch Abschn. 3.8, »Spezifische Durchführungshinweise«). Der Nachteil von voreiligem Schlussfolgern (und negative Gedanken lesen) wird am effektivsten demonstriert, indem sowohl kurz nach der Präsentation des neuen Bildes als auch am Ende einer ausführlichen Diskussion eine separate Einschätzung gegeben wird. Sofern sich Gruppen innerhalb der Teilnehmenden gebildet haben, die unterschiedliche Interpretationen favorisieren, kann die Gruppenleitung eine Diskussion anregen und den Austausch der Argumente moderieren. Die Anzahl der gezeigten Bilder ist der zur Verfügung stehenden Zeit anzupassen. Bei diskussionsfreudigen Gruppen können Bilder übersprungen werden.

Die Zukunft voraussagen. Nach der Einführung der Denkverzerrung »die Zukunft voraussagen« wird auch diese mithilfe eines Beispiels erläutert (Folien 39–48). Dieses stammt von einer früheren D-MKT-Teilnehmerin, welche in einem harten Winter mit viel Glatteis die Angst äußerte: »Ich könnte stolpern und hinfallen«. Dabei wurden von ihr – entsprechend der Denkverzerrung – eine Reihe von aufeinanderfolgenden Katastrophen Vorhersagen gemacht (»Ich könnte auf den Kopf fallen«, »Der Kopf könnte auf einem Stein landen«; »Ich könnte bewusstlos werden«, »Keiner findet mich«, Abb. 3.48, Folie 48).

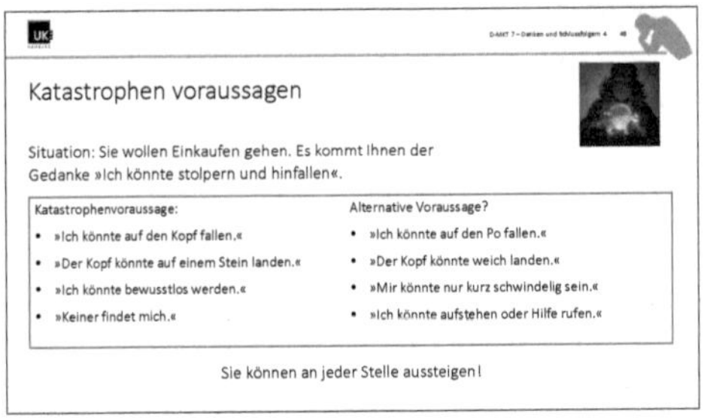

Abbildung 3.48 Beispiel zur Denkverzerrung »die Zukunft voraussagen«

Ziel ist es, den Teilnehmenden zu vermitteln, dass an jeder Stelle dieser negativen Vorhersage (»worst case scenario«) auch eine alternative, weniger katastrophale oder harmlosere Vorhersage möglich wäre: (1) Selbst wenn eine Person hinfällt, fällt sie möglicherweise nicht auf den Kopf, sondern auf den Po. (2) Selbst wenn man auf den Kopf fällt, fällt dieser möglicherweise nicht auf einen Stein, sondern landet weich, usw. (Abb. 3.48). Ein Ausstieg aus der »Katastrophenkette« ist also bei jeder einzelnen Vorhersage möglich. Bei Bedarf (z. B. in jüngeren Patient:innengruppen) kann ein weiteres Beispiel ergänzend besprochen werden (»Ich könnte die Prüfung nicht bestehen«; »Ich könnte durch die mündliche Nachprüfung fallen«; »Ich könnte nicht mehr weiterstudieren.«, »Ich könnte keinen Job finden.«; »Ich könnte für den Rest meines Lebens auf Unterstützung vom Staat angewiesen sein«). Anschließend werden mögliche Folgen von »Zukunft voraussagen« mit den Teilnehmenden gesammelt und diskutiert (z. B. sich selbst erfüllende Prophezeiungen, Bestätigungstendenz; Folien 49–50).

Abschließend folgt eine Aufgabe (Bildergeschichte; Folien 51–56) zum voreiligen Schlussfolgern ganz allgemein. Obwohl diese Aufgabe für die Vermittlung der zentralen Inhalte des Moduls nicht essenziell ist, empfehlen wir, sie durchzuführen. Zum einen verdeutlicht die Aufgabe, wozu voreiliges Schlussfolgern im Kontakt mit anderen Menschen führen kann (hier: Streit). Zum anderen hat die Übung einen aktivierenden Effekt. Dabei werden in der Übung drei Bilder in zeitlich umgekehrter Reihenfolge präsentiert (d. h. als Erstes wird das chronologisch letzte Bild, als Zweites das vorletzte und zuletzt das in der Chronologie erste Bild gezeigt). So wird Stück für Stück das Zustandekommen der anfangs uneindeutigen Situation auf Bild Nr. 3 enthüllt. Bei der Durchführung der Übung werden die Teilnehmenden gebeten, nach jedem Bild vier Antwortalternativen zum »Tathergang« der Geschichte gegeneinander abzuwägen (Abb. 3.49, Folie 56).

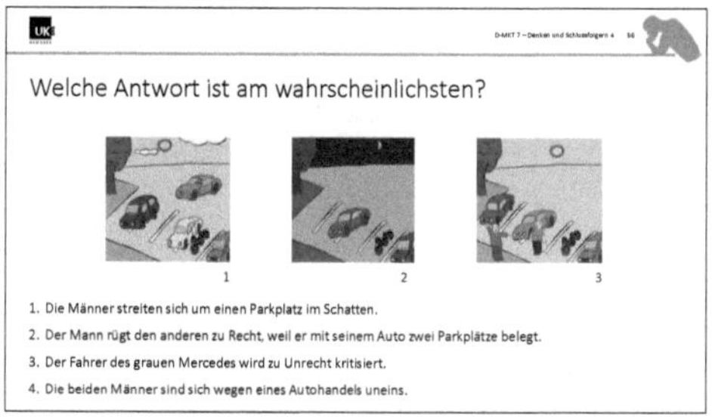

Abbildung 3.49 Bildergeschichte zum voreiligen Schlussfolgern (Bilder erscheinen in umgekehrter Reihenfolge)

Bei der Präsentation des ersten Bildes (Bild Nr. 3) erscheint den meisten Teilnehmenden die letztendlich richtige Antwortalternative als zunächst sehr unwahrscheinlich (Option 3: »Der Fahrer des grauen Mercedes wird zu Unrecht kritisiert.«). Andere Interpretationen erscheinen im ersten Bild plausibel, erweisen sich aber als falsch (z. B. »Der Mann rügt den anderen zu Recht, weil er mit seinem Auto zwei Parkplätze belegt.«). Die richtige Interpretation sollte erst nach der Präsentation und Diskussion des dritten Bildes kenntlich gemacht werden! Ziel der Übung ist es, Folgendes zu verdeutlichen: Eine vorschnelle, definitive Entscheidung (z. B. für die Antwortalternative »Der Mann rügt den anderen zu Recht, weil er mit seinem Auto zwei Parkplätze belegt.«) ist nicht immer auch die richtige, obwohl sie aufgrund der vorhandenen Informationen zunächst wahrscheinlich erscheint.

Am Ende der Sitzung werden die Hauptinhalte wiederholt, um das langfristige Lernen und Behalten zu unterstützen und zu fördern (Folien 57–61).

Allgemeine Empfehlungen

Die Teilnehmenden sollten nach Möglichkeit in diesem Abschnitt die Gelegenheit erhalten, eigene Situationen / Erfahrungen (insbesondere während der Depression) zu schildern, beispielsweise eine Situation, in welcher der erste Eindruck getäuscht hat und sich eine negative Annahme später als unzutreffend erwiesen hat.

Spezifische Durchführungshinweise

Bei den Folien 31–38 (Gemäldetitel / Gedanken des Künstlers raten) kann es sinnvoll sein, zum Ende der Übung zu erläutern, dass absichtlich Gemälde mit vielen denkbaren Titeln ausgewählt wurden. Es soll gezeigt werden, wie ausgesprochen schwierig es ist, die Gedanken von Menschen (hier des / der Künstler:in) korrekt zu abzuleiten. Ferner setzen Menschen ganz verschiedene Schwerpunkte bei der Betrachtung von Bildern. Es geht in der Übung primär nicht um die richtige oder falsche Lösung (es soll kein Misserfolgserlebnis für Einzelne werden, wenn Titel nicht richtig erkannt werden!). Das »Reinfallen« ist vielmehr nötig, um einen Lerneffekt zu erzielen. Hinweise zur Erläuterung der »originalen« Interpretation sind Tabelle 3.2 zu entnehmen.

Tabelle 3.2 Hinweise für die »originalen« Bildtitel (Folien 31–38)

Bild	Titel	Hinweise für die richtige Interpretation
Bild 1	**»Zwei Männer in Betrachtung des Mondes«**	Der Mond ist zentraler Bildbestandteil (spricht für (c)). Es sind keine Grabsteine oder Vampire zu entdecken (spricht gegen Alternativen (a) und (b)). Außerdem wirkt die Szene eher friedlich. Die Stimmung des Bildes spricht für eine nächtliche Szene (spricht gegen Alternative (d)).
Bild 2	**»Der Wasserverkäufer von Sevilla«**	Der Mann im Vordergrund trägt zerlumpte Kleidung; die Flüssigkeit im Glas ist farblos; selbst Weißwein sähe gelblicher aus, bei einer Weinprobe wäre das Glas nicht so voll (spricht gegen (c)).
Bild 3	**»Die Pediküre«**	Für Option (a) spricht Folgendes: Der Mann widmet sich sichtlich den Füßen / Fußnägeln der Frau. Die Frau hat einen eher entspannten Gesichtsausdruck (spricht gegen (b)). Kein Arztkoffer oder Arztinstrumente (Skalpell) sind zu sehen (spricht gegen Alternativen (c) und (d)).
Bild 4	**»Der Besuch«**	Die Aufmerksamkeit des Mannes ist eindeutig auf den Vogel am Fenster gerichtet, er hebt den Blick (Alternative (b)). Der Blick des Mannes ist vom Buch abgewandt (spricht gegen Alternative (c)), die Farbwahl des Bildes und Lichteffekte suggerieren eine positive Stimmung (spricht gegen die Alternativen (a) und (d)).

Bei der Bilderserien-Aufgabe (Folien 53–56) ist es günstig, die Patient:innen nach jedem Bild nach ihren bevorzugten Interpretationen (z. B. in absteigender Hierarchie) oder auch nach solchen zu fragen, die sie von vornherein ausschließen (»Welche Option halten Sie für am wahrscheinlichsten? Welche schließen Sie aus? Wie sicher sind Sie sich dabei?«). Nachdem eine Reihe von Meinungen gehört wurden, werden andere Gruppenmitglieder gebeten, durch Handzeichen anzuzeigen, ob sie für oder gegen eine der vorgegebenen Interpretation stimmen. Nach jedem zusätzlichen Bild werden neue Hinweise diskutiert und die Interpretationen neu bewertet (»Ändert sich jetzt etwas an Ihrer Einschätzung?«). Teilnehmenden, die eine frühe falsche Entscheidung getroffen haben, sollte bewusst gemacht werden, dass trotz der (möglicherweise) anfänglich vorhandenen Plausibilität ihrer Interpretation eine Festlegung verfrüht war. Die frühe Entscheidung wurde durch neue Informationen in Frage gestellt oder vielleicht sogar widerlegt. Die Bedeutung des »Kurzschlussdenkens« für die Entstehung von Missverständnissen und interpersonellen Konflikten kann mithilfe der Bildergeschichte gut verdeutlicht werden.

Schwierige Fragen von Teilnehmenden

Frage: »Ich habe nicht das Problem, mich zu schnell festzulegen, sondern eher das Problem, mich gar nicht erst entscheiden zu können! Heißt das, diese Denkverzerrung trifft auf mich nicht zu?«

Mögliche Antwort der Therapeut:innen: »Damit sind Sie nicht allein. Tatsächlich sind Entscheidungsschwierigkeiten ein mögliches Symptom von Depression und kommen häufig vor. Meist berichten Patient:innen, dass ihre Entscheidungsschwierigkeiten eher bei »bewussten« Entscheidungen auftreten, wie ›Soll ich die Einladung meiner Kollegin annehmen und zu der Party gehen oder nicht?‹. Hier wird sich automatisch vorschnell für eine negative *Bewertung* entschieden, wie ›Die Einladung kam sehr spät. Wahrscheinlich hat meine Kollegin mich nur aus Pflichtgefühl eingeladen‹, ›Auf der Party werden mich alle mitleidig anschauen. Keiner wird sich mit mir unterhalten wollen. Ich werde blöd rumstehen und am Ende geht's mir schlechter als vorher‹. In dem Beispiel zieht die Person voreilig negative Schlussfolgerungen, liest negative Gedanken in andere hinein und macht darauf basierend negative Voraussagen für die Zukunft. Im Vordergrund bei Depression stehen also weniger voreilige Entscheidungen, sondern voreilige negative Bewertungen. Die Entscheidungsfindung schnappt förmlich zu, sobald Deutung und Stimmung zueinander passen; das nennt man auch Gefühlslogik.«

3

Quellenverweis

Einige Übungen und Bilder wurden dem MKT für Psychose entlehnt (Moritz, Andreou et al., 2014, www.uke.de/mkt).

Die Nomenklatur »negative Gedanken anderer lesen« und »Zukunft vorherzusagen« orientiert sich an Hautzinger (2013, s. Abschn. 1.3.1).

Hinweise zu den Nachbereitungsbögen

In den Nachbereitungsbögen (s. Anhang, NB 7) werden die Informationen zum »voreiligen Schlussfolgern« wiederholt. Es werden Beispiele und Übungen getrennt für die beiden Unterformen »negative Gedanken anderer lesen« und »die Zukunft vorhersagen« aufgeführt. Patient:innen werden angeleitet, jeweils persönliche Beispielsituationen für diese Denkverzerrungen zu finden. In einem nächsten Schritt sollen die Patient:innen alternative, funktionalere Interpretationen für die Situationen erarbeiten. Dabei sollen sie auch die Konsequenzen der jeweiligen Denkweisen erarbeiten. Um einer Überforderung oder oberflächlichen Bearbeitung vorzubeugen, können Patient:innen dazu angehalten werden, sich entweder auf die Übung zu »negative Gedanken anderer lesen« oder die zum Thema »Zukunft Vorhersagen« zu beschränken. Am besten entscheiden die Patient:innen schon in der Sitzung, welche Denkverzerrung für sie relevanter ist, und planen eine entsprechende Hausaufgabe ein.

3.9 Modul 8: Wahrnehmen von Gefühlen

Übersicht • Inhaltliche Schwerpunkte

(1) Emotionsidentifikation
(2) Meta-Annahmen über Gefühle

In Modul 8 wird metakognitives Wissen vermittelt (z. B. Welche Gefühle gibt es? Was hilft uns bei der Interpretation von Gefühlsausdrücken? Wofür sind Gefühle gut?) und metakognitive Erfahrungen angeregt (z. B. Übung zur Emotionsidentifikation auf Bildausschnitten und der Überraschungseffekt, Kontextinformationen zu benötigen). Ziel ist es, Gewissheit aufzubrechen und das Denken zu flexibilisieren. Ziel ist es ebenfalls, die Teilnehmer:innen für die Denkverzerrung zu sensibilisieren, sie bei deren Korrektur zu unterstützen und funktionale Strategien sowie Meta-Annahmen aufzubauen.

Ziele

Der erste Teil dieser Trainingseinheit zeigt die Bedeutung der Mimik bei der Identifikation von Gefühlen und inneren Zuständen. Gleichzeitig soll den Teilnehmenden vor Augen geführt werden, dass (emotionale) Gesichtsausdrücke leicht fehlinterpretiert werden. Die Wahrnehmung der Emotionen anderer hängt ferner stark von der eigenen aktuellen Gefühlslage ab. Bei depressiver Stimmung wird z. B. Gestik oder Mimik anderer häufiger als negativ oder abweisend interpretiert. Um Gesichtsausdrücke und Gesten besser interpretieren zu können, ist es ratsam, viele Informationen hinzuzuziehen (z. B. situative Faktoren, Vorwissen über die Person). Die Patient:innen lernen somit, ihre Aufmerksamkeit stärker auf den Kontext von Ereignissen zu lenken und sich nicht von einzelnen Details (z. B. Stirnrunzeln) leiten zu lassen (s. a. »voreiliges Schlussfolgern« aus Modul 7). Außerdem zielt das Modul auf eine Veränderung dysfunktionaler Meta-Annahmen über Gefühle ab (z. B. »Negative Gefühle darf man nicht haben«).

Modul- und Aufgabenbeschreibung

Gefühle. Zur Einführung in das Thema »Gefühle« werden gemeinsam mögliche Erklärungen gesammelt, warum eine Person die Arme vor der Brust verschränken könnte. Anschließend werden Faktoren gesammelt, welche bei der Beantwortung dieser Frage helfen können (Folien 6–12). Die Antworten der Patient:innen werden von den Therapeut:innen mithilfe der Folien ergänzt (Abb. 3.50, Folie 12).

Anhand der darauffolgenden Folien soll die Relevanz für das Thema Depression hervorgehoben werden (Folien 13–14, »Was hat das mit Depression zu tun?«). Mithilfe der Folien vermitteln die Therapeut:innen, dass einige Menschen mit Depression Probleme damit haben, den Gefühlsausdruck anderer Menschen einzuschätzen und z. B. dazu neigen, neutrale Gesichtsausdrücke als traurig oder ablehnend zu beurteilen, in Abhängigkeit von der eigenen Stimmung. Die Erkenntnisse stammen aus wissenschaftlichen Studien und können damit keine Aussagen über einzelne Personen erlauben. Das heißt,

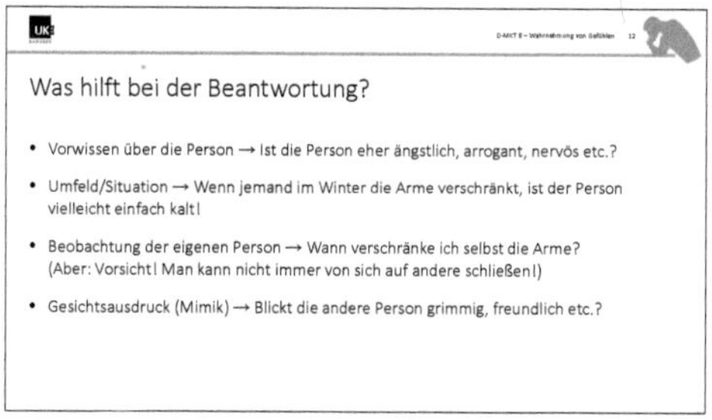

Abbildung 3.50 Die Folie dient der Nachbereitung der vorhergehenden Aufgabe »Eine Person verschränkt die Arme. Weshalb?«

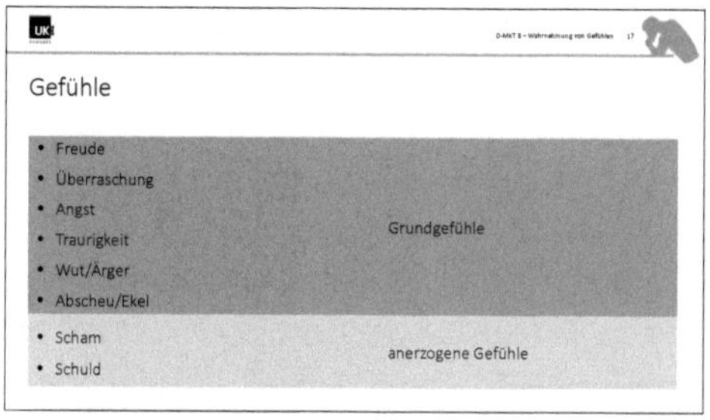

Abbildung 3.51 Welche Gefühle kennen Sie?

nicht alle Menschen mit Depression zeigen zwangsläufig Verzerrungen bei der Emotionserkennung (genau wie auch bei den anderen Modulen nicht alle unter den besprochenen Denkverzerrungen leiden müssen).

In einer nächsten Aufgabe werden die Teilnehmenden gebeten, Grundgefühle zu benennen (Folie 15). Insgesamt ist die Sammlung der Gefühle eher kurz zu halten, d. h. die Beiträge der Teilnehmenden sollten lediglich aufgenommen und nicht diskutiert werden. Die in der kognitiven Verhaltenstherapie (KVT) übliche Unterscheidung zwischen Gefühlen, Gedanken und Verhalten wird hier aus Zeitgründen nicht grundlegend diskutiert. Vielmehr ist es ratsam, die Antworten der Patient:innen wohlwollend aufzunehmen und bei der Zusammenfassung den entsprechenden Gefühlen zuzuordnen oder gleich zu Beginn dementsprechend zu sortieren. Die Zusammenfassung und gegebenenfalls Ergänzung der Antworten der Patient:innen erfolgt mithilfe der Folien 16 und 17, wobei hier zwischen »Grundgefühlen« und »sozial anerzogenen Gefühlen« unterschieden wird (Abb. 3.51, Folie 17).

Unter Grundgefühlen werden jene Emotionen verstanden, die in fast allen Kulturen in ähnlicher Weise interpretiert werden (also »universell« sind) und benannt werden können, bei denen es sich also um »angeborene« Reaktionsmuster handelt. Dabei wird – je nach Autor – eine unterschiedliche Anzahl von Basisemotionen unterschieden. Die im D-MKT genannten (Freude, Überraschung, Furcht, Traurigkeit, Ärger, Ekel) wurden in den 1970er-Jahren von Paul Ekman vorgeschlagen (z. B. Ekman & Friesen, 1971; in späteren Publikationen wird häufig zusätzlich »Verachtung« aufgeführt). Neben den Grundemotionen werden die anerzogenen Gefühle »Scham« und »Schuld« auf der Folie aufgeführt. Um zu verdeutlichen, was damit gemeint ist, kann erwähnt werden, dass Scham und Schuld in östlichen Kulturen eine größere Rolle spielen als in westlichen Kulturen, wohingegen z. B. Ärger dort nicht gezeigt werden darf.

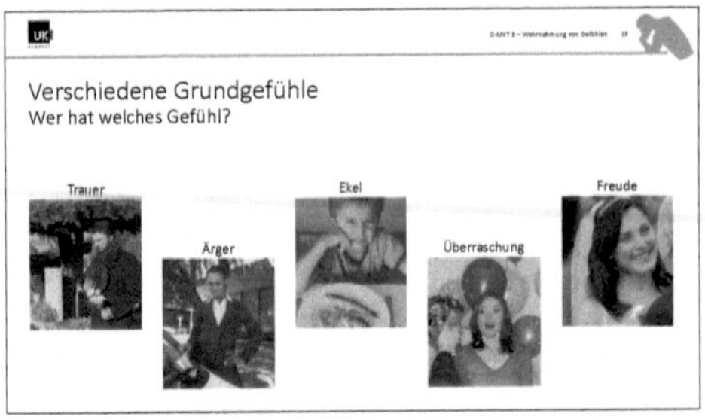

Abbildung 3.52 Übung zur Identifikation von Gefühlen, mit Hintergrundinformation

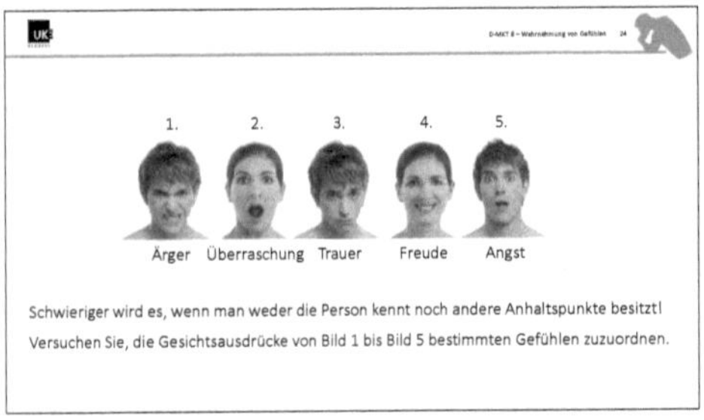

Abbildung 3.53 Übung zur Identifikation von Gefühlen ohne Hintergrundinformation

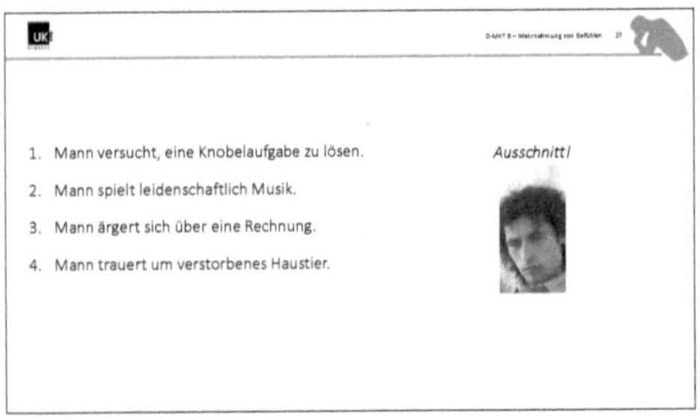

Abbildung 3.54 Bildausschnitt

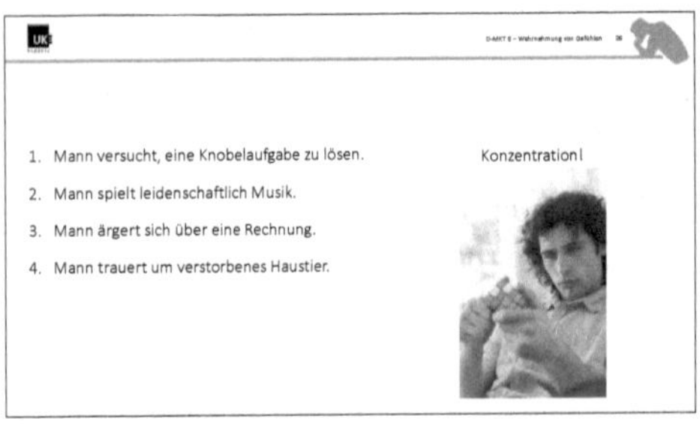

Abbildung 3.55 Auflösung

Um die Einführung ins Thema abzurunden, werden die Teilnehmenden auf den anschließenden Folien gebeten, Gesichtsausdrücken Gefühle zuzuordnen (Folien 18–19). Die erste Übung fällt den Teilnehmenden in der Regel sehr leicht (Abb. 3.52, Folie 19). Vergessen Sie dennoch nicht, die Teilnehmenden zu loben.

Grund für die einfache Identifikation der Emotionen sind die zu den Emotionen passenden Kontextinformationen. So weist der abgebildete Brautschleier auf eine Hochzeit hin, welche wiederum generell mit positiven Emotionen wie Freude assoziiert wird. Der Grabstein und die geneigte Haltung des Mannes weisen auf der anderen Seite auf eine Beerdigung und die damit assoziierte Emotion Trauer hin (andere Bilder: Strafzettel = Ärger; Essen = Ekel; Luftballons = Überraschung). Fragen Sie die Teilnehmenden auch danach, ob ihnen allein die Mimik ausgereicht hätte für die Einschätzung.

Auf den nachfolgenden Folien fehlen Kontextinformationen (Folien 22–25). Entsprechend sind die Emotionen in der Regel sehr viel schwieriger zu identifizieren (Abb. 3.53, Folie 24).

Im nächsten Aufgabenblock werden den Teilnehmenden zunächst Bildausschnitte und dann vollständige Bilder gezeigt (Folien 26–34). Die Patient:innen sollen überlegen, was in der gezeigten Person bzw. den Personen vorgeht und die entsprechend korrekte Bildbeschreibung auswählen. Als Antwort stehen jeweils vier Alternativen zur Auswahl, deren Plausibilität in der Gruppe diskutiert werden soll (Abb. 3.54, Folie 27). Erst nach Abschluss der Diskussion und Entscheidung für eine Bildbeschreibung wird die Lösung kenntlich gemacht (mit Präsentation des Gesamtbildes, s. Abb. 3.55, Folie 28).

Anschließend sollte die richtige Lösungsmöglichkeit noch einmal mit den Teilnehmenden diskutiert werden. Insgesamt ist zu betonen, wie schnell Gesichtsausdrücke fehlinterpretiert werden können, sodass für ein sicheres Urteil weitere verfügbare Informationen einzuholen sind. Wichtig ist es, die Fehlbarkeit des ersten Eindrucks und die Bedeutung einer flexiblen Betrachtungsweise hervorzuheben. Um die Relevanz für den Alltag zu verdeutlichen, bitten Sie die Patient:innen um eigene Beispiele.

Der Aufgabenblock wird mit einem Fazit abgeschlossen (Folien 35–37). Hier wird betont, dass Gesichtsausdrücke von Menschen auch aus unterschiedlichen Gründen (z. B. krankheitsbedingt, wie verflachte Mimik bei Parkinson, oder aufgrund von Medikamenten, wie dem Nervengift Botulinumtoxin (Botox®), welches z. B. zur Glättung von Fältchen eingesetzt wird) stark abweichen können.

Anschließend folgt eine kurze Übung, die den Einfluss der eigenen Stimmungslage auf die Bewertungen anderer Menschen (und deren Motive) verdeutlichen soll (Folien 38–40). Zu diesem Zweck werden die Teilnehmenden gebeten, sich in die folgende Situation hineinzuversetzen: Sie befinden sich in einer Bank und treffen auf einen Bank- oder Versicherungsangestellten, der sie beraten möchte (womöglich ohne einen Termin vereinbart zu haben). Zur Unterstützung wird auf der Folie 38 ein Bild von einem Berater präsentiert, dessen Gesichtsausdruck wiederum mehrdeutige Interpretationen zulässt. Nun sollen die Teilnehmenden überlegen, wie sie die Situation bewerten und was ihre ersten Gedanken wären, jeweils in Abhängigkeit von ihrer eigenen Ausgangsstimmung (fröhlich, traurig, ärgerlich). Wichtig ist, dass es bei der Übung nicht darum geht, den auf dem Bild gezeigten Mann (oder das Berufsbild) zu bewerten, sondern was dieser Berater oder die Beratungssituation bei den Teilnehmenden in Abhängigkeit ihrer eigenen Stimmungslagen auslösen könnte. Zudem sollten in der Diskussion auch die entsprechenden Konsequenzen für die Stimmung und das Verhalten besprochen werden (Abb. 3.56, Folie 40).

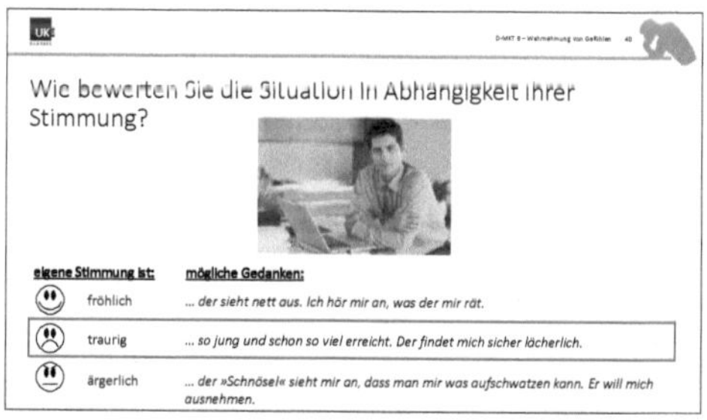

Abbildung 3.56 Unsere aktuelle Stimmungslage beeinflusst die Interpretation von Gesichtsausdrücken

Der Abschluss der Übung erfolgt wiederum durch ein Fazit (Folien 41–43). Hier steht im Vordergrund, den Patient:innen zu vermitteln, dass die eigene Stimmungslage unsere Interpretation der Gesichtsausdrücke und Gesten anderer beeinflussen kann. Ähnlich dem in Modul 2 dargestellten verzerrten Zugriff auf Erinnerungen, werden auch Gefühlssignale nicht durch die berühmte rosa-rote, sondern vielmehr durch eine graue Brille gesehen und interpretiert. Die Interpretationen der Gesichtsausdrücke anderer werden dann häufig auch noch entsprechend der in Modul 4 thematisierten Denkverzerrung »negative Gedanken anderer lesen« mit vermeintlich ablehnenden Gedanken beim Gegenüber »gewürzt«.

Der nächste Abschnitt wird mit der Frage nach dem »Sinn und Zweck« von Gefühlen eingeleitet (»Wozu sind Gefühle eigentlich gut?« Folie 44). Diese Frage dient einem kurzen Einstieg in das Thema, bevor die Therapeut:innen anhand der folgenden Folien (Folien 45–51) eine umfassendere (wenn auch nicht erschöpfende) Erklärung geben. Dabei sollten, wenn möglich, die Antworten der Patient:innen bei der jeweils passenden Folie aufgenommen werden. Insgesamt werden, inspiriert vom Skills-Training im Rahmen der Dialektisch-Behavioralen Therapie (DBT, Bohus & Wolf, 2009), mehrere Erklärungsmöglichkeiten für den »Sinn und Zweck« von Gefühlen gegeben:

(1) Gefühle dienen der Kommunikation
(2) Gefühle bereiten Verhalten vor
(3) Gefühle sorgen dafür, dass wir uns lebendig fühlen

Diese werden (eventuell mithilfe der Teilnehmenden) jeweils auf Niedergeschlagenheit (als spezifisches Gefühl und Teil des depressiven Spektrums) übertragen. Wichtig ist im Hinterkopf zu haben, nicht der psychischen Störung »Depression« einen Sinn geben zu wollen, sondern zu vermitteln, dass auch Gefühle wie Niedergeschlagenheit und Traurigkeit evolutionspsychologisch einen Sinn haben und dass Gefühle grundsätzlich dem Überleben der Menschen gedient haben (s. a. Bohus & Wolf, 2009, S. 240, die die evolutionäre Rolle von Niedergeschlagenheit als eher unklar bewerten). Es ist wichtig zu betonen: Gefühle (auch negative) sind wichtig! Daher wäre es nicht sinnvoll, (negative) Gefühle generell zu verteufeln oder »wegzumachen«. Damit zielt die inhaltliche Einheit darauf ab, Meta-Annahmen über Gefühle langfristig zu verändern.

Zusammenfassend wird anhand von Beispielen die Frage diskutiert, ob Gefühle immer ein guter Ratgeber sind (»Gefühlslogik«), und helfen, die Realität abzubilden (Folien 52–56). Geeignete weitere Beispiele sind: »Nur weil ich Angst vor einem Flugzeugabsturz habe, stürzt das Flugzeug nicht ab.«; »Fühle ich mich abgelehnt, muss die andere Person mich nicht tatsächlich ablehnen!«, »Ich bin gekränkt – also musst du mich beleidigt haben!«. Dabei wird am Rande die häufig separat aufgeführte Denkverzerrung »Emotionale Beweisführung« eingeführt (Folie 56). Oft neigen Menschen mit Depression dazu anzunehmen, dass negative Gefühle genau das ausdrücken, was wirklich geschieht (»Ich fühle mich ungeliebt, also liebt mich wohl auch keiner«).

Am Ende der Sitzung werden die Hauptinhalte wiederholt (Folien 57–62), um das Verinnerlichen der Lernziele zu unterstützen und zu fördern.

Spezifische Durchführungshinweise

Es ist nicht notwendig, die Aufgabengruppen zu den Bildausschnitten seriell abzuarbeiten. Übungen können übersprungen werden. Die Auswahl der Übungsanzahl sollte abhängig von der zur Verfügung stehenden Zeit sowie dem Leistungsniveau und der Diskussionsfreudigkeit der Teilnehmenden getroffen werden.

Schwierige Fragen von Teilnehmenden

Frage: »Seitdem ich depressiv bin, weiß ich gar nicht mehr, wie sich positive Gefühle anfühlen!«

Mögliche Antwort der Therapeut:innen: »In einer Depression fühlen sich Menschen die meiste Zeit des Tages traurig oder niedergeschlagen. Viele Patient:innen berichten auch, dass sie gar keine (intensiven) Gefühle mehr haben. Wie wir in Modul 2 zum Thema Gedächtnis besprechen), beeinflusst unsere aktuelle Stimmungslage auch unsere Erinnerungen. Auf Erinnerungen, die zu unserer aktuellen Stimmungslage passen, haben wir einen leichteren Zugriff. An Dinge, die nicht zu unserer Stimmungslage passen, können wir uns nur schwer erinnern. Dies kann auch Erinnerungen an Gefühlszustände betreffen. Sobald die Depression weniger wird, wird es Ihnen wieder leichter fallen, sich daran zu erinnern, wann Sie positive Gefühle hatten und wie diese sich anfühlen. Diese Erinnerungen sind nicht weg! Sie können lediglich darauf aktuell nicht gut zugreifen. Vielleicht hilft es Ihnen zu wissen, dass es positive Gefühle in Ihrem Leben gegeben hat.«

3

Quellenverweis

Einige Übungen und Bilder wurden dem MKT für Psychose entlehnt (Moritz, Andreou et al., 2014, www.uke.de/mkt). Die Nomenklatur »emotionale Beweisführung« orientiert sich an Hautzinger (2013, s. Abschn. 1.3.1).

Hinweise zu den Nachbereitungsbögen

In den Nachbereitungsbögen (s. Anhang, NB 8) werden die vermittelten Informationen zum Thema »Gefühle« zusammengefasst. Zur weiteren Bearbeitung werden Patient:innen dazu angeregt, sich bei der Interpretation von Gefühlsausdrücken nicht vorschnell auf eine bestimmte Interpretation festzulegen. Um dies zu üben, sollen sie z. B. möglichst viele unterschiedliche Interpretationsmöglichkeiten für unterschiedliche Mimik-Ausschnitte finden.

4 Einsatz der D-MKT-Materialien in Einzeltherapien

4.1 Allgemein

Die Materialien des D-MKT lassen sich nach unserer klinischen Erfahrung sehr gut mit einer klassischen kognitiv-behavioral orientierten Einzeltherapie kombinieren (vgl. z. B. Fassbinder, Klein, Sipos & Schweiger, 2015; Hautzinger, 2013; Schaub et al., 2006). In welchen Fällen sich dies anbietet und auf welche Weise dies geschehen kann, ist im nachfolgenden Kapitel dargestellt. Da bisher keine empirischen Daten zu diesem Einsatzbereich vorliegen, wird die Durchführung einer regelmäßigen Verlaufsdiagnostik angeraten. Eine gute Kenntnis und Praxis der klassischen Elemente der kognitiv-behavioralen Depressionsbehandlung (und der D-MKT-Module) ist von therapeutischer Seite unabdingbar.

4.2 Einsatz in der kognitiv-behavioral orientierten Einzeltherapie

Der Einsatz der D-MKT-Materialien hat sich bei depressiven Patien:innen mit geringer Introspektionsfähigkeit und Schwierigkeiten bei der Selbstbeobachtung im Einzelsetting bewährt. Neben Patient:innen mit primär depressiven Störungen profitieren unserer Erfahrung nach auch Patient:innen, bei denen sich depressive Symptome sekundär manifestieren. Ansonsten gilt die in Abschn. 2.1 beschriebene Indikation.

Im Einzelsetting bietet sich die Verwendung der D-MKT-Materialien vor allem bei Patient:innen an, die bereits am Gruppenprogramm teilgenommen haben (z. B. zum Überbrücken von Wartezeiten) oder dieses parallel durchlaufen (z. B. bei Teilnahme am Training im stationären Setting). In beiden Fällen ist es günstig, den Fokus auf die Rekapitulation und Individualisierung der vermittelten Informationen zu setzten. Dies kann durch die Wiederholung des Gelernten in Form von »teach back« geschehen (Patient:in erklärt dem / der Therapeut:in die Informationen) und sollte im gemeinsamen Erarbeiten eigener, individueller Beispiele und der konkreten Umsetzung in den Alltag des / der jeweiligen Patient:in münden. Hierbei kann auf die gewonnenen Informationen aus Anamnese und psychometrischer Diagnostik (Abschn. 4.3) zurückgegriffen und die Übungen der jeweiligen Nachbereitungsbögen integriert werden.

Ferner können die Materialien auch unabhängig von dem Gruppentraining eingesetzt werden. Der modulare Aufbau des Trainings ermöglicht Therapeut:innen, auf einfache Weise die Materialien gezielt und individuell für einzelne Patient:innen auszuwählen. Die Auswahl sollte sich an dem aus der Anamnese und psychometrischen Diagnostik abgeleiteten Störungsmodell und den vorherrschenden Denkverzerrungen orientieren. Dabei bieten sich viele der Übungen mit Bildmaterial an, um typische Themen der KVT zu vertiefen und zu illustrieren.

Es kann also davon abgesehen werden, alle Module nacheinander durchzuarbeiten. Vielmehr kann der Einsatz der Materialien in die allgemeine Struktur der kognitiv-behavioralen Depressionsbehandlung (auf die im Folgenden noch genauer eingegangen wird) integriert werden; die Inhalte des Trainings können (entsprechend des individuellen Störungsmodells und abgeleiteter spezifischer Interventionen) den Therapieplan ergänzen. Somit entspricht der Einsatz der Materialien in der Einzeltherapie (im Vergleich zu dem eher deduktiven Ansatz des Gruppentrainings) einem verstärkt induktiven Vorgehen (vgl. Abschn. 1.5). Entsprechend der gängigen KVT-Depressionsbehandlung (vgl. Beck et al., 2010; Fassbinder et al., 2015; Wilken, 2018) können so beispielweise über die Identifikation wiederkehrender automatischer Gedanken mithilfe von Selbstbeobachtungsprotokollen gemeinsam mit dem / der Patient:in zunächst die individuell vorherrschenden Denkverzerrungen identifiziert werden. Die depressionsbegünstigenden Kognitionen können anschließend mit den relevanten D-MKT-Modulen adressiert werden. Zur vereinfachten Handhabung sind die im D-MKT behandelten Denkverzerrungen in Tabelle 4.1 den entsprechenden D-MKT-Modulen und Folien zugeordnet (für den Einsatz der D-MKT-Module zu anderen Themengebieten s. Tab. 4.2). Darüber hinaus eignen sich die Nachbereitungsbögen der entsprechenden Module für die weitere Vertiefung im Einzelsetting. Auch die kostenlose App COGITO (s. Abschn. 1.9.5) kann hier gut eingesetzt werden – in Kombination mit dem D-MKT oder auch zur Rückfallprophylaxe (www.uke.de/mkt_app).

Tabelle 4.1 Denkverzerrungen: Erklärung und Zuordnung der in der KVT postulierten Denkverzerrungen zu den jeweils relevanten D-MKT-Modulen und Folien

Denkverzerrung	Erklärung	Geeignete Module	Materialien (Inhalt)
Geistiger Filter	Fokussierung auf negative Details und Vernachlässigung des Gesamtkontextes	Modul 1	Folien: 11–25 (Definition, Beispiel inklusive Modifikation der Denkverzerrung) Nachbereitung Modul 1
Übertriebene Verallgemeinerung	Ein einzelnes negatives Ereignis wird als Teil einer Misserfolgsserie angesehen	Modul 1	Folien: 27–33 (Definition, Beispiel inklusive Modifikation der Denkverzerrung)
		Modul 4	Folie: 56 (»Bohnenübung« zur Modifikation der Denkverzerrung im Alltag, s. a. Nachbereitung Modul 4)

Tabelle 4.1 (Fortsetzung)

Denkverzerrung	Erklärung	Geeignete Module	Materialien (Inhalt)
Sollte-Aussagen	Versuch, sich selbst durch »man sollte«, »man muss«, »man darf nicht« anzutreiben; rigide Regeln und Normen aufstellen, die keine Abweichung erlauben	Modul 3	Folien: 10–19 (Definition, Beispiel inklusive Modifikation der Denkverzerrung) Folien: 20–30 (Kosten-Nutzen-Analyse überhöhter Ansprüche) Nachbereitung Modul 3
Alles-oder-nichts-Denken	Wenn etwas nicht perfekt ist (Anspruch nicht zu 100 % erfüllt), vom vollständigen Scheitern überzeugt sein	Modul 3	Folien: 32–38 (Definition, Beispiel inklusive Modifikation der Denkverzerrung) Folien: 40–45 (das richtige Maß finden) Nachbereitung Modul 3
Abwehr des Positiven	(1) Annahme negativer Rückmeldung	Modul 3	Folien: 47–51 (Definition, Beispiel inklusive Modifikation der Denkverzerrung) Folien: 53–55 (verbesserter Umgang mit negativer Rückmeldung) Nachbereitung Modul 3
	(2) Ablehnung positiver Rückmeldung	Modul 3	Folien: 56–62 (Definition, Beispiel inklusive Modifikation der Denkverzerrung) Folien: 63–71 (Lob annehmen) Nachbereitung Modul 3
Über- oder Untertreibung	Übertreiben von Ausmaß und Folgenschwere eigener Fehler und Probleme; eigene Fähigkeiten werden übersehen oder als selbstverständlich betrachtet	Modul 5	Folien: 10–22 (Übung, Definition, Beispiel inklusive Modifikation der Denkverzerrung) Nachbereitung Modul 5

Tabelle 4.1 (Fortsetzung)

Denkverzerrung	Erklärung	Geeignete Module	Materialien (Inhalt)
Depressiver Attributionsstil	Misserfolge werden der eigenen Person (sich selbst) zugeschrieben (»sich den Schuh anziehen«); Erfolge werden eher günstigen Umständen / Glück oder anderen Personen zugeschrieben oder nicht gewürdigt (»kann doch jeder«)	Modul 5	Folien: 23–29 (Definition, Beispiel) Folien: 30–62 (Folgen einseitiger Zuschreibung) Folien: 63–71 (Modifikation des Attributionsstils mit Übungen) Nachbereitung Modul 5 (Übungen zu ausgewogener Ursachenzuschreibung unter Einbezug multipler Faktoren)
Negative Gedanken anderer lesen	Hineinlesen oder Unterstellen negativer Gedanken; denken, dass sich jemand ablehnend verhält, ohne dies zu überprüfen	Modul 7	Folien: 14–28 (Definition, Beispiel inklusive Modifikation der Denkverzerrung, Konsequenzen der Denkverzerrung) Folien: 29–38 (Übung zur Modifikation) Nachbereitung Modul 7
		Modul 8	Folien: 18–37 (Übungen zur Interpretation von Gesichtsausdrücken)
		Modul 8	Folien: 38–43 (Einfluss der eignen Stimmung auf die Interpretation der Signale anderer) Nachbereitung Modul 8
Zukunft voraussagen	Erwartung, dass Situationen schlecht ausgehen – »düstere« Vorhersagen treffen oder Katastrophen vorhersagen	Modul 7	Folien: 39–50 (Definition, Beispiel inklusive Modifikation der Denkverzerrung, Konsequenzen) Folien: 52–56 (Übungen) Nachbereitung Modul 7
Emotionale Beweisführung	Annahme, dass negative Gefühle genau das ausdrücken, was wirklich geschieht (»Ich bin gekränkt – also musst du mich beleidigt haben!«)	Modul 8	Folien: 52–56 (Definition)

Neben den in Tabelle 4.1 dargestellten und in der KVT postulierten Denkverzerrungen werden im D-MKT eine Reihe weiterer Denkverzerrungen aufgegriffen (vgl. Abschn. 1.3). Dabei erweitert u.a. das Modul 2 (Gedächtnis) des D-MKT bestehende Konzepte. Wird in der Anamnese oder psychometrischen Diagnostik eine besondere Symptombelastung durch Gedächtnis- und Konzentrationsprobleme geschildert, welche mit sorgenvollen oder selbstabwertenden Kognitionen einhergehen (z.B. »Ich finde nie mein Handy. Was, wenn ich dement werde?«), bieten sich entsprechende psychoedukative Elemente aus diesem Modul an (Abschn. 3.3). Alternativ bietet sich die Bearbeitung der Denkverzerrungen »voreiliges Schlussfolgern« oder »Zukunft voraussagen« an, wenn der Verlust des Telefons als ein sicheres Zeichen für eine Demenzerkrankung gesehen wird. In der Regel entlasten die Erklärungen zum Zusammenhang zwischen Konzentration, Erinnerungen und Stimmung betroffene Patient:innen. Die Informationen ermöglichen einen verständnisvolleren (und weniger katastrophisierenden) Umgang mit sich selbst und den erlebten Gedächtnis- und Konzentrationsproblemen. Zusätzlich werden Strategien für eine Verbesserung der Gedächtnisleistung vermittelt.

Der Einsatz der Materialien des D-MKT ist vor allem in den Bereichen Psychoedukation (Therapiephase 2) und kognitiver Umstrukturierung (Therapiephase 5) anzusiedeln, wenn man sich an der klassischen Gliederung der kognitiv-behavioralen Depressionsbehandlung in folgende Therapiephasen (Hautzinger, 2007, S. 223) orientiert:

(1) Schlüsselprobleme benennen, Aufbau einer therapeutischen Beziehung
(2) Vermittlung eines therapeutischen Modells
(3) Aktivitätsaufbau
(4) Stärkung der sozialen Kompetenz
(5) Anwendung kognitiver Techniken
(6) Transfer, Erfolgssicherung und Rückfallverhinderung

Auch in anderen Therapiephasen können D-MKT-Materialien gewinnbringend integriert werden. Hierzu lassen sich ausgewählte Informationen und Übungen aus unterschiedlichen Modulen gut kombinieren.

So kann beispielsweise der Aufbau von Aktivitäten zu Therapiebeginn (Therapiephase 3) mithilfe der D-MKT-Materialien unterstützt werden. Dabei bietet sich der Einsatz von Materialien aus Modul 6 (Verhaltensweisen und Strategien) zu den Themen sozialer Rückzug und Aktivitätsaufbau (u.a. Informationen zum Teufelskreis) sowie Materialien aus Modul 4 (Selbstwert) zum Thema Aufbau positiver Aktivitäten an. Hand in Hand mit dem Aktivitätsaufbau kann ferner mit der Bearbeitung erster Denkverzerrungen, welche den Aufbau von Aktivitäten erschweren, begonnen werden. Nicht selten zeigen sich in dieser Phase Denkverzerrungen, wie »Sollte-Aussagen«, »Alles-oder-nichts-Denken« und die »Abwehr des Positiven«, die im D-MKT Modul 3 zugeordnet werden. So kann es Patient:innen schwerfallen, einen fairen Maßstab für die eigene Leistungsfähigkeit zu finden. Neigen Patient:innen dazu, sich zu überfordern oder aber die erreichten Schritte abzuwerten (»Spazierengehen ist doch keine Aktivität, früher bin ich im Park gejoggt!«), kann dies dazu führen, dass erste Aktivitäten gar nicht erst ausgeführt werden (»Wenn ich mich nicht in der Lage fühle, die ganze Runde im Park zu laufen, brauche ich gar nicht erst rauszugehen«). Zeigen sich derartige Tendenzen, kann der

Aufbau von Aktivitäten gut durch den Einsatz der entsprechenden Materialien aus Modul 3 (und entsprechende Modifikation der Denkverzerrungen) gefördert werden.

Der Einsatz der D-MKT-Materialien in der Einzeltherapie gestaltet sich damit flexibel und kann gut zur Unterstützung typischer KVT-Elemente genutzt werden. Tabelle 4.2 dient der erleichterten Zuordnung zwischen üblichen Therapiezielen der kognitiv-verhaltenstherapeutischen Depressionsbehandlung und den D-MKT-Materialien. Die individuellen Therapieziele ergeben sich aus dem individuellen Störungsmodell der Patient:innen und dem daraus abgeleiteten spezifischen Behandlungsplan.

Tabelle 4.2 Zuordnung zwischen Therapiezielen und D-MKT Materialien

Ziel	Intervention	Modul	Material (Inhalt)
Einsicht in den Zusammenhang zwischen Kognitionen, Emotionen und Verhalten	Psychoedukation zum kognitiven Modell	Einführungsmaterial	Informationsblatt zum D-MKT
Aktivitätsaufbau	Psychoedukation zum Teufelskreis der Depression; Ableitung konkreter, durchführbarer Handlungsschritte	Modul 6	Folien: 51–58 (sozialer Rückzug, Teufelskreis) Folien: 59–63 (Aktivitätsaufbau) Nachbereitung Modul 6
Abbau überhöhter Ansprüche	Abwägen kurz- und längerfristiger Konsequenzen überhöhter Ansprüche	Modul 3	Folien: 20–30 (Kosten-Nutzen-Analyse von überhöhten Ansprüchen) Folien: 40–45 (das richtige Maß finden) Nachbereitung Modul 3
Aufbau von Verstärkerquellen	Vermittlung von ressourcenorientierten Strategien	Modul 4	Folien: 48–50 (Tipps zur Steigerung von Stimmung und Selbstwert) Nachbereitung Modul 4
Aufbau eines konstruktiven Umgangs mit Gedächtnis- und Konzentrationsproblemen	Validieren und Entpathologisieren von subjektiven Gedächtnis- und Konzentrationsproblemen; Psychoedukation zur Subjektivität von Erinnerungen und Fehlerinnerungen; Vermittlung von Strategien zur Verbesserung der Merkfähigkeit	Modul 2	Folien: 6–52 Folien: 68–75 (konkrete Strategien) Nachbereitung Modul 2 (Übungen zum subjektiven Wahrnehmen / Erinnern und zu Fehlerinnerungen)

Tabelle 4.2 (Fortsetzung)

Ziel	Intervention	Modul	Material (Inhalt)
Verbesserung des Zugangs zu positiven Erinnerungen	Psychoedukation zur Stimmungskongruenz von Erinnerungen und Einführung eines Freude-Tagebuches	Modul 2	Folien: 53–67 (Übung und Information) Nachbereitung Modul 2
Aufbau eines bedingungsfreien, nicht an Leistungsnormen orientierten Selbstwertkonzeptes	kognitiver Rückgriff auf vorhandene Ressourcen und deren realistische Einschätzung	Modul 4	Folien: 6–9 (Definition) Folien: 10–19 (direkt und nicht direkt sichtbare Anzeichen von hohem Selbstwert) Folien: 13–14 (Übung zu aufrechter Körperhaltung) Folien: 20–27 (Selbstwertquellen) Folien: 28–32 (Vergegenwärtigen von Stärken) Folien: 33–42 (unfaire Vergleiche mit anderen) Folien: 43–47 (Übung mit vertauschten Buchstaben lesen zur Korrektur von Perfektionismus) Folien: 48–50 (weitere Tipps zur Selbstwertsteigerung) Nachbereitung Modul 4
		Modul 3	Folien: 58–62 (Ablehnung positiver Rückmeldung) Folien: 63–71 (Lob annehmen)
Reduktion von Grübeln	kognitive Umstrukturierung der dysfunktionalen Meta-Annahmen über das Grübeln	Modul 6	Folien: 7–18 (Meta-Annahmen über das Grübeln) Folien: 19–31 (Besonderheiten des Grübelns) Nachbereitung Modul 6
Reduktion dysfunktionaler mentaler Strategien gegen Grübeln und Aufbau von Alternativverhalten	»Experiment« zum Gedankenunterdrücken	Modul 6	Folien: 34–38 (Übung) Nachbereitung Modul 6

Tabelle 4.2 (Fortsetzung)

Ziel	Intervention	Modul	Material (Inhalt)
	Achtsamkeitsübung		Folien: 39–50 (Achtsamkeits-Atemübung) Nachbereitung Modul 6
Verbesserung der sozialen Kompetenz und des Interaktionsverhaltens	Identifikation und Interpretation von Gefühlssignalen bei anderen Menschen	Modul 8	Folien: 6–14 (Emotionsidentifikation) Folien: 16–37 (Einführung der Grundgefühle und Übungen zur Interpretation von Gesichtsausdrücken) Folien: 38–43 (Einfluss der eigenen Stimmung auf die Interpretation der Signale anderer) Nachbereitung Modul 8
	Psychoedukation über Gefühle	Modul 8	Folien: 44–56 (Psychoedukation über Gefühle)
Aufbau funktionaler Kognitionen	Vermittlung von Strategien	Modul 1	Folien: 36–50, Perspektivwechsel, situationsgebundene Aussagen, bewusste Übertreibung

4.3 Diagnostische Instrumente

Der Einsatz der D-MKT-Module in der Einzeltherapie kann neben den in der Anamnese gewonnenen Informationen durch die folgenden Fragebögen unterstützt werden. Der Einsatz der Instrumente eignet sich auch zur Erfolgskontrolle.

Skala dysfunktionaler Einstellungen (DAS)

Die Skala dysfunktionaler Einstellungen (Dyfunctional Attitude Scale, DAS, Hautzinger et al., 1985) misst typische depressiogene Grundüberzeugungen. Die Originalversion der DAS umfasst 40 Items, die funktionale und dysfunktionale Aussagen reflektieren (s. Kasten auf der nächsten Seite). Die Patient:innen werden gebeten, diese Items auf einer siebenstufigen Skala zu bewerten. Ein hoher Fragebogen-Gesamtwert steht für eine hohe Ausprägung dysfunktionaler Einstellungen. Die Reliabilität (interne Konsistenz; Cronbachs Alpha), Validität und Änderungssensitivität der Skala werden als mindestens zufriedenstellend beschrieben (Hautzinger, Joormann & Keller, 2005). Ferner liegen zwei vergleichbare Kurzversionen der DAS mit jeweils 18 Items (DAS-18A und -18B) vor, welche eine gute Vergleichbarkeit zur 40-Item-Version aufweisen (Rojas, Geissner & Hautzinger, 2014).

Übersicht • Beispielitems DAS

- Es ist schwer, glücklich zu sein, wenn man nicht gut aussieht, intelligent, reich oder kreativ ist.
- Fehler zu machen ist gut, dann kann ich daraus lernen. (umkodiert)
- Die Leute denken schlecht über mich, wenn ich einen Fehler mache.
- Wenn man etwas nicht richtig und perfekt tun kann, dann hat es überhaupt keinen Sinn, die Sache anzufangen.
- Wenn ich teilweise versage, dann ist das genauso schlimm, als wenn es ein kompletter Misserfolg wäre.
- Wenn man keinen anderen Menschen hat, der einem eine Stütze ist, dann wird man unweigerlich unglücklich.
- Ich kann glücklich sein, ohne von anderen Personen geliebt zu werden. (umkodiert)

Metakognitionsfragebogen (MFK-30)

Der Metakognitionsfragebogen (MFK-30, Arndt et al., 2011; Wells, 2011; Metacognitions Questionnaire, MCQ-30) misst mit zufriedenstellenden Gütekriterien metakognitive Denkverzerrungen auf den folgenden fünf Subskalen:

(1) Positive Überzeugungen über das Sich-Sorgen-Machen
(2) Negative Überzeugungen über das Sich-Sorgen-Machen hinsichtlich seiner Unkontrollierbarkeit und Gefährlichkeit
(3) (Niedriges) Vertrauen in die eigenen kognitiven Fähigkeiten
(4) Das Bedürfnis, Gedanken zu kontrollieren
(5) Kognitive Selbstaufmerksamkeit (für Beispielitems s. Kasten)

Der MFK-30 repräsentiert die Kurzversion des ursprünglich 65 Items umfassenden Metacognitions Questionnaire (MCQ-65) von Cartwright-Hatton und Wells.

Übersicht • Beispielitems MFK

- **Positive Überzeugungen über das Sich-Sorgen-Machen:** Sorgen-Machen hilft mir, Probleme zu lösen.
- **Negative Überzeugungen über das Sich-Sorgen-Machen hinsichtlich seiner Unkontrollierbarkeit und Gefährlichkeit:** Wenn ich anfange, mir Sorgen zu machen, dann kann ich nicht mehr aufhören.
- **(Niedriges) Vertrauen in die eigenen kognitiven Fähigkeiten:** Ich habe wenig Vertrauen in mein Gedächtnis für Wörter und Namen.
- **Das Bedürfnis, Gedanken zu kontrollieren:** Es ist ein Zeichen von Schwäche, wenn ich meine Gedanken nicht kontrollieren kann.
- **Kognitive Selbstaufmerksamkeit:** Ich beobachte ständig mein Denken und meine Denkprozesse.

Ruminative Responses Scale (RRS)
Die zehn Items umfassende Version der Ruminative Responses Scale (Treynor et al., 2003) misst das Ausmaß von Grübeln im Rahmen depressiver Störungen. Dabei werden die zehn Items (Beispielitem s. Kasten) anhand einer vierstufigen Skala von den Proband:innen beantwortet. Eine Validierung für den deutschen Sprachraum liegt noch nicht vor. Eine Kurzversion der RRS mit nur 8 Items erwies sich als sensitiv bei einer wöchentlichen Messung der intraindividuellen Grübelneigung und sollte zur Erfolgskontrolle in Erwägung gezogen werden (Brose et al., 2020).

4

Übersicht • Beispielitem RRS

Wenn ich mich traurig oder niedergeschlagen fühle ...
... denke ich: »Warum habe ich Probleme, die andere Menschen nicht haben?«

Rosenberg-Self-Esteem-Skala (RSE)
Die Rosenberg-Self-Esteem-Skala (RSE, Rosenberg, 1965) misst mittels zehn Items die Ausprägung des Selbstwertes und kann damit Hinweise für den sinnvollen Einsatz von Modul 4 geben (s. Kasten für Beispielitems). Hohe Fragebogenwerte werden dabei als ein Indiz für einen guten Selbstwert gewertet. Interne Konsistenzen erwiesen sich mit $\alpha > 0{,}8$ als gut für die deutsche Version des Fragebogens (Roth et al., 2008).

Übersicht • Beispielitems RSE

- Alles in allem bin ich mit mir selbst zufrieden.
- Alles in allem neige ich dazu, mich für einen Versager zu halten. (umkodiert)

4.4 Allgemeine praktische Hinweise für die Umsetzung im Einzelsetting

Entscheidet sich ein:e Therapeut:in dafür, ein komplettes Modul mit einem Patienten / einer Patientin durchzuarbeiten, raten wir dazu, die Folien gemeinsam auf einem Computer oder Tablet-PC zu betrachten und die Durchführungshinweise des Gruppentrainings zu beachten. Alternativ zur digitalen Präsentation kann dies auch mithilfe ausgedruckter Folien vorgenommen werden, die Therapeut:in und Patient:in gemeinsam durcharbeiten.

Weit häufiger werden sich Therapeut:innen dafür entscheiden, spezifische Denkverzerrungen und (Teil-)Übungen in der Einzeltherapie herauszugreifen, um diese mit dem / der Patient:in gezielt zu bearbeiten. Dabei können zum einen spezifische Folien oder zum anderen Übungen aus den Nachbereitungsbögen ausgewählt werden. Die Folien können auch wieder am Computerbildschirm oder ausgedruckt bearbeitet werden. Das Vorgehen orientiert sich an der individuellen Arbeitsweise sowie an dem Zeitpunkt, an dem die Materialien eingesetzt werden. So wird zu Beginn der Therapie eine stärker strukturgebende, vermittelnde Therapeut:innenrolle als stimmiger erlebt, als zum Therapieende. Selbstverständlich können Folien des MKT auch mit anderen Therapiemaßnahmen kombiniert werden (z. B. soziales Kompetenztraining).

Anhang

Einfache Atemübung

Informationsblatt

Gruppenregeln

Nachbereitungsbögen 1–8

Literatur

Hinweise zum Trainingsmaterial

Bildnachweis

Einfache Atemübung

Setzen Sie sich in einer entspannten Haltung auf Ihren Stuhl, die Füße etwas auseinander, fest auf dem Boden, die Hände auf den Oberschenkeln, den Rücken gegen die Stuhllehne, die Augen leicht geschlossen. Falls es Ihnen unangenehm ist, die Augen zu schließen, fixieren Sie einen Punkt wenige Meter vor Ihnen auf dem Boden. Balancieren Sie Ihren Kopf leicht auf dem Körper aus, bis er in einer bequemen Lage ist, und beginnen Sie, Ihre Aufmerksamkeit auf Ihren Atem zu lenken.

Kurze Pause (jeweils ca. 10–15 Sekunden)

Beobachten Sie Ihren Atem, wie er einströmt und wieder ausströmt.

Kurze Pause

Vielleicht merken Sie, wie sich beim Einatmen Ihre Brust oder Ihre Bauchdecke hebt und sich beim Ausatmen senkt.

Kurze Pause

Wenn Ihre Gedanken abschweifen oder wenn sich Gedanken aufdrängen, ist das in Ordnung. Nehmen Sie das wahr und probieren Sie ganz sanft mit Ihrer Aufmerksamkeit wieder zu Ihrem Atem zurückzukehren.

Kurze Pause

Richten Sie nun die Aufmerksamkeit auf Ihre Nase und spüren Sie, wie die Atemluft durch Ihre Nase streicht, die unterschiedlichen Empfindungen beim Einatmen und beim Ausatmen. Lassen Sie Ihren Atem frei durch die Nase fließen und richten Sie immer wieder Ihre Aufmerksamkeit auf die Empfindung an der Nase.

Kurze Pause

Vielleicht merken Sie, wie die Luft beim Einatmen etwas kühler ist und beim Ausatmen etwas wärmer wieder ausströmt.

Kurze Pause

Wenn Ihre Gedanken abschweifen oder wenn sich Gedanken aufdrängen, ist das in Ordnung. Nehmen Sie das wahr und probieren Sie ganz sanft mit Ihrer Aufmerksamkeit wieder zu Ihrem Atem zurückzukehren.

Kurze Pause

 © Jelinek • Hauschildt • Moritz, Metakognitives Training bei Depression. Weinheim: Beltz 2023

Probieren Sie, Ihren Atem ganz achtsam wahrzunehmen. Nehmen Sie sich etwas persönliche Zeit, ihn genau zu beobachten.

Pause (1 Minute)

Nehmen Sie sich noch drei Atemzüge Zeit, bevor Sie die Übung beenden und in Ihrem eigenen Tempo wieder in den Raum zurückkehren.

Kurze Pause

Recken und strecken Sie sich und öffnen Sie die Augen.

Informationsblatt

Metakognitives Training bei Depression (D-MKT)

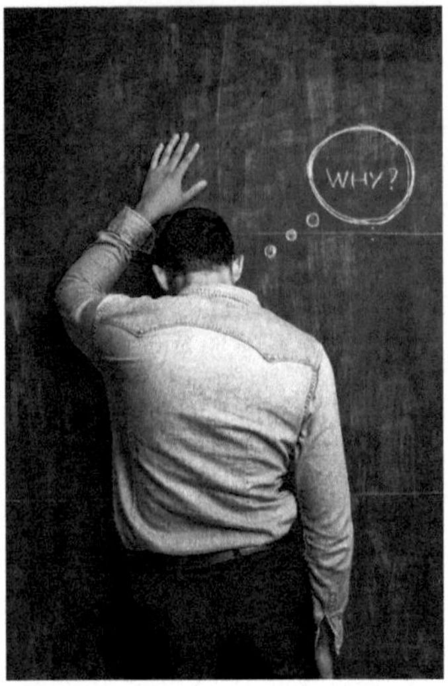

Liebe Patientin, lieber Patient,

das Metakognitive Training bei Depression (D-MKT) ist ein Gruppentraining, das sich speziell an Menschen richtet, die an depressiven Symptomen leiden.

Diese Broschüre soll Ihnen die wichtigsten Informationen zum Inhalt und Ablauf der Gruppe sowie bereits einige Grundlagen des Metakognitiven Trainings bei Depression (D-MKT) vermitteln. Bitte lesen Sie sich das Informationsblatt möglichst bis zur ersten Sitzung durch.

Wann und wo findet die Gruppe statt?

Wann: ....
Wo: ....
Kontaktperson: ....

Worum geht es im Metakognitiven Training?

»Meta« ist das griechische Wort für »oberhalb« oder »über«. »Kognition« kann vereinfacht als »Denken« übersetzt werden. Vereinfacht kann man Metakognition als »das Denken über das Denken« bezeichnen. Im Metakognitiven Training schauen wir uns Denkvorgänge mit einem gewissen Abstand, sozusagen aus einer Satellitenposition, an (Abb. 1). Dabei beschäftigen wir uns vor allem mit den Denkmustern, die bei der Entstehung und Aufrechterhaltung von Depression eine Rolle spielen.

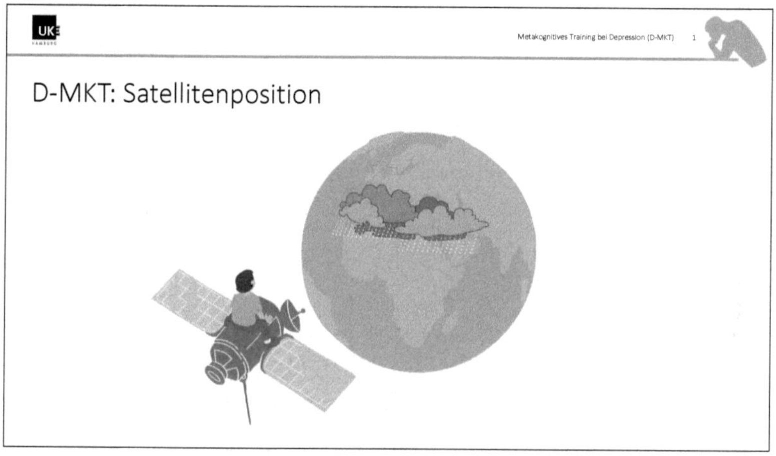

Abbildung 1 Blick aus der Satellitenposition

Was hat das Denken mit Depression zu tun?

Zur Veranschaulichung, wie das Denken mit depressiven Gefühlen und auch depressivem Verhalten zusammenhängt, möchten wir Ihnen ein Beispiel geben:

Stellen Sie sich vor, jemand wird von einem guten Freund am Geburtstag nicht angerufen. Die emotionale Reaktion ist vermutlich sehr individuell: Eine Person reagiert wütend, die andere gelassen, die nächste ängstlich oder traurig (Abb. 2).

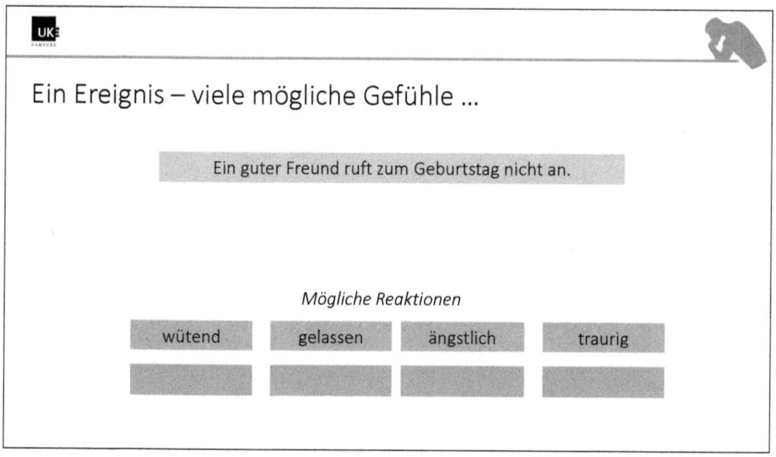

Abbildung 2 Vier unterschiedliche Gefühlsreaktionen auf dieselbe Situation

Was glauben Sie, wie verhält sich wohl die Person, die wütend ist? Möglicherweise schreibt sie eine böse E-Mail oder beschließt, den Kontakt abzubrechen. Wie könnten sich Personen verhalten, die hingegen gelassen, ängstlich oder traurig reagieren?

Die Person, die gelassen reagiert, feiert wahrscheinlich ungestört ihren Geburtstag, während die Person, die ängstlich reagiert, vielleicht beginnt, sich Sorgen zu machen, dass etwas mit der Person passiert ist. Die Person, die traurig reagiert, weint vielleicht und beginnt zu grübeln, ob sie dem Freund bzw. der Freundin nichts mehr bedeutet (Abb. 3).

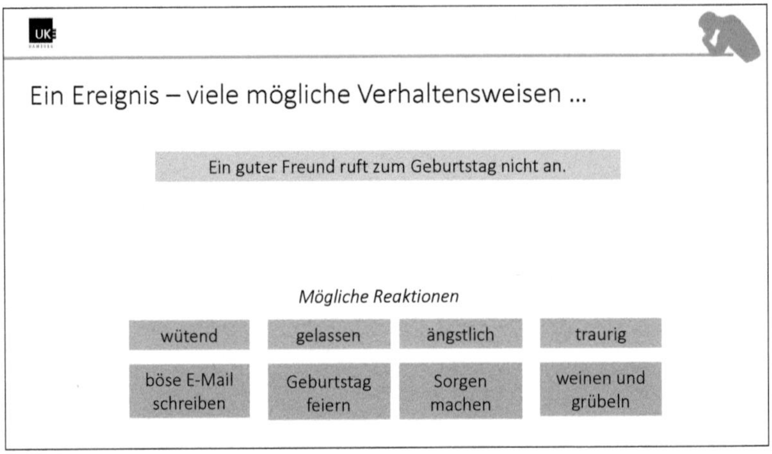

Abbildung 3 Vier unterschiedliche Gefühls- und Verhaltensreaktionen auf dieselbe Situation

Wie kommt es, dass Personen auf ein und dasselbe Ereignis mit so unterschiedlichen Gefühlen und entsprechend unterschiedlichem Verhalten reagieren? Woran könnte das liegen? Verschiedene Personen bewerten ein und dieselbe Situation auf unterschiedliche Art und Weise und unterscheiden sich auch darin, was sie daraus schlussfolgern (Abb. 4).

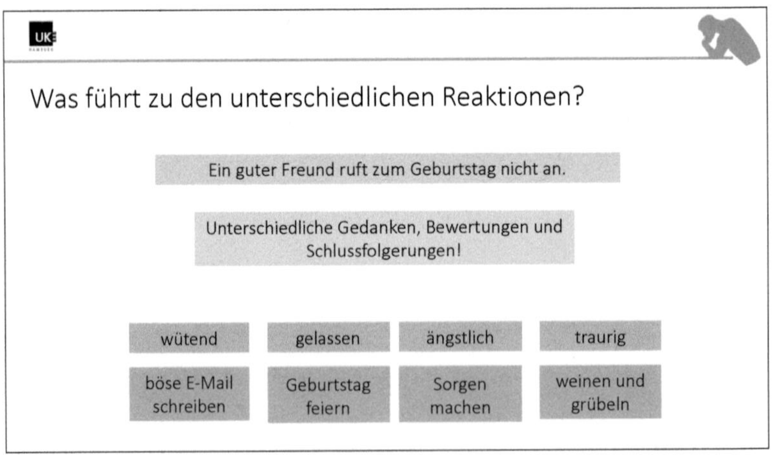

Abbildung 4 Unterschiedliche Gedanken, Bewertungen und Schlussfolgerungen können zu unterschiedlichen Gefühlen und Verhaltensweisen führen

 © Jelinek • Hauschildt • Moritz, Metakognitives Training bei Depression. Weinheim: Beltz 2023

Was könnte z. B. eine Person denken, die in der Situation wütend ist? Was könnte jemand denken, der gelassen, ängstlich oder traurig ist (Abb. 5)?

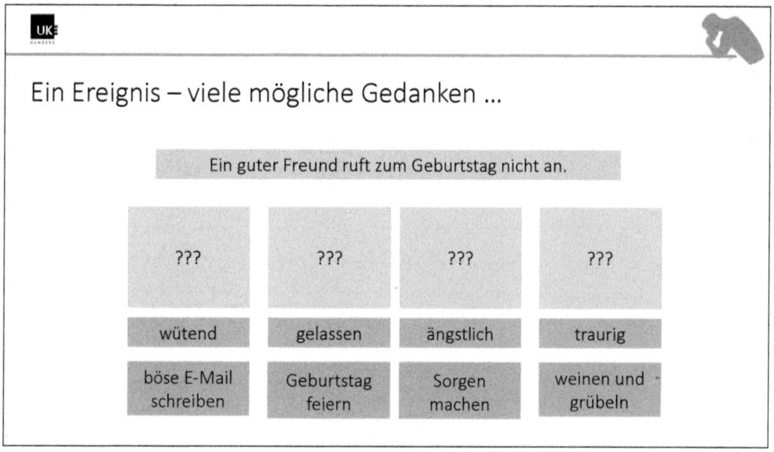

Abbildung 5 Welche Gedanken könnten zu der jeweiligen Reaktion passen?

Die wütende Person denkt vielleicht: »Dieser Blödmann denkt immer nur an sich selbst und nie an andere. Mit dem will ich nicht mehr befreundet sein. Das war's.« Wohingegen die Person, die gelassen reagiert, wahrscheinlich denkt, dass es eine einfache Erklärung geben wird: »Vielleicht war der Akku seines Telefons leer, er hat seinen Kalender verlegt, er ist im Urlaub oder im Stress«. Die Person, die ängstlich reagiert, denkt womöglich: »Es muss irgendetwas Schlimmes passiert sein!« und die Person, die traurig wird, denkt vielleicht »Er hat mich vergessen, weil ich ihm nicht wichtig bin« (Abb. 6).

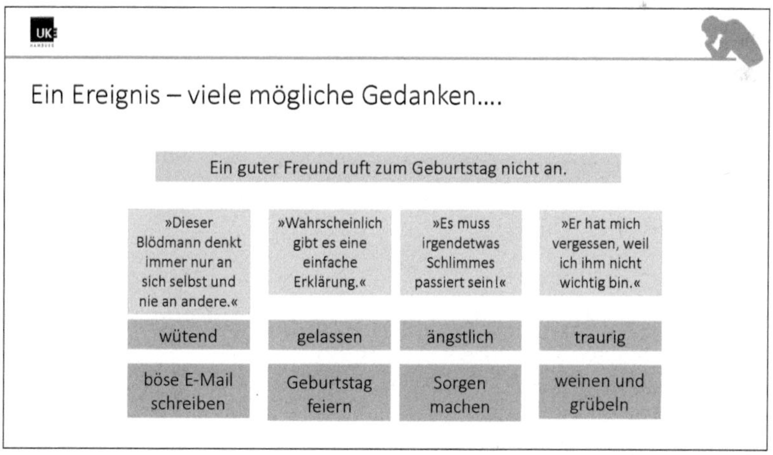

Abbildung 6 Vier mögliche Gedanken, Gefühle und Verhaltensweisen auf dieselbe Situation

Insgesamt beeinflussen unsere Bewertungen, wie wir uns fühlen und uns verhalten. Andersherum beeinflussen unsere Gefühle auch unsere Gedanken. So fällt es den meisten Menschen schwerer, positive, freudige Gedanken zu haben, wenn sie gerade in negativer, trauriger Stimmung sind. Eine negative Stimmung führt wiederum dazu, dass wir vermehrt negative Gedanken haben. Auch unser Verhalten kann unsere Gedanken beeinflussen: Häufig gehen z. B. angenehme Tätigkeiten mit eher positiven Gefühlen einher. Gefühle, Gedanken und Verhalten beeinflussen sich gegenseitig (Abb. 7).

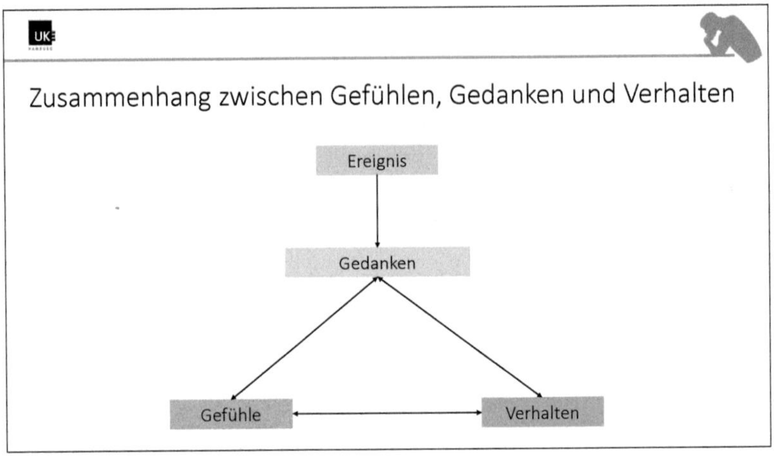

Abbildung 7 Wechselseitiger Zusammenhang zwischen Gedanken, Gefühlen und Verhalten

Was uns in einer Situation für Gedanken in den Kopf schießen, hat viel damit zu tun, wie wir gewohnt sind, zu denken, unserem sogenannten »Denkstil«. Darüber hinaus wird unser Denken von bestimmten »Grundüberzeugungen« geprägt, die wir über unsere Lebensspanne entwickeln (z. B. »Ich muss perfekt sein«, »Ich darf keinen Fehler machen«, Abb. 8).

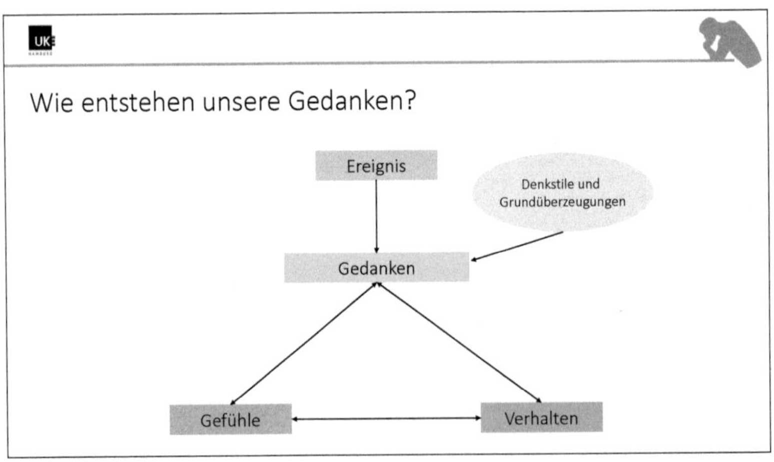

Abbildung 8 Gedanken werden von Denkstilen und / oder Grundüberzeugungen beeinflusst

Generell können Denkstile und/oder Grundüberzeugungen verzerrt, einseitig und nicht an der Realität orientiert sein (Abb. 9). Wir sprechen dann von Denkverzerrung.

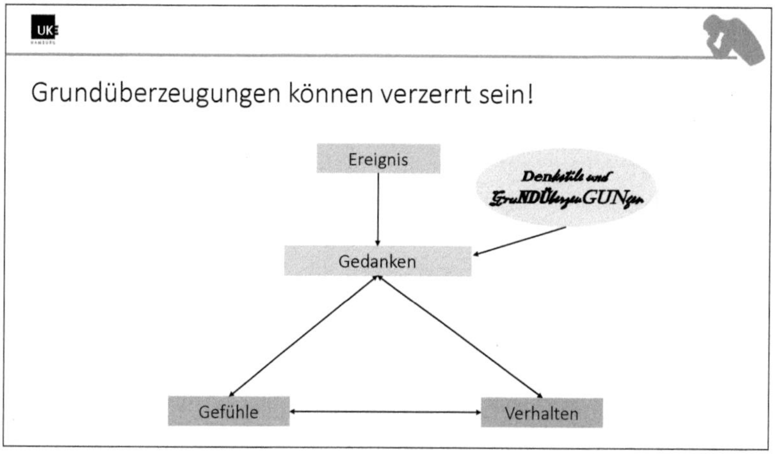

Abbildung 9 Denkstile und/oder Grundüberzeugungen können verzerrt sein

Bei Depression konnten eine ganze Reihe von Denkverzerrungen identifiziert werden, die an der Entstehung und Aufrechterhaltung der Störung beteiligt sind. Das D-MKT vermittelt Wissen über diese depressionstypischen Denkverzerrungen. Wir betrachten im Training gemeinsam, wie Denkverzerrungen im Alltag wirken und wie sie erkannt und verändert werden können. Darüber hinaus werden Strategien und Annahmen behandelt, die auf lange Sicht eine Depression verstärken. Folgende Themen erwarten Sie in den insgesamt acht D-MKT-Sitzungen: Denken und Schlussfolgern, Gedächtnis, Selbstwert, Wahrnehmung von Gefühlen und depressionstypisches Verhalten (z. B. sich zurückziehen, Grübeln). Jede zweite Sitzung beschäftigt sich mit dem Denken und Schlussfolgern und depressionstypischen Denkverzerrungen, wie z. B. geistiger Filter (Überbetonung einzelner negativer Aspekte) oder Abwehr des Positiven (positive Erfahrungen oder Lob nicht annehmen). In den anderen vier Sitzungen beschäftigen wir uns mit den anderen Themen (Gedächtnis, Selbstwert, Wahrnehmung von Gefühlen und depressions-typischem Verhalten).

Wir freuen uns, Sie in der nächsten Sitzung zum Metakognitiven Training begrüßen zu dürfen! Bitte beachten Sie dabei auch das Merkblatt zu den Gruppenregeln. Sollten Sie noch Fragen zu dieser Broschüre haben, beantworten die Therapeuten und Therapeutinnen diese gern.

Gruppenregeln

für das Metakognitive Training bei Depression (D-MKT)

(1) Bitte kommen Sie pünktlich, damit wir gemeinsam beginnen können.

(2) Teilnehmende und die Gruppenleitung verpflichten sich, über persönliche Informationen Stillschweigen gegenüber Außenstehenden zu bewahren: Alles was in der Gruppe besprochen wird, bleibt auch in der Gruppe!

(3) Jeder hat das Recht zu reden oder zu schweigen! Jeder kann also selbst bestimmen, was, wie viel und wann sie oder er erzählen möchte!

(4) Bitte gehen Sie respektvoll miteinander um und respektieren Sie andere Meinungen! Wenn Sie Kritik üben wollen, beziehen Sie sich auf das Verhalten, nicht auf den Menschen.

(5) Bitte hören Sie zu und lassen Sie Andere ausreden!

(6) Bitte sprechen Sie möglichst in der Ich-Form! (»ich« statt »man«)

(7) Scheuen Sie sich nicht, Fehler zu machen. Im D-MKT sind Fehler willkommen, denn aus Fehlern lernen wir!

(8) Wer aufgrund einer anderen Verpflichtung das Training nicht besuchen kann oder es früher verlassen muss, teilt dies bitte vor der Sitzung der Gruppenleitung mit!

(9) In Fällen von Krisen (dies gilt vor allem für ambulante Teilnehmende) oder bei offenen Fragen melden Sie sich bitte nach der Sitzung bei Ihrer Gruppenleitung.

 © Jelinek • Hauschildt • Moritz, Metakognitives Training bei Depression. Weinheim: Beltz 2023

Modul 1 – Denken und Schlussfolgern 1

Warum beschäftigen wir uns mit »Denken und Schlussfolgern« bei Depression?

- In Deutschland erkrankt jeder fünfte Mensch mindestens einmal im Leben an einer Depression.
- Bei vielen Menschen mit Depressionen zeigen sich Besonderheiten in der Art und Weise, Informationen zu verarbeiten.
- Diese depressiven Denkmuster sind häufig sehr einseitig und werden auch »Denkverzerrungen« genannt. Sie können zur Entstehung oder Aufrechterhaltung von Depressionen beitragen.

Denkverzerrung 1: Geistiger Filter

»Geistiger Filter« oder auch das »Haar in der Suppe suchen« – Was ist damit noch mal gemeint?

- Herausfiltern einzelner negativer Details und deren ausschließliche Beachtung.
- Die gesamte Sicht der Realität ist verdunkelt, wie ein Tropfen Tinte, der ein Glas Wasser trübt.

Achten Sie in der nächsten Woche auf Situationen, in denen Sie die Realität durch einen »geistigen Filter« wahrnehmen und beschreiben Sie eine dieser Situationen beispielhaft auf den folgenden Seiten. Das bereits ausgefüllte Beispiel ist dabei als Anregung gedacht.

Beispiel

»Während Sie sich an einer Gruppensitzung beteiligen, hören viele Personen zu; eine Teilnehmerin gähnt und schließt die Augen.«
Geistiger Filter: »Ich langweile die Leute; mein Beitrag ist uninteressant.«

Ihre Situation:

....

....

Ihr »geistiger Filter«:

....

....

Welche Konsequenzen hatte der geistige Filter, also wie beeinflusste er Ihre Gefühle und Ihr Handeln?

Beispiel

»Ich fühle mich schlecht, mein Selbstvertrauen ist im Eimer. Ich beteilige mich vermutlich nicht mehr.«

Bezogen auf Ihre Situation:

....

....

....

Ist dieser Gedanke gerechtfertigt? NEIN! Daher: Was könnte ein hilfreicher alternativer Gedanke sein?

Beispiel

»Einige Personen haben zugehört und sind auf meinen Beitrag eingegangen. Vielleicht fühlt sich nicht jede Person angesprochen. Die Frau, die gegähnt hat, war vielleicht müde und hatte selber keinen guten Tag. Ich kann nicht erwarten, dass jeder Mensch begeistert ist.«

Bezogen auf Ihre Situation?

....

....

....

 © Jelinek • Hauschildt • Moritz, Metakognitives Training bei Depression. Weinheim: Beltz 2023

Modul 1 – Denken und Schlussfolgern 1

Welche Konsequenzen hat dieser alternative Gedanke für Ihr Fühlen und Handeln?

Beispiel

»Ich ärgere mich möglicherweise kurz über die Frau. Ich komme mit den anderen Personen ins Gespräch. Ich bin zufrieden mit mir und beteilige mich auch zukünftig wieder.«

Bezogen auf Ihre Situation:

....

....

Wenn bei der von Ihnen erlebten Situation auch vertraute Menschen anwesend waren: Finden Sie heraus, ob andere Menschen genauso denken wie Sie, indem Sie eine der vertrauten Personen fragen, wie er / sie die Situation bewertet.

Beispiel

»Eine Frau hat während der Gruppensitzung gegähnt und die Augen geschlossen. Was denkst du, warum könnte sie gegähnt und die Augen geschlossen haben?«

Wer war in der von Ihnen erlebten Situation anwesend? Was könnten Sie die Person fragen?

....

....

Was könnte die Person antworten? (Manchmal reicht es, Personen »im Geiste« zu befragen.)

....

....

© Jelinek • Hauschildt • Moritz, Metakognitives Training bei Depression. Weinheim: Beltz 2023

Denkverzerrung 2: Übertriebene Verallgemeinerung

»Übertriebene Verallgemeinerung« – Was ist damit noch mal gemeint?

- Ein einzelnes negatives Ereignis wird als Teil einer andauernden Misserfolgsserie angesehen.
- Bei Beschreibung solcher Begebenheiten werden häufig Worte wie »immer« oder »niemals« verwendet.

Achten Sie in der nächsten Woche auf Situationen, in denen Sie übertriebene Verallgemeinerungen vornehmen, und versuchen Sie, zu einer hilfreicheren Bewertung zu gelangen.

Folgende Beispiele sollen Ihnen dabei eine Unterstützung sein:

Beispiel

Wenn Sie den Geburtstag einer Freundin vergessen haben, versuchen Sie, anstatt einer Verallgemeinerung wie:
»Nie kann ich mir etwas merken. Ich bin eine schlechte Freundin.«

… eine konkrete, situationsgebundene Aussage zu machen, zum Beispiel:
»Ich habe in diesem Jahr den Geburtstag vergessen. Das ist unangenehm, ich kann ihr aber auch verspätet von ganzem Herzen gratulieren!«

In welcher Situation haben Sie die Worte »immer« oder »nie« verwendet?

....

....

....

Was wäre in Ihrer Situation eine konkretere, situationsgebundene Aussage?

....

....

....

 © Jelinek • Hauschildt • Moritz, Metakognitives Training bei Depression. Weinheim: Beltz 2023

Beispiel

Wenn Ihnen ein Gericht misslingt, versuchen Sie, anstatt einer negativen Vorhersage wie:
»Ich werde nie lernen, richtig zu kochen. Es ist hoffnungslos.«

… im Hier und Heute zu bleiben:
»Heute hat es nicht geklappt. Das ist ärgerlich, heißt aber nicht, dass es mir auch in Zukunft nicht gelingen wird.«

In welchen Situationen sagen Sie eine negative Zukunft voraus? (s. auch Modul 7, voreiliges Schlussfolgern)

....

....

....

Was wäre in Ihren Situationen eine Aussage im Hier und Heute?

....

....

....

Beispiel

Es gelingt Ihnen nicht, ein Regal zusammenzubauen. Anstatt mit sich selbst hart ins Gericht zu gehen wie
»Ich bin eine Niete, nichts kann ich richtig.«

… wechseln Sie die Perspektive und überlegen Sie, was Sie einem guten Freund oder einer guten Freundin sagen würden, zum Beispiel:
»Es ist auch wirklich schwierig, dieses Regal alleine zusammenzubauen, und die Bauanleitung ist sehr schwer nachzuvollziehen.«

© Jelinek • Hauschildt • Moritz, Metakognitives Training bei Depression. Weinheim: Beltz 2023

Wann sind Sie mit sich selbst hart ins Gericht gegangen?

....

....

....

Was würden Sie einem guten Freund oder einer guten Freundin in der gleichen Situation sagen?

....

....

....

Beispiel

Ein einzelner negativer Aspekt eines Ereignisses stellt für Sie alles Positive in den Schatten.

Situation: Sie haben Ihren Weihnachtsbaumschmuck in diesem Jahr selbst gebastelt. Ein Strohstern ist missraten.

Sie sagen sich: »Ich bin eine Niete, nichts kann ich richtig. Das Weihnachtsfest ist ruiniert.«

Bewusste Übertreibung:
Steigern Sie das Szenario ins Absurde, schmücken Sie es nach Möglichkeit sogar witzig aus! Nehmen Sie Ihre eigene Denkverzerrung ein wenig auf die Schippe. Dies kann helfen, Abstand zu gewinnen:

Ein Bekannter entdeckt den missratenen Strohstern. Er ist begeistert von dem kreativen Umgang mit »traditionellem Brauchtum«, er regt eine Serienproduktion an. Ihre Strohsterne kommen in Mode und ganz Deutschland wird mit den missratenen Strohsternen geschmückt.

 © Jelinek • Hauschildt • Moritz, Metakognitives Training bei Depression. Weinheim: Beltz 2023

Ihr eigenes Beispiel:

....

....

....

Bewusste Übertreibung bezogen auf Ihr eigenes Beispiel:

....

....

....

Weitere Umsetzung

Achten Sie auf Situationen, in denen es Ihnen auf Anhieb gelang, eine hilfreiche Bewertung vorzunehmen, und belohnen Sie sich dafür!

Falls Ihnen das noch nicht auf Anhieb gelingt, ist das in Ordnung. Sie können sich diese Aufgabe auch für später, zum Beispiel nach Beendigung des Trainings, aufheben.

Beispiel

Sie haben ein Fremdwort falsch benutzt und konnten sich sagen:
»Ein Wort falsch zu benutzen hat nichts mit meiner Intelligenz zu tun, das kann jedem passieren.«

Belohnung:
»Ich habe mir mit einer Tasse meines Lieblingstees eine halbe Stunde Ruhe auf dem Balkon gegönnt.«

Ihre eigene Situation:

....

....

....

Ihre Belohnung:

....

....

Übersicht • Zusammenfassung der Lernziele

- Achten Sie im Alltag auf die besprochenen depressiven Bewertungen (»geistiger Filter«, »übertriebene Verallgemeinerung«)!
- Ziehen Sie hilfreichere Bewertungen heran, zum Beispiel:
  - Vermeiden Sie Verallgemeinerungen (z. B. nie, immer). Machen Sie konkrete, situationsgebundene Aussagen, die sich auf das Hier und Jetzt beziehen!
  - Nehmen Sie einen Perspektivwechsel vor (»Was würde ich einem guten Freund oder einer guten Freundin sagen, dem das Gleiche oder etwas Ähnliches passiert ist?«).
  - Gewinnen Sie Abstand, indem Sie Ihre Bewertung bewusst übertreiben (Szenario ins Groteske steigern / witzig ausschmücken).
  - Überprüfen Sie die Realität, indem Sie andere nach ihrer Einschätzung und Wahrnehmung fragen.

Notizen

Raum für offene Fragen, Probleme, die aufgetaucht sind, oder Erfahrungen, über die Sie in der nächsten Sitzung berichten möchten:

....

....

....

....

....

 © Jelinek • Hauschildt • Moritz, Metakognitives Training bei Depression. Weinheim: Beltz 2023

Andere Notizen:

App

Wenn Ihnen die Bearbeitung der Nachbereitungsbögen schwerfällt oder Sie sich noch zusätzliche Unterstützung wünschen, können Sie sich begleitend zum D-MKT die kostenlose COGITO-App herunterladen. Die App schlägt Ihnen täglich, je nach ausgewählten Paketen, 1–2 Übungen vor. Die Übungen können Sie nach Belieben anpassen und als Favoriten speichern, sofern sie Ihnen gefallen. Sie können in der »Bibliothek« jederzeit nach weiteren Übungen stöbern. Begleitend zum D-MKT empfehlen wir Ihnen besonders die Übungen aus der Kategorie »Selbstwert und Stimmung«.

Hier geht's zur App:

App Store und das Apple-Logo sind Marken von Apple Inc.

Google Play und das Google Play-Logo sind Marken von Google LLC.

Modul 2 – Gedächtnis

Warum beschäftigen wir uns mit dem Gedächtnis bei Depression?

- Viele Menschen mit Depression klagen über Konzentrations- und Gedächtnisprobleme.
- Eine verminderte Konzentrationsfähigkeit ist sogar ein mögliches Symptom bei Depression.

Ist es theoretisch möglich, sich an alles zu erinnern?

- **Nein!** Die Speicherungsfähigkeit unseres Gedächtnisses ist begrenzt!
- Im Durchschnitt können nur ungefähr 60 % der Informationen einer Geschichte aktiv wiedergegeben werden (40 % nicht!).
  - Vorteil: Unser Gehirn wird nicht mit Nebensächlichkeiten überstrapaziert, aber …
  - Nachteil: … viele wichtige Erinnerungen gehen ebenfalls verloren (Termine, Urlaubserinnerungen, Schulwissen etc.).

Gedächtnis & Konzentration

- Unsere Aufmerksamkeit funktioniert ähnlich einem Scheinwerfer, der nur ein Objekt zur gleichen Zeit auf der Bühne beleuchten kann.
- Wir können uns nur an Dinge richtig erinnern, auf die wir vorher unsere Aufmerksamkeit gerichtet haben!
- Es ist unmöglich, unsere Aufmerksamkeit auf alle Informationen in unserer Umgebung gleichzeitig zu richten.
- Wie gut wir uns Dinge merken können, hängt auch davon ab, wie gut wir uns in dem Moment konzentrieren und worauf wir uns konzentrieren.

Wie kommt es zu Konzentrations- und Gedächtnisproblemen bei Depression?

- Bei starker Grübelneigung beanspruchen die kreisenden Gedanken oft die ganze Aufmerksamkeit.
- Es ist kaum noch Aufmerksamkeitskapazität übrig, die auf andere (wichtige) Dinge in der Umgebung gerichtet werden kann. Der Scheinwerfer ist quasi »nach innen« gerichtet.
- Als Folge können sich Betroffene später an manche Details in der Umgebung kaum erinnern.

Eine häufige Angst: Bekomme ich Alzheimer?

- **Nein!** Gedächtnisprobleme im Rahmen einer Depression sind erklärbar!
- Sie hängen eher mit einer verringerten Informationsaufnahme als mit »Vergessen« zusammen und sind geringer als bei einer Alzheimer-Demenz.

© Jelinek • Hauschildt • Moritz, Metakognitives Training bei Depression. Weinheim: Beltz 2023

Modul 2 – Gedächtnis

- Auch die mit einer Depression häufig verbundene geringe Motivation, Lustlosigkeit und Antriebslosigkeit erklären eine verringerte Informationsaufnahme.
- Häufig sind die Gedächtnisprobleme bei Depression subjektiv, eine Folge perfektionistischer Ansprüche und können in Tests nicht immer nachgewiesen werden.
- Nimmt das Grübeln / die Depression ab, können Betroffene ihre Aufmerksamkeit auch wieder anderen Dingen zuwenden und sich an diese erinnern.

Sehen und erinnern wir alle dasselbe?

- **Nein,** jeder Mensch nimmt Dinge anders wahr!
- Generell richten wir unsere Aufmerksamkeit vor allem auf Informationen, die persönlich bedeutsam sind, z. B. weil sie zu unserer aktuellen Stimmungslage passen.
- Studien zeigen, dass unsere aktuelle Stimmungslage beeinflusst, auf welche Art von Erinnerungen wir Zugriff haben.

Probieren Sie Folgendes aus:

Spielen Sie »Ich sehe was, was du nicht siehst« mit Freunden, z. B. während eines Cafébesuchs. Sie werden sehen, dass jeder auf andere Dinge achtet.

Fehlerinnerungen

- Nicht alles, woran wir uns erinnern, hat sich genau so abgespielt.
- Unser Gedächtnis funktioniert nicht wie eine »Videokamera«, die alles im Detail aufzeichnet.
- Unser Kopf ergänzt und vermischt aktuelle Eindrücke durch frühere, ähnliche Ereignisse. Vieles ergänzen wir durch »Logik« (erinnern Sie sich an Beispiele aus der Sitzung).

Erinnerungen und Depression

- Depressive Stimmung führt oft dazu, dass vor allem negative Ereignisse erinnert werden – angenehme oder neutrale Ereignisse werden nicht so leicht erinnert.
- Ereignisse werden also nicht durch eine rosa-rote, sondern vielmehr durch eine graue Brille erlebt und erinnert!
- **Beispiel:** Im Konzert räuspert sich ein Mann des Öfteren. Im Nachhinein wird nur noch die Störung erinnert, nicht aber die schöne Musik!

© Jelinek • Hauschildt • Moritz, Metakognitives Training bei Depression. Weinheim: Beltz 2023

Fehlerinnerungen und Depression

- Die emotionale Einfärbung betrifft auch Fehlerinnerungen!
- Dies kann eine realistische Sicht der Umwelt erschweren und eine depressive Bewertung begünstigen (d. h. zusätzliche »Beweise« im Sinne einer depressiven Verarbeitung liefern).

Heißt das, ich kann meiner Erinnerung nicht mehr trauen?

- **Nein!** Fehlerinnerungen sind normal und betreffen alle Menschen.
- Ziehen Sie aber in Erwägung, dass Sie sich (wie alle Menschen!) irren können, weil das Gedächtnis keine Videokamera ist.
- Beachten Sie bei negativen Situationen, dass diese vielleicht durch eine graue Brille erinnert werden.
- Trainieren Sie im Alltag, sich öfter an positive Ereignisse zu erinnern, und führen Sie z. B. ein Freude-Tagebuch, in dem Sie jeden Abend freudige Ereignisse des Tages aufschreiben.

Was hilft bei Gedächtnisproblemen im Alltag?

(1) Versuchen Sie, möglichst viel Struktur in Ihren Tagesablauf zu bringen. Je routinierter Sie handeln, desto geringer ist das Risiko, etwas zu vergessen.

(2) Es ist ebenfalls hilfreich, eine größtmögliche »äußere Ordnung« zu halten. Sie finden Gegenstände eher wieder und erinnern sich besser, wenn die Dinge einen festen Platz haben.

(3) Heften Sie sich wichtige Notizen an dafür sinnvolle Orte (z. B. Medikamenteneinnahme an den Kühlschrank oder Badezimmerspiegel; mitzunehmende Unterlagen an die Wohnungstür etc.).

(4) Nutzen Sie einen Terminkalender und Erinnerungshilfen (z. B. von Handys oder E-Mail-Programmen).

(5) Gewöhnen Sie sich an, Dinge zu notieren (z. B. digital oder in einem Notizbuch).

(6) Wenn Sie unterwegs sind, sich eine Idee merken möchten, aber keine Möglichkeit haben, diese zu notieren, versuchen Sie diese zu verankern, indem Sie die Idee mit einem Gegenstand verknüpfen (z. B. wie der berühmte »Knoten ins Taschentuch«).

(7) Je mehr Sinne und Prozesse am Lernvorgang beteiligt sind, desto höher ist die Behaltensleistung. Nutzen Sie daher viele »Kanäle« wie Hören, Sehen, Diskutieren und Anwenden.

Eigene Nachbereitungen:

Auf den folgenden Seiten finden Sie Anregungen, wie Sie das Gelernte in diesem Modul in Ihrem Alltag umsetzen können. Sie können die bereits ausgefüllten Beispiele verwenden oder sich eigene überlegen.

 © Jelinek • Hauschildt • Moritz, Metakognitives Training bei Depression. Weinheim: Beltz 2023

Konzentration

Was kann ich tun, damit mir das Konzentrieren leichter fällt?

Beispiel

»Nur eine Aufgabe zur gleichen Zeit machen, z. B. beim Lesen den Fernseher ausschalten.«

Was ich tun möchte und wann ich es **konkret** (Tag, Uhrzeit) umsetzen möchte:

....

....

....

Was kann ich tun, um meine Aufmerksamkeit für schöne Dinge zu schärfen?

Beispiel

»Auf einem Spaziergang die Dinge um mich herum bewusst wahrnehmen und versuchen, das Positive, das mir ins Auge fällt, besonders einzuprägen.«

Was ich tun möchte und wann ich es **konkret** (Tag, Uhrzeit) umsetzen möchte:

....

....

....

© Jelinek • Hauschildt • Moritz, Metakognitives Training bei Depression. Weinheim: Beltz 2023

Gedächtnis

Welche (der vorgestellten) Gedächtnisstützen möchte ich in dieser Woche ausprobieren (s. o.: »Was hilft bei Gedächtnisproblemen im Alltag?«)?

Beispiel

»Einen festen Ort in der Wohnung für den Haustürschlüssel bestimmen, z. B. den Schlüssel in der Haustür stecken lassen.«

Was möchte ich ausprobieren?

....

....

....

Welche Strategie möchte ich ausprobieren, um mir Dinge auch ohne Gedächtnisstütze merken zu können?

Beispiel

»Ich habe einen interessanten Artikel gelesen und um das Gelesene besser zu verankern, suche ich mir zusätzliche Informationen, z. B. im Internet oder ich erzähle einem Freund das Gelesene.«

Welche Strategie möchte ich wann **konkret** (Tag, Uhrzeit) ausprobieren:

....

....

....

© Jelinek • Hauschildt • Moritz, Metakognitives Training bei Depression. Weinheim: Beltz 2023

Gedächtnis und Stimmung

Was kann ich tun, um meine Erinnerung an positive Ereignisse zu verbessern?

> **Beispiel**
>
> »Ich führe ein Freude-Tagebuch, in das ich jeden Abend nach dem Essen positive Erlebnisse eintrage.«

Was ich tun möchte und wann ich es **konkret** (Tag, Uhrzeit) machen möchte:

....

....

....

Welche Vorbereitungen muss ich dafür treffen und wann möchte ich dies konkret tun?

> **Beispiel**
>
> »Ich brauche ein schönes Schreibheft und einen Stift. Beides werde ich mir morgen Nachmittag kaufen.«

Bezogen auf Ihr Beispiel:

....

....

....

Übersicht • Zusammenfassung der Lernziele

- Gedächtnisprobleme bei Depressionen sind erklärbar und z. T. auf andere Probleme rückführbar (z. B. Konzentrationsprobleme; häufige Grübeleien).
- Anders als bei Demenzerkrankungen sind die Konzentrations- und Gedächtnisprobleme bei Depression weniger schwerwiegend und bessern sich zumeist wieder, wenn die Depression behandelt wird.
- Generell können unsere Erinnerungen trügen! Unser Gedächtnis ist anfällig für Verzerrungen. Diese sind vor allem auch von unserer Stimmung abhängig.
- Benutzen Sie in Zeiten der Depression Gedächtnisstützen (Kalender; Post-its) und führen Sie ein Freude-Tagebuch.
- Nobody's perfect: Wir alle vergessen Dinge. Das ist normal und manchmal auch gut so!

Notizen

Raum für offene Fragen, Probleme die aufgetaucht sind, oder Erfahrungen, über die Sie in der nächsten Sitzung berichten möchten:

....

....

....

....

....

Andere Notizen:

....

....

....

....

....

 © Jelinek • Hauschildt • Moritz, Metakognitives Training bei Depression. Weinheim: Beltz 2023

App

Wenn Ihnen die Bearbeitung der Nachbereitungsbögen schwerfällt oder Sie sich noch zusätzliche Unterstützung wünschen, können Sie sich begleitend zum D-MKT die kostenlose COGITO-App herunterladen. Die App schlägt Ihnen täglich, je nach ausgewählten Paketen, 1–2 Übungen vor. Die Übungen können Sie nach Belieben anpassen und als Favoriten speichern, sofern sie Ihnen gefallen. Sie können in der »Bibliothek« jederzeit nach weiteren Übungen stöbern. Begleitend zum D-MKT empfehlen wir Ihnen besonders die Übungen aus der Kategorie »Selbstwert und Stimmung«.

Hier geht's zur App:

App Store und das Apple-Logo sind Marken von Apple Inc.

Google Play und das Google Play-Logo sind Marken von Google LLC.

Modul 3 – Denken und Schlussfolgern 2

Warum beschäftigen wir uns mit »Denken und Schlussfolgern« bei Depression?

- In Deutschland erkrankt jeder fünfte Mensch mindestens einmal im Leben an einer Depression.
- Bei vielen Menschen mit Depressionen zeigen sich Besonderheiten in der Art und Weise, Informationen zu verarbeiten.
- Diese depressiven Denkmuster sind häufig sehr einseitig und werden auch »Denkverzerrungen« genannt. Sie können zur Entstehung oder Aufrechterhaltung von Depressionen beitragen.

Denkverzerrung 1: »Sollte-Aussagen«

»Sollte-Aussagen« oder auch der »überhöhte Anspruch an sich selbst« – Was ist damit noch mal gemeint?

- Versuch, sich selbst durch »man sollte«, »man müsste«, »man darf nicht« anzutreiben.
- Rigide Regeln und Normen aufstellen, die keine Abweichung erlauben!

Kennen Sie das? Achten Sie in der nächsten Woche auf Situationen, in denen Sie überhöhte Ansprüche an sich stellen. Das bereits ausgefüllte Beispiel ist als Anregung gedacht:

Beispiel

»Man sollte bei einem Termin immer pünktlich sein.«

Kennen Sie das von sich? Welche überhöhten Ansprüche haben Sie an sich?

....

....

....

 © Jelinek • Hauschildt • Moritz, Metakognitives Training bei Depression. Weinheim: Beltz 2023

Warum glauben Sie, ist es wichtig, diesen Anspruch immer einzuhalten?

Beispiel

»Es gehört sich einfach nicht, zu spät zu kommen. Es ist unhöflich, Menschen warten zu lassen. Sie könnten denken, sie wären mir nicht wichtig, oder sie könnten mich für unorganisiert, rücksichtslos oder unzuverlässig halten.«

Bezogen auf Ihre Ansprüche, warum glauben Sie, ist es für Sie wichtig, diese immer einzuhalten?

....

....

....

Welchen Nutzen und welche Kosten haben überhöhte Ansprüche?

Beispiel

Nutzen:
»Ich werde als sehr zuverlässig wahrgenommen und bekomme Anerkennung dafür. Ich genieße es, dass die anderen der Meinung sind, sich auf mich verlassen zu können.«

Kosten:
»Ich bin angespannt, weil ich vor jedem Termin sehr auf die Zeit achten muss. Ich habe ein schlechtes Gewissen, wenn ich zu einem Termin zu spät komme, auch wenn mein Gegenüber es gar nicht schlimm findet.«

Modul 3 – Denken und Schlussfolgern 2

Bezogen auf Ihre eigenen Ansprüche:
Nutzen:

....

....

....

Kosten:

....

....

....

Was wäre ein nachsichtigerer Umgang / ein fairer Maßstab?

Beispiel

»Es ist nicht bei jedem Termin gleichermaßen wichtig, pünktlich zu sein. Bei einem Vorstellungsgespräch wäre es z. B. wichtiger als bei einem privaten Grillabend. Ich bemühe mich, pünktlich zu sein. Wenn mal etwas dazwischen kommt, kann ich es nicht mehr ändern und sage kurz Bescheid, dass es später wird, oder bitte vor Ort um Entschuldigung.«

Bezogen auf Ihre eigenen Ansprüche: Was wäre ein nachsichtigerer Umgang / ein fairer Maßstab?

....

....

....

 © Jelinek • Hauschildt • Moritz, Metakognitives Training bei Depression. Weinheim: Beltz 2023

Denkverzerrung 2: »Abwehr des Positiven«

»Abwehr des Positiven« - Was ist damit noch mal gemeint?

- »Abwehr des Positiven« kann sich folgendermaßen zeigen:
  (1) Unkritische Annahme negativer Rückmeldung.
  (2) Ablehnung positiver Rückmeldung (Leugnen oder Herunterspielen positiver Erfahrungen oder positive Erfahrungen als Ausnahmen betrachten).

Kennen Sie das? Achten Sie in der nächsten Woche auf Situationen, in denen Sie positive Rückmeldung nicht annehmen konnten oder negative Rückmeldung vorschnell angenommen haben.

(1) Ablehnung positiver Rückmeldung

Beispiel

Sie werden gelobt und denken sich:
»Der andere versucht mir nur zu schmeicheln, ist unehrlich.«
»Das sieht nur der so.«

Wie wirkten sich diese Gedanken auf Ihre Stimmung und Ihren Selbstwert aus?
»Ich fühle mich nutzlos und demotiviert. Mein Selbstwert sinkt.«

In welcher Situation konnten Sie eine positive Rückmeldung nicht annehmen? Was waren Ihre Gedanken?

....

....

....

Wie wirkten sich diese Gedanken auf Ihre Stimmung und Ihren Selbstwert aus?

....

....

....

Was hätten Sie in dieser Situation leisten oder worauf hätten Sie achten müssen, damit Sie positive Rückmeldung »verdient« hätten?

....

....

....

Ist es sinnvoll, sich an diesem Maßstab zu orientieren? Möchten Sie das?

....

....

Beispiel

Falls Sie das nicht möchten, was könnte eine hilfreichere Bewertung sein?
»Schön, dass jemand meine Leistung anerkennt!«

Wie würde sich diese Bewertung auf Ihre Stimmung und Ihren Selbstwert auswirken?
»Ich bin stolz und fühle mich bestärkt in meinem Können. Ich bin motiviert, meine Tätigkeit fortzusetzen.«

Bezogen auf Ihre Situation, was wäre eine hilfreichere Bewertung gewesen?

....

....

....

Wie hätte sich dies auf Ihre Stimmung und Ihren Selbstwert ausgewirkt?

....

....

....

 © Jelinek • Hauschildt • Moritz, Metakognitives Training bei Depression. Weinheim: Beltz 2023

(2) Vorschnelle Annahme negativer Rückmeldung

Beispiel

Sie werden kritisiert und denken sich:
»Der andere hat mich durchschaut, ich bin nichts wert …«

Wie wirken sich diese Gedanken auf Ihre Stimmung und Ihren Selbstwert aus?
»Mein Selbstwert leidet, ich fühle mich wertlos und abgelehnt.«

Was könnte eine hilfreichere Bewertung sein?
»Der andere hat eventuell einen schlechten Tag.«
»Kann ich aus der Kritik etwas lernen?«

In welcher Situation haben Sie negative Rückmeldung vorschnell angenommen?

……………………………………………………………………………………………

……………………………………………………………………………………………

Wie wirkten sich diese Gedanken auf Ihre Stimmung und Ihren Selbstwert aus?

……………………………………………………………………………………………

……………………………………………………………………………………………

Was wäre eine hilfreichere Bewertung gewesen?

……………………………………………………………………………………………

……………………………………………………………………………………………

Wie hätte sich dies auf Ihre Stimmung und Ihren Selbstwert ausgewirkt?

……………………………………………………………………………………………

……………………………………………………………………………………………

© Jelinek • Hauschildt • Moritz, Metakognitives Training bei Depression. Weinheim: Beltz 2023

Modul 3 – Denken und Schlussfolgern 2

Welche Gedanken könnten Ihnen dabei helfen zu lernen, Positives, wie z. B. ein Lob, in Zukunft besser anzunehmen?

Beispiel

»Mit einem Lob möchte jemand mir ein Geschenk machen. Darüber kann ich mich freuen und mich bedanken.«

Haben Sie weitere Ideen für hilfreiche Gedanken?

....

....

....

Was könnte Ihnen dabei helfen, zu lernen, mit negativer Rückmeldung zukünftig besser umzugehen?

Beispiel • Kritik differenziert betrachten:

»Ein konkretes Verhalten von mir ist gemeint – nicht meine ganze Person!«

Haben Sie weitere Ideen für hilfreiche Bewertungen?

....

....

....

 © Jelinek • Hauschildt • Moritz, Metakognitives Training bei Depression. Weinheim: Beltz 2023

Denkverzerrung 3: »Alles-oder-nichts-Denken«

»Alles-oder-nichts-Denken« oder: »Keine halben Sachen« – Was ist damit noch mal gemeint?

- Wenn etwas nicht perfekt ist (Anspruch nicht zu 100 % erfüllt), vom vollständigen Scheitern überzeugt sein!
- Wie ein innerer Kritiker, der Ihnen weismachen will, dass es im Leben nur »Alles« oder »Nichts« gibt.

Können Sie sich Beispiele vorstellen, bei denen eine »halbe Sache« ein Schritt in die richtige Richtung ist?

Beispiel • Das Lernen einer Sprache:

»Eine Sprache lernt man nur nach und nach, lieber mit 1 % anfangen, z. B. mit zehn Vokabeln, als zu 100 % gar nichts machen!«

Ihre eigenen Beispiele:

....

....

Zusammenfassung der Lernziele

- Achten Sie auf »Sollte-Aussagen«, »Alles-oder-nichts-Denken« und »Abwehr des Positiven« im Alltag.
- Finden Sie das richtige Maß für eigene Ansprüche – seien Sie fair zu sich, sodass Sie eine Chance haben, Ihren Ansprüchen zu genügen.
- Dies bedeutet auch, sich zu verzeihen, wenn Sie mal wieder in die Fallen dieser Denkverzerrungen tappen.
- Wenden Sie Strategien zum alternativen Umgang bei »Abwehr des Positiven« an und trainieren Sie diese, z. B.:
  - Kritik differenziert betrachten (Verhalten vs. ganzer Mensch)
  - den konstruktiven Anteil in einer Kritik finden
  - Lob als Geschenk betrachten
  - Freude über Lob ausdrücken und es nicht abwerten

Notizen

Raum für offene Fragen, Probleme, die aufgetaucht sind, oder Erfahrungen, über die Sie in der nächsten Sitzung berichten möchten:

Andere Notizen:

App

Wenn Ihnen die Bearbeitung der Nachbereitungsbögen schwerfällt oder Sie sich noch zusätzliche Unterstützung wünschen, können Sie sich begleitend zum D-MKT die kostenlose COGITO-App herunterladen. Die App schlägt Ihnen täglich, je nach ausgewählten Paketen, 1–2 Übungen vor. Die Übungen können Sie nach Belieben anpassen und als Favoriten speichern, sofern sie Ihnen gefallen. Sie können in der »Bibliothek« jederzeit nach weiteren Übungen stöbern. Begleitend zum D-MKT empfehlen wir Ihnen besonders die Übungen aus der Kategorie »Selbstwert und Stimmung«.

Hier geht's zur App:

Laden im App Store

JETZT BEI Google Play

App Store und das Apple-Logo sind Marken von Apple Inc.

Google Play und das Google Play-Logo sind Marken von Google LLC.

© Jelinek • Hauschildt • Moritz, Metakognitives Training bei Depression. Weinheim: Beltz 2023

Modul 4 – Selbstwert

Warum beschäftigen wir uns mit dem Selbstwert bei Depression?

- Viele Menschen mit Depressionen leiden unter einem geringen Selbstwertgefühl.

Personen mit niedrigem Selbstwert ...

- neigen dazu, immer in das leere »Versager-Fach« oder »Versagerin-Fach« zu schauen
- neigen zu pauschalen Selbst-Urteilen (»Ich bin wertlos«)
- unterscheiden wenig zwischen Verhalten und Person (etwas misslingt = Versager oder Versagerin)

Selbstwert

Was genau ist Selbstwert?

- der **Wert**, den wir uns **selbst** zuteilen
- Selbstwert ist eine subjektive Größe
- unabhängig von der Einschätzung anderer Menschen

Was zeichnet Menschen mit hohem Selbstwertgefühl aus?
Direkt sichtbar:

- Stimme: klar, deutlich, angemessene Lautstärke
- Mimik / Gestik: Blickkontakt; den Inhalt unterstreichend
- Körperhaltung: aufrecht, zugewandt, entspannt

Nicht direkt sichtbar:

- Vertrauen in eigene Fähigkeiten
- Akzeptieren von Fehlern oder Misserfolg (ohne sich selbst als Ganzes abzuwerten)
- Reflexion der eigenen Person, Bereitschaft dazuzulernen (auch aus Fehlern)
- positive Einstellung gegenüber sich selbst, z. B. sich selbst für etwas Gelungenes loben

Selbstwertquellen

- Selbstwert ist keine feste Größe, sondern kann in verschiedenen Lebensbereichen unterschiedlich hoch sein
- mitentscheidend für unseren Selbstwert ist, ob wir allein unsere Mängel (leere Fächer) betrachten oder auch unsere Fähigkeiten und Stärken (volle Fächer)

Vergleiche mit anderen

- Schnell und häufig unbewusst vergleichen wir uns mit anderen Menschen. Das ist normal. Mit wem und worin wir uns vergleichen, kann den Selbstwert beeinflussen:
  - Schneiden wir immer schlechter ab (weil das Ideal unerreichbar ist oder der Vergleich unfair), fühlen wir uns minderwertig.

Vergegenwärtigen von Stärken oder »Wie finde ich verlorene Schätze«?

Tipps, um Stimmung und Selbstwertgefühl zu steigern:

- Freude-Tagebuch: Schreiben Sie jeden Abend stichwortartig Dinge auf, die gut gelaufen sind. Gehen Sie diese im Geiste durch.
- Nehmen Sie Komplimente an und schreiben Sie diese möglichst kurz auf, damit Sie darauf in schlechten Zeiten zurückgreifen können (Reserve)! Denn:
  - Was wir schwarz auf weiß haben, erscheint uns oft realer als bloße Erinnerungen, die uns in schlechter Stimmung auch nicht zuverlässig zur Verfügung stehen.
  - Positive Aktivitäten: Machen Sie Dinge, die Ihnen guttun – möglichst gemeinsam mit anderen (z. B. ins Kino, ins Café oder spazieren gehen).
  - Körperliche Betätigung (mind. 20 Minuten) – keine Quälerei – möglichst eine Kombination aus Ausdauer- und Krafttraining.
  - Hören Sie Ihre Gute-Laune-Lieblingslieder.
  - Nutzen Sie die kostenfreie COGITO App (www.uke.de/mkt_app)

Eigene Nachbereitung

Auf den folgenden Seiten finden Sie Anregungen für konkrete Übungen, die Sie zur Stärkung Ihres Selbstwerts durchführen können.

(1) Eigene Stärken überlegen:
Was gelingt mir gut? Für was habe ich schon häufiger Komplimente bekommen? Was gefällt mir bei anderen? Wo ist mir das auch schon mal gelungen?

Beispiel

»Ich bin handwerklich begabt und kann gut Auto fahren.«

 © Jelinek • Hauschildt • Moritz, Metakognitives Training bei Depression. Weinheim: Beltz 2023

Welche Stärken haben Sie?

....

....

Konkrete Situationen vorstellen: Wann und wo? Was habe ich da konkret gemacht, oder wer hat mir das rückgemeldet?

Beispiel

»Ich habe letzte Woche einer Freundin beim Renovieren geholfen, da war ich ihr eine große Hilfe. Ich habe für einen Freund sein Auto aus einer sehr engen Parklücke ausgeparkt.«

Ihre eigene Situation: Wann und wo ist Ihnen das gut gelungen? Was haben Sie konkret gemacht, oder wer hat Ihnen das rückgemeldet?

....

....

(2) Schreiben Sie auf, wenn etwas gut gelaufen ist oder Sie für eine Sache Komplimente bekommen haben! Dabei kann Ihnen vielleicht folgende Übung helfen:

Die Geschichte eines Grafen, ...

... der sehr, sehr alt wurde, weil er ein Lebensgenießer par excellence war.

Er verließ niemals das Haus, ohne sich zuvor eine Handvoll Bohnen einzustecken. Er tat dies nicht etwa, um die Bohnen zu kauen. Nein, er nahm sie mit, um so die schönen Momente des Tages bewusster wahrnehmen und um sie besser zählen zu können.

Für jede positive Kleinigkeit, die er tagsüber erlebte – zum Beispiel einen fröhlichen Plausch auf der Straße, das Lachen seiner Frau, ein köstliches Mahl, einen schattigen Platz in der Mittagshitze, ein Glas guten Weines –, für alles, was die Sinne

© Jelinek • Hauschildt • Moritz, Metakognitives Training bei Depression. Weinheim: Beltz 2023

erfreute, ließ er eine Bohne von der rechten in die linke Jackentasche wandern. Manchmal waren es gleich zwei oder drei.

Abends saß er dann zu Hause und zählte die Bohnen aus der linken Tasche. Er zelebrierte diese Minuten. So führte er sich vor Augen, wie viel Schönes ihm an diesem Tag widerfahren war, und freute sich. Und sogar an einem Abend, an dem er bloß eine Bohne zählte, war der Tag gelungen – hatte es sich zu leben gelohnt.
(Quelle unbekannt)

Versuchen Sie bis zur nächsten Woche, für jede positiv erlebte Kleinigkeit eine Bohne von der rechten in die linke Tasche wandern zu lassen. Abends können Sie überlegen, wofür die Bohnen standen und dies in Ihrem Tagebuch notieren.

(3) Stellen Sie sich Ihren Selbstwert als ein Regal mit unterschiedlich gefüllten Fächern vor …

- Gibt es Fächer, in die Sie lange nicht geschaut haben? Füllen Sie die Fächer des Regals mit Ihren verschiedenen Lebensbereichen aus.

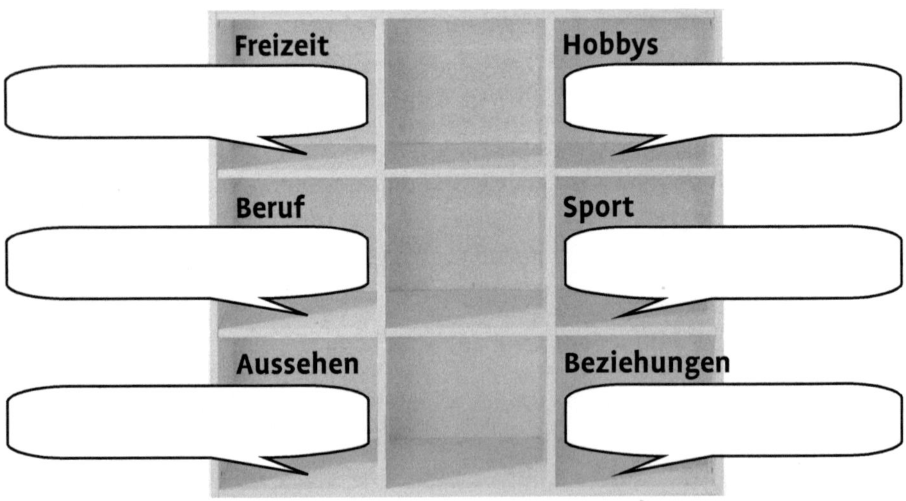

- Gibt es Fächer, die Ihnen leer erscheinen? Überlegen Sie, ob es nicht auch eine andere Sichtweise geben könnte.

 © Jelinek • Hauschildt • Moritz, Metakognitives Training bei Depression. Weinheim: Beltz 2023

Beispiel

»Das Fach ›Beruf‹ ist bei mir ziemlich leer. Ich habe ›nur‹ eine Aushilfstätigkeit und verdiene sehr wenig.«

Bezogen auf Ihr Regal: Welches Fach erscheint Ihnen besonders leer?

....

....

Beispiel

Was wäre eine hilfreichere / ausgewogenere Sichtweise?
»Mein Job macht mich nicht reich, aber ich bekomme sehr viel zwischenmenschliche Anerkennung und habe Freude daran.«

Bezogen auf Ihr Regal: Was wäre eine hilfreichere / ausgewogenere Sichtweise?

....

....

Wenn Sie das Gefühl haben, dass es ein Fach gibt, das früher voll war, es jetzt aber nicht mehr ist – haben Sie eine Idee, wie Sie beginnen könnten, es wieder zu füllen, und was genau Sie dafür tun wollen?

Beispiel

»Früher bin ich gerne laufen gegangen. Alleine kann ich mich derzeit nicht aufraffen. Ich werde mich gleich morgen erkundigen, ob es in unserem Sportverein eine Lauf- oder Walkinggruppe für Wiedereinsteiger gibt, der ich mich anschließen kann.«

© Jelinek • Hauschildt • Moritz, Metakognitives Training bei Depression. Weinheim: Beltz 2023

Was ich (wieder) beginnen möchte:

....

....

....

(4) Vermeiden Sie unfaire Vergleiche
Achten Sie auf Situationen, in denen Sie Vergleiche anstellen, bei denen Sie nur schlecht abschneiden können.

Beispiel

»Im Vergleich mit meinem Bekannten XY bin ich sportlich eine komplette Niete. Es wäre mir peinlich, mit ihm zusammen Sport zu machen.«

Ihr unfairer Vergleich:

....

....

....

Welche Konsequenzen hat dieser Vergleich für Ihr Fühlen und Handeln?

Beispiel

»Ich fühle mich unfähig und schäme mich vor meinem Bekannten. Sein Angebot, mit ihm zusammen zu trainieren, werde ich auf keinen Fall annehmen.«

 © Jelinek • Hauschildt • Moritz, Metakognitives Training bei Depression. Weinheim: Beltz 2023

Bezogen auf Ihren Vergleich:

....

....

....

Gab es Anzeichen dafür, dass es sich um einen unfairen Vergleich handelte?

Beispiel

»Mein Bekannter trainiert schon viel länger als ich und nimmt sich außerdem mehr Zeit und kann deshalb regelmäßiger trainieren.«

Warum könnte Ihr Vergleich unfair sein?

....

....

....

Können Sie sich einen Vergleich vorstellen, bei dem Sie besser abschneiden würden?

Beispiel

»Meine Freundin YZ hat zur selben Zeit wie ich angefangen, diesen Sport zu betreiben. Es gibt Übungen, bei denen ich besser bin und solche, die ihr mehr liegen.«

Ihr Vergleich:

....

....

....

© Jelinek • Hauschildt • Moritz, Metakognitives Training bei Depression. Weinheim: Beltz 2023

Welche Konsequenzen hat dieser alternative Vergleich für Ihr Fühlen und Handeln?

> **Beispiel**
>
> »Ich fühle mich bestärkt und sehe die Fortschritte, die ich und meine Freundin machen. Ich würde gerne häufiger mit ihr zusammen trainieren.«

Bezogen auf Ihren Vergleich:

....

....

....

Weitere Umsetzung

Falls Sie die folgenden Aufgaben nicht auf Anhieb umsetzen, ist das in Ordnung. Sie können sie sich auch für später, z. B. nach Beendigung des D-MKT, aufheben.

(1) Gibt es z. B. etwas, das Sie schon immer mal ausprobieren wollten?
Versuchen Sie, Ihren Selbstwert zu steigern indem Sie die Fächer des Regals weiter füllen:

> **Beispiel**
>
> »Am Sonntagnachmittag habe ich immer viel Zeit. Letztens las ich in der Lokalzeitung, dass das örtliche Tierheim Menschen sucht, die mit Hunden Zeit verbringen wollen. Da ich Hunde liebe, werde ich den Sonntag von nun an mit »Gassi gehen« verbringen. Daran habe ich Freude, ich fülle das Fach ›Freizeit‹ mehr aus und tue etwas Gutes.«

 © Jelinek • Hauschildt • Moritz, Metakognitives Training bei Depression. Weinheim: Beltz 2023

Was möchten Sie ausprobieren?

....

....

....

(2) Perfektion – ein überhöhter Anspruch? Erfahrung mit kleinen Fehlern.
Machen Sie bewusst einen kleinen Fehler und vergleichen Sie die befürchteten mit den tatsächlich eingetretenen Konsequenzen.

Beispiel

»Ich gehe mit einem schlecht gebundenen Schlips zur Arbeit.«

Was möchte Sie ausprobieren?

....

....

....

Beispiel • Befürchtete Konsequenz

»Jeder bemerkt meinen Fehler. Ich werde schallend ausgelacht, der Chef rüffelt mich (›Sie sind doch kein Kind mehr!‹).«

Was befürchten Sie?

....

....

....

© Jelinek • Hauschildt • Moritz, Metakognitives Training bei Depression. Weinheim: Beltz 2023

Beispiel • Tatsächliche Konsequenz

»Keiner der Kollegen und Kolleginnen nahm Notiz, eine ältere Kollegin lächelte und meinte, dass ich sie manchmal an ihren Mann erinnern würde.«

Welche Erfahrung haben Sie gemacht?

....

....

....

Übersicht • Zusammenfassung der Lernziele

- Selbstwert ist der Wert, den wir uns selbst zuteilen.
- Versuchen Sie, Ihren Selbstwert in den unterschiedlichen Lebensbereichen zu berücksichtigen (Beruf, Freizeit, Beziehungen etc.) und zu stärken!
- Machen Sie sich auf die Suche nach vergessenen Stärken und trainieren Sie eine ausgewogene Selbstwahrnehmung, indem Sie z. B. ein Freude-Tagebuch führen.
- Wenn Sie sich mit anderen vergleichen, versuchen Sie fair zu bleiben! Treten Sie nicht gegen Stars (oder scheinbar perfekte Bekannte) an.

Notizen

Raum für offene Fragen, Probleme die aufgetaucht sind oder Erfahrungen, über die Sie in der nächsten Sitzung berichten möchten:

....

....

....

....

....

 © Jelinek • Hauschildt • Moritz, Metakognitives Training bei Depression. Weinheim: Beltz 2023

Andere Notizen:

....

....

....

....

....

App

Wenn Ihnen die Bearbeitung der Nachbereitungsbögen schwerfällt oder Sie sich noch zusätzliche Unterstützung wünschen, können Sie sich begleitend zum D-MKT die kostenlose COGITO-App herunterladen. Die App schlägt Ihnen täglich, je nach ausgewählten Paketen, 1-2 Übungen vor. Die Übungen können Sie nach Belieben anpassen und als Favoriten speichern, sofern sie Ihnen gefallen. Sie können in der »Bibliothek« jederzeit nach weiteren Übungen stöbern. Begleitend zum D-MKT empfehlen wir Ihnen besonders die Übungen aus der Kategorie »Selbstwert und Stimmung«.

Hier geht's zur App:

Laden im App Store

App Store und das Apple-Logo sind Marken von Apple Inc.

JETZT BEI Google Play

Google Play und das Google Play-Logo sind Marken von Google LLC.

Modul 5 – Denken und Schlussfolgern 3

Warum beschäftigen wir uns mit »Denken und Schlussfolgern« bei Depression?

- In Deutschland erkrankt jeder fünfte Mensch mindestens einmal im Leben an einer Depression.
- Bei vielen Menschen mit Depressionen zeigen sich Besonderheiten in der Art und Weise, Informationen zu verarbeiten.
- Diese depressiven Denkmuster sind häufig sehr einseitig und werden auch »Denkverzerrungen« genannt. Sie können zur Entstehung oder Aufrechterhaltung von Depressionen beitragen.

Denkverzerrung 1: »Über- oder Untertreibung«

»Über- oder Untertreibung« – Was ist damit noch mal gemeint?

- Übertreiben von Ausmaß und Folgenschwere eigener Fehler und Probleme
- eigene Fähigkeiten werden übersehen oder als unwichtig betrachtet

Achten Sie in der nächsten Woche auf Situationen, in denen Sie zu Über- oder Untertreibungen neigen, und beschreiben Sie eine dieser Situationen beispielhaft auf den folgenden Seiten. Die bereits ausgefüllten Beispiele sollen dabei eine Anregung sein:

(1) Übertreibung

Beispiel

Ihnen fällt der Name der Person nicht ein, die Sie gerade in der Gruppe vorstellen wollen. Sie denken sich:
»Oh nein, das ist total peinlich. Bestimmt denkt sie, ich mag sie nicht und will sie nicht dabeihaben. Wie unsensibel von mir.«

Kennen Sie das? Gibt es Situationen, in denen Sie das Ausmaß von Problemen oder Fehlern übertrieben haben?

....

....

....

 © Jelinek • Hauschildt • Moritz, Metakognitives Training bei Depression. Weinheim: Beltz 2023

Welche Konsequenzen haben diese Gedanken, d.h. wie wirken sie sich – auch langfristig – auf Ihre Gefühle und Ihr Verhalten aus?

Beispiel

»Ich schäme mich und bin verunsichert. Ich sage lieber nichts mehr und halte mich zurück. Die Person meide ich in Zukunft.«

Bezogen auf Ihre Situation:

....

....

Welche Hinweise gab es, dass es sich um eine Übertreibung handelte?

Beispiel

»Die Person hat sich selbst mit Namen vorgestellt und sich aktiv am weiteren Gespräch beteiligt. Ihre Stimmung schien fröhlich und von dem Vorfall unbeeindruckt.«

Gab es in Ihrer Situation Hinweise darauf, dass Ihre Bewertung eine Übertreibung war?

....

....

Können Sie sich eine hilfreichere Einschätzung vorstellen?

Beispiel

»Es kann jedem einmal passieren, den Namen einer Person zu vergessen. Das ist kein Drama. Daher gibt es ja oft auch Namenschilder.«

© Jelinek • Hauschildt • Moritz, Metakognitives Training bei Depression. Weinheim: Beltz 2023

Modul 5 – Denken und Schlussfolgern 3

Bezogen auf Ihre Situation: Können Sie sich eine hilfreichere Einschätzung vorstellen?

....

....

....

Was würden Sie einem Freund oder einer Freundin in der gleichen Situation sagen (Perspektivwechsel)?

....

....

....

(2) Untertreibung:

Beispiel

Sie haben einem Freund geholfen, am Hinterrad seines Fahrrads einen neuen Reifen aufzuziehen. Er bewundert Sie für diese Fähigkeit, Sie aber denken:
»Das kann jeder. Was soll daran schon toll sein?«

Kennen Sie das? Erinnern Sie eine Situation, in der Sie eine Ihrer Fähigkeiten als unwichtig angesehen haben?

....

....

....

 © Jelinek • Hauschildt • Moritz, Metakognitives Training bei Depression. Weinheim: Beltz 2023

Modul 5 – Denken und Schlussfolgern 3

Welche Konsequenzen haben diese Gedanken, d. h. wie wirken sie sich auf Ihre Gefühle und Ihr Verhalten aus?

Beispiel

»Mein Selbstbewusstsein bleibt niedrig. Ich kann mich über das Kompliment nicht freuen und es nicht für die Zukunft nutzen, da ich selbst nicht glauben kann, dass es wahr ist.«

Bezogen auf Ihre Situation: Welche Konsequenzen haben die Gedanken?

....

....

....

Welche Hinweise gab es dafür, dass es sich um eine Untertreibung handelte?

Beispiel

»Ich habe schon häufig gesagt bekommen, dass ich geschickt beim Fahrradreparieren bin, und habe mir eigenständig viel Wissen über diese Thematik angeeignet. Ich habe schon häufig beobachtet, dass Menschen sich weniger geschickt anstellten.«

Gab es in Ihrer Situation Hinweise darauf, dass Ihre Bewertung eine Untertreibung war?

....

....

....

© Jelinek • Hauschildt • Moritz, Metakognitives Training bei Depression. Weinheim: Beltz 2023

Können Sie sich eine hilfreichere / realistischere Einschätzung vorstellen?

Beispiel

»Fahrradflicken kann ich gut. Da benötige ich keine Hilfe, sondern kann anderen sogar meine Hilfe anbieten. Gerade Hinterreifen sind oft knifflig.«

Bezogen auf Ihre Situation: Was könnte ein hilfreicher alternativer Gedanke sein?

....

....

....

Denkverzerrung 2: Zuschreibungsstil

Zuschreibungsstil – Was ist damit nochmal gemeint?

- Zuschreibungen = eigene Erklärungen für das Zustandekommen von Situationen (z. B. Schuldzuweisungen)
- Oft übersehen wir, dass ein und dasselbe Ereignis ganz unterschiedliche Ursachen haben kann. Darüber hinaus sind meist mehrere Faktoren gleichzeitig beteiligt. Dennoch bevorzugen viele Menschen einseitige Erklärungen.

Beispiel für Zuschreibung:

- Ein Freund erscheint nicht zu einer Verabredung (und Sie können ihn telefonisch nicht erreichen).

Zuschreibungsmöglichkeiten ...

Selbst	→	»Ich bin ihm nicht wichtig.«
Andere	→	»Er ist vergesslich.«
Situation oder Zufall	→	»Sein Auto hat eine Panne.«

→ alles einseitige Erklärungen!!!

 © Jelinek • Hauschildt • Moritz, Metakognitives Training bei Depression. Weinheim: Beltz 2023

Was hat das mit Depression zu tun?
Viele Menschen mit Depression neigen dazu, komplexe Ereignisse einseitig zu bewerten und auf allgemeine Ursachen zurückzuführen.

- Misserfolge werden dabei häufig der eigenen Person (selbst) zugeschrieben (»sich selbst den Schuh anziehen«).
- Erfolge werden eher günstigen Umständen / Glück (anderen) zugeschrieben als sich selbst oder nicht gewürdigt (»kann jeder«).

Dieser Zuschreibungsstil ist nicht besonders realitätsnah und kann zudem das Selbstwertgefühl schwächen und auch ungünstige Verhaltensweisen fördern!

Können Sie sich in dieser Art der Ursachenfindung wiederfinden?

Achten Sie auf Situationen im Alltag, in denen Ihnen so etwas passiert. Vermeiden Sie allgemeine Ursachenzuschreibung:

- Betrachten Sie verschiedene mögliche Ursachen für eine Situation (v.a. ich / andere / Umstände)! Beginnen Sie bei negativen Ereignissen mit den »Umständen« und bei positiven mit »sich selbst«!
- Versuchen Sie sich in »Perspektivwechsel« (Was würden Sie denken, wenn einer anderen Person etwas Ähnliches passiert?).
- Überlegen Sie, wie der Zuschreibungsstil das Verhalten beeinflusst und was langfristig die Konsequenzen sind.

Die bereits ausgefüllten Beispiele sollen dabei wieder eine Anregung sein:

(1) Negatives Ereignis:

Beispiel

Eine Freundin ist von Ihrem spontanen Besuch unangenehm überrascht.

Einseitige Zuschreibung:
»Ich störe mit meiner Gegenwart und bin ihr eine Last.«

Ihre eigene Situation:

....

....

Einseitige Zuschreibung:

....

....

Welche Konsequenzen – auch langfristig – hat diese Art der Zuschreibung auf Ihre Gefühle und Ihr Verhalten?

> **Beispiel**
>
> »Ich fühle mich zurückgewiesen. Ich ziehe mich von der Freundin und auch anderen Bekanntem zurück. Ich habe weniger soziale Kontakte und positive Erfahrungen bleiben aus.«

Bezogen auf Ihr Beispiel: Welche Konsequenzen hat diese Art der Zuschreibung?

....

....

Ausgewogene Zuschreibung – man selbst, die andere Person und die Umstände haben zu der Situation beigetragen:

> **Beispiel**
>
> »Ich habe sie wohl überrumpelt. Vielleicht hat sie momentan auch viel um die Ohren oder es war einfach der falsche Zeitpunkt.«

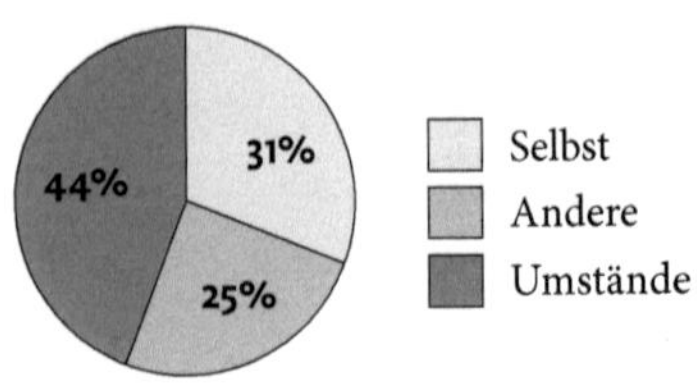

 © Jelinek • Hauschildt • Moritz, Metakognitives Training bei Depression. Weinheim: Beltz 2023

Modul 5 – Denken und Schlussfolgern 3

Bezogen auf Ihr Beispiel:

....

....

....

Wie viel Anteil hatten diese Aspekte jeweils?

Gab es vielleicht auch mehr als einen Umstand oder mehr als eine beteiligte Person?

Sie können das veranschaulichen, indem Sie aus dem nebenstehenden Kreis ebenfalls ein Tortendiagramm erstellen.

Welche Konsequenzen – auch langfristig – hat die ausgewogene Art der Zuschreibung auf das Verhalten?

Beispiel

»Ich fühle mich nicht zurückgewiesen und suche weiter Kontakt zu ihr. Ich frage sie, wann es besser passt. Meine sozialen Kontakte bleiben erhalten. Ich mache schöne Erfahrungen mit anderen Menschen.«

Bezogen auf Ihre Situation: Welche Konsequenzen hat diese Art der Zuschreibung?

....

....

....

(2) Positives Ereignis

> **Beispiel**
>
> Sie haben für Ihre Freunde gekocht und alle sind von Ihren Kochkünsten begeistert.
>
> **Einseitige Zuschreibung:**
> »Das liegt nur an dem Rezept.«

Ihre eigene Situation:

....

....

....

Einseitige Zuschreibung:

....

....

....

Welche Konsequenzen – auch langfristig – hat diese Art der Zuschreibung auf das Verhalten?

> **Beispiel**
>
> »Mein Selbstwertgefühl wird nicht gestärkt. Ich kann mich über die Anerkennung nicht freuen. Ich fühle mich nicht ermutigt, wieder für meine Freunde zu kochen oder mich diesem Hobby stärker zu widmen.«

 © Jelinek • Hauschildt • Moritz, Metakognitives Training bei Depression. Weinheim: Beltz 2023

Modul 5 – Denken und Schlussfolgern 3

Bezogen auf Ihre Situation:

Ausgewogene Zuschreibung – man selbst, die andere Person und die Umstände haben zu der Situation beigetragen:

Beispiel

»Ich habe mir Mühe gegeben und das Rezept vorher ausprobiert. XY hat mir bei den Vorbereitungen geholfen und die Rezepte sind leicht verständlich geschrieben.«

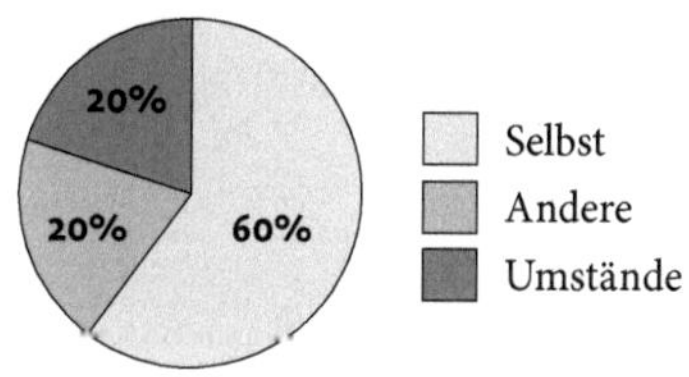

Bezogen auf Ihre Situation:

Wie viel Anteil hatten diese Aspekte jeweils?

Gab es vielleicht auch mehr als einen Umstand oder mehr als eine beteiligte Person?

Sie können das veranschaulichen, indem Sie aus dem nebenstehenden Kreis ein Tortendiagramm erstellen.

Modul 5 – Denken und Schlussfolgern 3

Welche Konsequenzen – auch langfristig – hat die ausgewogene Art der Zuschreibung auf das Verhalten?

Beispiel

»Mein Selbstwertgefühl wird erhöht und ich bin guter Stimmung. Ich habe große Lust, bald wieder für meine Freunde zu kochen.«

Bezogen auf Ihre Situation: Welche Konsequenzen hat diese Art der Zuschreibung?

……………………………………………………………………………………………

……………………………………………………………………………………………

……………………………………………………………………………………………

Übersicht • Zusammenfassung der Lernziele

- Auf Übertreibung bei eigenen Fehlern und Untertreibung bezüglich eigener Fähigkeiten achten.
- Einseitige Bewertung oder globale Ursachenzuschreibung im Alltag vermeiden.
- Wir sollten im Alltag bemüht sein, Situationen realistisch zu bewerten: Sie sind nicht immer schuld, wenn etwas nicht klappt. Durchdenken Sie immer mehrere Möglichkeiten, die am Zustandekommen einer Situation beteiligt sein könnten.
- Überlegen Sie, was Sie einer anderen Person in einer ähnlichen Situation raten würden.
- Die einseitige Bewertung von Ereignissen kann ungünstige Verhaltensweisen und ein geringes Selbstwertgefühl fördern.
- Überlegen Sie sich die Konsequenzen (Verhalten, Stimmung, Selbstwert) der Ursachenzuschreibung, bevor Sie sich festlegen!

 © Jelinek • Hauschildt • Moritz, Metakognitives Training bei Depression. Weinheim: Beltz 2023

Notizen

Raum für offene Fragen, Probleme, die aufgetaucht sind, oder Erfahrungen, über die Sie in der nächsten Sitzung berichten möchten:

…………………………………………………………………………………………

…………………………………………………………………………………………

…………………………………………………………………………………………

…………………………………………………………………………………………

Andere Notizen:

…………………………………………………………………………………………

…………………………………………………………………………………………

…………………………………………………………………………………………

…………………………………………………………………………………………

App

Wenn Ihnen die Bearbeitung der Nachbereitungsbögen schwerfällt oder Sie sich noch zusätzliche Unterstützung wünschen, können Sie sich begleitend zum D-MKT die kostenlose COGITO-App herunterladen. Die App schlägt Ihnen täglich, je nach ausgewählten Paketen, 1–2 Übungen vor. Die Übungen können Sie nach Belieben anpassen und als Favoriten speichern, sofern sie Ihnen gefallen. Sie können in der »Bibliothek« jederzeit nach weiteren Übungen stöbern. Begleitend zum D-MKT empfehlen wir Ihnen besonders die Übungen aus der Kategorie »Selbstwert und Stimmung«.

Hier geht's zur App:

Laden im App Store

App Store und das Apple-Logo sind Marken von Apple Inc.

JETZT BEI Google Play

Google Play und das Google Play-Logo sind Marken von Google LLC.

Modul 6 – Verhaltensweisen und Strategien

Warum beschäftigen wir uns mit Verhaltensweisen und Strategien bei Depression?

- Bestimmte Verhaltensweisen (v. a. Grübeln und sozialer Rückzug) fördern eher eine Depression, als dass sie diese vermindern!

Grübeln

- Viele Menschen mit Depressionen berichten über endloses »Grübeln« oder »Brüten«.
- Kennen Sie Grübeleien von sich? Um welche Themen geht es dabei häufig?

....

....

....

- Hilft Ihnen Grübeln dabei …
  - dieses Thema abzuschließen,
  - Probleme in der Zukunft zu meistern oder
  - sich von anderen Problemen abzulenken?

Häufig ist das Grübeln nicht hilfreich, insbesondere bei depressivem Grübeln.

Besonderheiten des depressiven Grübelns:

(1) Inhaltlich

Grübeln über …

- das »Warum?« (z. B. Gründe für Erkrankung)
- vergangene, bereits eingetretene Ereignisse
- das Grübeln (»Wieso grübele ich so viel, werde ich verrückt?«)

(2) Art und Weise

Beim Grübeln …

- ist es schwer, ein Ende zu finden, wir drehen uns im Kreis (sich ausbreitende »Endlosschleifen«)
- besteht die Gefahr der »Betriebsblindheit« (da es keine Impulse von außen gibt)
- gibt es selten eine »Lösung« (Unterschied zum Problemlösen)
- folgt selten eine Handlung (Unterschied zum Pläneschmieden)
- ist das Denken oft abstrakt, allgemein und unkonkret

 © Jelinek • Hauschildt • Moritz, Metakognitives Training bei Depression. Weinheim: Beltz 2023

Was hilft gegen Grübeln?

… unterdrücken von negativen Gedanken? – **Nein!**

- Es ist nicht möglich, unangenehme Gedanken aktiv zu unterdrücken.
- Etwas bewusst nicht denken zu wollen, verstärkt diese Gedanken sogar (z. B.: »Denken Sie in der nächsten Minute nicht an einen Elefanten!«).
- Der Effekt ist noch stärker, wenn versucht wird, unangenehme Gedanken wie z. B. Selbstvorwürfe (»Ich bin ein Versager«, »Ich bin eine Versagerin« etc.) aktiv zu unterdrücken.

Folgende Übungen sollen Anregungen für einen hilfreicheren Umgang mit dem Grübeln sein:

(1) Inneren Abstand suchen, z. B. indem Sie die Gedanken wahrnehmen, aber nicht (negativ) bewerten:

Sehen Sie einen Gedanken an, als das, was er ist …

- ein Gedanke! Nicht die Realität!
- ein »Ereignis im Kopf«. Versuchen Sie, den Gedanken zu registrieren, aber nicht zu bewerten.
- Betrachten Sie also das innere Geschehen, ohne einzugreifen oder sich dafür abzuwerten (»Ich Idiot, ich grübele schon wieder«).
- Suchen Sie sich ein geeignetes Bild, um den Gedanken wahrzunehmen, ihn zu beschreiben, aber nicht auf ihn »einzusteigen«.

Beispiel

»Stellen Sie sich vor, Sie stehen am Bahnhof. Züge treffen ein und fahren ab, wie Gedanken – Sie steigen aber nicht in jeden Zug ein!«

Welches Bild nehmen Sie zur Hilfe?

....

....

....

(2) Verbinden Sie das bewertungsfreie Wahrnehmen mit einer dreiminütigen Atemübung:

Versuchen Sie regelmäßig kurze Atemübungen (ähnlich der Atemübung in der D-MKT-Trainingssitzung) einzubauen:

- Setzen Sie sich dafür in eine aufrechte Position und lenken Sie Ihre Aufmerksamkeit auf Ihren Atem.
- Beobachten Sie, wie der Atem durch die Nase ein- und ausströmt. Gedanken und Empfindungen nehmen Sie wahr, bewerten diese aber nicht.
- Weiten Sie zunehmend die Aufmerksamkeit aus und spüren Sie den Atem im ganzen Körper.

Umsetzung in den Alltag: Wann möchten Sie die Atemübung konkret durchführen?

Beispiel

»Ich werde die Übung jeden Morgen nach dem Frühstück durchführen.«

Wann möchten Sie Ihre Atemübung einplanen?

....

....

(3) Machen Sie einen Grübel-Termin!

- Sie bemerken, dass Sie anfangen zu grübeln.
- Sagen Sie sich »Damit werde ich mich an einem anderen Zeitpunkt auseinander setzen.«
- Legen Sie einen konkreten Termin mit Beginn und Ende zum Grübeln fest. Dieser sollte 15 Minuten nicht überschreiten und nicht direkt vor dem Zubettgehen sein.

Wann möchten Sie täglich einen Grübeltermin einplanen (Anfang und Endzeit festlegen)?

....

....

 © Jelinek • Hauschildt • Moritz, Metakognitives Training bei Depression. Weinheim: Beltz 2023

Sozialer Rückzug

In depressiven Phasen …
- kann der Kontakt mit anderen Menschen anstrengend sein.
- fühlen sich Betroffene oft unverstanden von anderen Menschen (»Die haben es gut, deren Problemchen möchte ich haben«).
- ist der Antrieb, etwas zu unternehmen, verringert.
- ist das Interesse an anderen Menschen (und ihren Problemen) häufig vermindert.

Es ist verständlich, sich in solchen Phasen zurückziehen zu wollen

… aber ist es auch hilfreich? – **Nein!**
- Rückzug führt zu einem Teufelskreis.

Teufelskreis

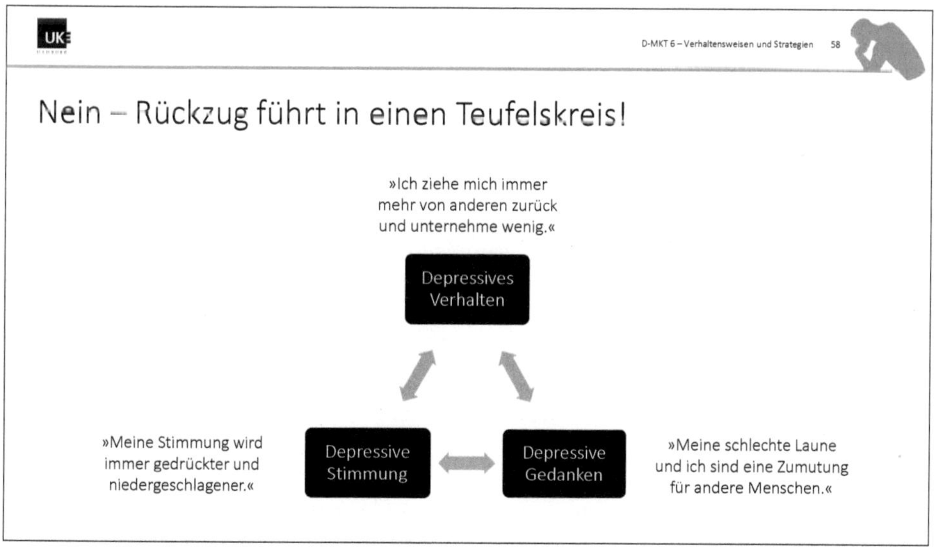

- Gerade in depressiven Phasen ist es wichtig, den Kontakt zu wichtigen anderen Menschen aufrechtzuerhalten und weiter Aktivitäten zu unternehmen (kleine Schritte).
- Versuchen Sie, diesen Teufelskreis zu durchbrechen!

Was kann in depressiven Phasen helfen, den Teufelskreis aus Rückzug, Antriebslosigkeit und schlechter Stimmung zu durchbrechen?

Modul 6 – Verhaltensweisen und Strategien

Aller Anfang ist schwer!

- **Aber:** Überwinden Sie sich, machen Sie einen kleinen Schritt nach dem anderen nach vorne!
- **Wichtig:** Planen Sie machbare Aktivitäten! Lassen Sie kleinen Schritten (z. B. aufstehen) größere folgen (z. B. rausgehen). Übernehmen Sie sich nicht!

Beispiel

Sie hatten sich vorgenommen, einen Spaziergang zu machen, konnten Sich aber nicht dazu aufraffen? Oder Sie warten auf (noch) schöneres Wetter? Machen Sie einen ersten Schritt, indem Sie sich an das geöffnete Fenster stellen und die frische Luft (und vielleicht sogar die Wärme der Sonne) auf sich wirken lassen.

Welche Aktivität haben Sie sich vorgenommen?

....

....

....

Was könnte ein erster Schritt sein, und wann werden Sie ihn konkret durchführen?

....

....

....

Erledigen Sie regelmäßig Pflichten …

… aber tun Sie auch Dinge, die Ihnen Freude bereiten. Achten Sie auf eine Balance!

Beispiel

»Heute werde ich den Einkauf erledigen, das ist wichtig, aber danach gehe ich in mein Lieblingscafé und trinke in Ruhe einen Milchkaffee.«

 © Jelinek • Hauschildt • Moritz, Metakognitives Training bei Depression. Weinheim: Beltz 2023

Ihr eigenes Beispiel:

....

....

Setzen Sie der Tendenz zum Rückzug, der Antriebslosigkeit und schlechten Stimmung etwas entgegen:

- Sammeln Sie möglichst viele konkrete Verhaltensweisen (kleine Schritte) und legen Sie auch fest, wann Sie sie genau durchführen möchten.

Beispiel	**Beschreibung** **Was genau, wann, wie, mit wem?**
Frische Luft und Sonne tanken	»Mit einer Tasse Tee auf meinen Balkon setzen und bewusst die Sonne genießen. Das werde ich heute Nachmittag das erste Mal machen, denn das Wetter soll schön bleiben.«

Übersicht • Zusammenfassung der Lernziele

- Bestimmte Verhaltensweisen, wie z. B. Rückzug, können Ihnen kurzfristig guttun (»Zeit für mich selbst«), fördern aber Depression, wenn Sie zu lange oder ausschließlich angewendet werden!
- Grübeln hilft nicht beim Lösen von Problemen, sondern verstärkt eher die negativen Gedanken und Gefühle.
- Der Versuch, die Grübelgedanken zu unterdrücken, fördert die aufdringlichen Gedanken nur und ist daher nicht hilfreich.
- **Stattdessen:** Üben Sie das bewertungsfreie Wahrnehmen (Atemübung, auch Entspannungsübungen, Yoga etc.).
- Gerade in depressiven Phasen ist es wichtig, den Kontakt zu wichtigen anderen Menschen aufrechtzuerhalten und weiter Aktivitäten zu unternehmen (kleine Schritte).

© Jelinek • Hauschildt • Moritz, Metakognitives Training bei Depression. Weinheim: Beltz 2023

Notizen

Raum für offene Fragen, Probleme, die aufgetaucht sind, oder Erfahrungen, über die Sie in der nächsten Sitzung berichten möchten:

Andere Notizen:

App

Wenn Ihnen die Bearbeitung der Nachbereitungsbögen schwerfällt oder Sie sich noch zusätzliche Unterstützung wünschen, können Sie sich begleitend zum D-MKT die kostenlose COGITO-App herunterladen. Die App schlägt Ihnen täglich, je nach ausgewählten Paketen, 1–2 Übungen vor. Die Übungen können Sie nach Belieben anpassen und als Favoriten speichern, sofern sie Ihnen gefallen. Sie können in der »Bibliothek« jederzeit nach weiteren Übungen stöbern. Begleitend zum D-MKT empfehlen wir Ihnen besonders die Übungen aus der Kategorie »Selbstwert und Stimmung«.

Hier geht's zur App:

Laden im App Store

App Store und das Apple-Logo sind Marken von Apple Inc.

JETZT BEI Google Play

Google Play und das Google Play-Logo sind Marken von Google LLC.

 © Jelinek • Hauschildt • Moritz, Metakognitives Training bei Depression. Weinheim: Beltz 2023

Modul 7 – Denken und Schlussfolgern 4

Warum beschäftigen wir uns mit »Denken und Schlussfolgern« bei Depression?

- In Deutschland erkrankt jeder fünfte Mensch mindestens einmal im Leben an einer Depression.
- Bei vielen Menschen mit Depressionen zeigen sich Besonderheiten in der Art und Weise, Informationen zu verarbeiten.
- Diese depressiven Denkmuster sind häufig sehr einseitig und werden auch »Denkverzerrungen« genannt. Sie können zur Entstehung oder Aufrechterhaltung von Depressionen beitragen.

Denkverzerrung: »Voreiliges Schlussfolgern«

»Voreiliges Schlussfolgern« – Was ist damit noch mal gemeint?

- Dinge negativ zu interpretieren, obwohl es keine eindeutigen Fakten gibt, die diese Schlussfolgerung stützen.
- Depressionstypische Strategien sind dabei die Versuche, negative Gedanken anderer zu lesen und die Zukunft vorherzusagen.

Negative Gedanken anderer lesen

… oder auch: »Von sich auf andere schließen«

- Hineinlesen oder Unterstellen von negativen Gedanken Ihnen gegenüber bei anderen
- denken, dass sich jemand ablehnend verhält, ohne dies zu überprüfen

Vorsicht: Es besteht ein Unterschied zwischen meiner Selbstsicht und der Art, wie andere mich sehen!

- Wenn ich mich für wertlos, hässlich etc. halte, müssen andere das noch lange nicht genauso sehen.

Ist es hilfreich zu versuchen, die Gedanken anderer Menschen zu lesen?

Gewinn?

- Wenn wir richtig liegen, können wir unser Verhalten ggf. anpassen (z. B. uns von »Feinden« fernhalten).

Gefahr?

- Wenn wir falsch liegen, machen wir uns möglicherweise unnötig Sorgen.

© Jelinek • Hauschildt • Moritz, Metakognitives Training bei Depression. Weinheim: Beltz 2023

Kann ich wissen, was jemand anderes denkt? Was spricht dafür und was spricht dagegen?

- Wenn ich jemanden gut kenne, ist die Wahrscheinlichkeit höher. Ich kann aber nie zu 100 % wissen, was jemand denkt.

Achten Sie in der nächsten Woche auf Situationen, in denen Sie die negativen Gedanken anderer lesen, und beschreiben Sie eine dieser Situationen beispielhaft auf den folgenden Seiten. Das bereits ausgefüllte Beispiel ist dabei als Anregung gedacht:

Beispiel

»Beim Bäcker gebe ich eine Brötchenbestellung auf, ich verspreche mich drei Mal und gerate ins Stocken.«

Negative Gedanken anderer lesen:
»Die Verkäuferin denkt bestimmt, ich stottere und bin komplett dämlich.«

Ihre Situation:

....

....

Negative Gedanken anderer lesen:

....

....

Welche Konsequenzen hatte diese Sichtweise, also wie beeinflusste sie Ihre Gefühle und Ihr Handeln?

Beispiel

»Ich fühle mich schlecht und habe Angst vor negativen Kommentaren. Mein Selbstvertrauen ist im Keller. Ich meide ab jetzt diese Bäckerei und kaufe Aufbackbrötchen.«

 © Jelinek • Hauschildt • Moritz, Metakognitives Training bei Depression. Weinheim: Beltz 2023

Bezogen auf Ihre Situation: Welche Konsequenzen hatte diese Sichtweise?

....

....

....

Können Sie mit hundertprozentiger Sicherheit wissen, ob Sie mit Ihrer Interpretation richtig liegen?

Nein! Daher: Was gibt es noch für Interpretationsmöglichkeiten?

Beispiel

»Ich kann nicht wissen, was die Bäckerin denkt. Vielleicht denkt sie, dass ich in Eile bin und nicht ganz konzentriert bei der Sache bin; vielleicht hat sie es gar nicht bemerkt; vielleicht interessiert es sie nicht und sie ist selber mit den Gedanken völlig woanders!«

Bezogen auf Ihre Situation – was könnte eine hilfreichere alternative Sichtweise sein?

....

....

....

Welche Konsequenzen hat diese alternative Interpretation für Ihr Fühlen und Handeln?

Beispiel

»Ich warte erst einmal ihre Reaktion ab. Da ich mir selbst wünsche, beim Bäcker flüssiger zu bestellen, überlege ich mir das nächste Mal vorher genau, was ich sagen möchte oder schreibe mir eine Einkaufsliste.«

Bezogen auf Ihre Situation: Welche Konsequenzen hatte diese Sichtweise?

....

....

....

Die Zukunft voraussagen

Was ist damit noch mal gemeint?

- Erwarten, dass Dinge schlecht ausgehen – »düstere« Vorhersagen treffen oder Katastrophen vorhersagen (»worst case scenario«).

Sie können sich damit in einen Zustand steigern, der Ihre negative Erwartung tatsächlich wahr werden lässt (sich selbst erfüllende Prophezeiung).
Hinterher sagen Sie vielleicht, dass Sie ja gleich gewusst hätten, dass das negative Ereignis eintritt (Bestätigungstendenz).

Achten Sie in der nächsten Woche auf Situationen, in denen Sie vorschnell Katastrophen voraussagen, und beschreiben Sie eine dieser Situationen beispielhaft auf den folgenden Seiten. Das bereits ausgefüllte Beispiel ist als Anregung gedacht:

Beispiel

»Ich möchte meinem Bruder zur Hochzeit mit einem ganz besonderen Geschenk eine große Freude machen.«

Negative Voraussage:
»Gute Geschenke kosten viel Geld, ich habe zu wenig Geld, um ihm eine wirkliche Freude zu machen. Ich werde kein gutes Geschenk haben und ihn enttäuschen.«

Ihre Situation:

....

....

....

 © Jelinek • Hauschildt • Moritz, Metakognitives Training bei Depression. Weinheim: Beltz 2023

Modul 7 – Denken und Schlussfolgern 4

Ihre negative Voraussage:

....

....

....

Wie wirkt sich dieser Gedanke auf Ihre Gefühle und Ihr Verhalten aus und welche langfristigen Konsequenzen könnte der Gedanke haben?

Beispiel

Verhalten:
»Ich werde nervös, mir fallen nur Geschenke ein, die ich mir nicht leisten kann. Ich bin sicher, dass ich ihn enttäuschen werde und verliere meinen Mut. Ich beschließe, ohne ein passendes Geschenk, gar nicht zur Hochzeit zu gehen.«

Langfristige Konsequenzen:
»Die Hochzeit rückt immer näher heran. Ich meide den Kontakt zu meinem Bruder. Ich kann mich nicht richtig mit ihm freuen und beteilige mich nur halbherzig an den Vorbereitungen. Mein Bruder reagiert irritiert und ist traurig über mein Nichterscheinen bei der Hochzeit.«

Bezogen auf Ihre Situation: Was ist Ihr Verhalten?

....

....

....

Bezogen auf Ihre Situation: Was sind die Konsequenzen?

....

....

....

© Jelinek • Hauschildt • Moritz, Metakognitives Training bei Depression. Weinheim: Beltz 2023

Modul 7 – Denken und Schlussfolgern 4

Welche Vorhersage wäre in dieser Situation hilfreicher?

Beispiel

»Ich werde ein gutes Geschenk finden. Das ist nicht einfach. Aber es muss nicht immer teuer sein. Vielleicht kann ich ihm auch mit einem persönlichen Beitrag (z. B. für die Hochzeitszeitung) eine große Freude machen. Er weiß, dass ich nicht viel Geld zur Verfügung habe.«

Welche Vorhersage wäre in Ihrer Situation hilfreicher?

....

....

....

Wie wirkt sich diese alternative Vorhersage auf Ihr Verhalten aus und welche langfristigen Konsequenzen könnte sie haben?

Beispiel

Verhalten:
»Ich bin etwas angespannt, da ich meinem Bruder immer noch etwas Besonderes schenken will. Aber ich werde offener für Ideen, mit denen ich ihm auch mit wenig Geld eine Freude machen kann.«

Langfristige Konsequenzen:
»Ich finde ein Geschenk. Ich bin damit zufrieden und glaube meinem Bruder damit eine Freude zu machen. Ich gehe zur Hochzeit und freue mich mit ihm.«

 © Jelinek • Hauschildt • Moritz, Metakognitives Training bei Depression. Weinheim: Beltz 2023

Modul 7 – Denken und Schlussfolgern 4

Bezogen auf Ihre Situation: Was ist Ihr Verhalten?

....

....

....

Bezogen auf Ihre Situation: Was wären die Konsequenzen?

....

....

....

Übersicht • Zusammenfassung der Lernziele

- Achten Sie auf voreiliges Schlussfolgern (negative Gedanken anderer lesen, Zukunft vorhersagen) im Alltag.
- Bedenken Sie: Schnelle Entscheidungen führen häufig zu Fehlern (Gemälde und die Bildgeschichte in der Sitzung dienten der Veranschaulichung).
- Es sollten mehr Informationen gesammelt werden und andere Erklärungsmöglichkeiten, z. B. statt negativer auch positive und neutrale Gedanken anderer, erwogen werden.
- Wenn Sie eine Katastrophe vorhersagen, versuchen Sie, Alternativen zu finden.

Notizen

Raum für offene Fragen, Probleme, die aufgetaucht sind, oder Erfahrungen, über die Sie in der nächsten Sitzung berichten möchten:

....

....

....

....

© Jelinek • Hauschildt • Moritz, Metakognitives Training bei Depression. Weinheim: Beltz 2023

Andere Notizen:

App

Wenn Ihnen die Bearbeitung der Nachbereitungsbögen schwerfällt oder Sie sich noch zusätzliche Unterstützung wünschen, können Sie sich begleitend zum D-MKT die kostenlose COGITO-App herunterladen. Die App schlägt Ihnen täglich, je nach ausgewählten Paketen, 1–2 Übungen vor. Die Übungen können Sie nach Belieben anpassen und als Favoriten speichern, sofern sie Ihnen gefallen. Sie können in der »Bibliothek« jederzeit nach weiteren Übungen stöbern. Begleitend zum D-MKT empfehlen wir Ihnen besonders die Übungen aus der Kategorie »Selbstwert und Stimmung«.

Hier geht's zur App:

App Store und das Apple-Logo sind Marken von Apple Inc.

Google Play und das Google Play-Logo sind Marken von Google LLC.

Modul 8 – Wahrnehmen von Gefühlen

Warum beschäftigen wir uns mit dem Wahrnehmen von Gefühlen bei Depression?
Studien zeigen, dass Menschen mit Depressionen häufig …
- Probleme damit haben, den Gefühlsausdruck anderer Menschen einzuschätzen und
- z. B. dazu neigen, neutrale Gesichtsausdrücke als traurig oder ablehnend zu beurteilen.

Wahrnehmen von Gefühlssignalen

Beispiel

Eine Person fasst sich an die Schläfe.

Welche Gründe kann es Ihrer Meinung nach dafür geben?

....

....

....

Was kann bei der Interpretation hilfreich sein?
- Vorwissen über die Person → Leidet die Person an Migräne?
- Umfeld / Situation → Arbeitet die Person konzentriert an einer Aufgabe? Oder ist sie vielleicht müde, weil sie schlecht oder zu wenig geschlafen hat?
- Beobachtung der eigenen Person → Wann fasse ich mir selbst an die Schläfe? (Aber Vorsicht: Man kann nicht immer von sich auf andere schließen!)
- Gesichtsausdruck (Mimik) → Sieht die Person nachdenklich, müde oder leidend aus?

Deutlich komplizierter wird es, wenn wir weder auf Vorwissen noch auf andere Hinweise zurückgreifen können.
- Mimik und Gestik sind nicht immer eindeutig!
- Manchmal führen auch Erkrankungen (z. B. Parkinson) oder Substanzen (z. B. Botox, Antipsychotika) zu einer verminderten Mimik. Dann sind Rückschlüsse auf das Gefühlsleben eines Menschen noch schwieriger.
- Ziehen Sie weiteres Wissen über die Person zur verlässlicheren Interpretation von Mimik und Gestik heran.

© Jelinek • Hauschildt • Moritz, Metakognitives Training bei Depression. Weinheim: Beltz 2023

Modul 8 – Wahrnehmen von Gefühlen

Nachfolgend werden unterschiedliche Beispiele für Gesichtsausdrücke aufgelistet, die Ihnen alltäglich begegnen können. Notieren Sie einige Interpretationsmöglichkeiten und spontane Einfälle. Ein Beispiel finden Sie in der ersten Zeile.

Wofür könnten die folgenden Mimik-Ausschnitte Anzeichen sein?

Mimik-Ausschnitt	Spontane Interpretation	1. weitere Möglichkeit	2. weitere Möglichkeit
Gerunzelte Stirn	Ärger	Irritation	Konzentration
Zusammengepresste Lippen			
Glasiger Blick			
Senkrechte Stirnfalte			
Gerümpfte Nase			
Herabgezogene Mundwinkel			
Nach unten gewandter Blick			

Sie merken, oft sind viele unterschiedliche Interpretationen möglich! Um zu einer »treffsicheren« Interpretation zu gelangen, brauchen wir mehr Information.

Wenn Sie in einer Situation mit einem bestimmten Mimik-Ausdruck konfrontiert sind, sich aber unsicher sind, was er bedeutet, was können Sie tun, um mehr Sicherheit zu erhalten?

....

....

....

© Jelinek • Hauschildt • Moritz, Metakognitives Training bei Depression. Weinheim: Beltz 2023

Wozu sind Gefühle eigentlich gut?

(1) Gefühle dienen der Kommunikation

- Gefühle zeigen sich im Gesichtsausdruck. So vermitteln sie Informationen schneller als Worte. Manchmal sogar, bevor wir etwas bewusst erkannt haben (»Irgendetwas ist komisch«, »Bauchgefühl«).

Können Sie sich an Situationen erinnern, in denen Ihnen Gefühle in der Kommunikation geholfen haben?

....

....

....

(2) Gefühle bereiten Verhalten vor

- Sie bringen uns dazu, in wichtigen Situationen rasch und ohne zu überlegen zu handeln.
- Sie führen zu wichtigen körperlichen Veränderungen, z. B. bei Angst erhöht sich unsere Herztätigkeit, um uns beispielsweise auf Flucht (d. h. Laufen) vorzubereiten.

Können Sie sich an eine Situation erinnern, in der Ihnen ein Gefühl schnelles Handeln ermöglicht hat?

....

....

....

(3) Gefühle sorgen dafür, dass wir uns lebendig fühlen! Ohne negative Gefühle gibt es auch keine positiven!

Spiegeln Gefühle immer die Wirklichkeit wider?

- **Nein,** Gefühle müssen nicht immer »stimmen«!
  - Wenn ich mich wertlos fühle, heißt das nicht, dass ich wertlos bin!
  - Manchmal sind Gefühle ein schlechter Ratgeber!
- Oft neigen Menschen mit Depressionen zu »Emotionaler Beweisführung«, d. h. sie nehmen an, dass negative Gefühle genau das ausdrücken, was wirklich geschieht (»Ich fühle mich ungeliebt, also liebt mich keiner!«).
- Studien zeigen, dass die eigene Stimmungslage beeinflusst, wie wir z. B. Gesichtsausdrücke und Gesten interpretieren!
- Bei depressiver Stimmung werden dabei oft zusätzlich ablehnende Gedanken beim Gegenüber angenommen (s. Denkverzerrung »negative Gedanken anderer lesen«).
- Gefühlssignale werden also nicht durch eine rosa-rote, sondern vielmehr durch eine graue Brille interpretiert.

Versuchen Sie, sich an Situationen zu erinnern, in denen Ihre eigene Stimmung möglicherweise die Bewertung Ihres Gegenübers beeinflusst hat. Überlegen Sie auch, wie die Bewertung ausgesehen hätte, wenn Sie in einer anderen Stimmung gewesen wären. Das schon ausgefüllte Beispiel ist als Anregung gedacht.

Situation	Eigene Stimmung	Bewertung	Mögliche alternative Stimmung	Entsprechende neue Bewertung
»Mein Sitznachbar in der Bahn lächelt mich an.«	»niedergeschlagen«	»Er ist aufdringlich.«	»fröhlich«	»Sympathisch. Schön, Menschen mit guter Laune zu sehen«

 © Jelinek • Hauschildt • Moritz, Metakognitives Training bei Depression. Weinheim: Beltz 2023

Übersicht • Zusammenfassung der Lernziele

- Verhalten, das von Gefühlen begleitet ist, ist sehr effizient. Es erfüllt viele Funktionen und ist wichtig fürs Überleben.
- Aber Gefühle entsprechen nicht immer den »Tatsachen«: Nur weil ich mich abgelehnt fühle, heißt das nicht, dass ich abgelehnt werde.
- Gesichtsausdruck oder Gestik eines Menschen stellen wichtige Anhaltspunkte für dessen Gefühle dar. Man kann sich aber auch täuschen!
- Um andere Menschen einzuschätzen, sollte man neben dem Gesichtsausdruck weitere Informationen einbeziehen (Vorwissen über die Person, aktuelle Situation etc.) oder nachfragen.
- Die eigene Stimmungslage hat großen Einfluss darauf, wie ich meine Umwelt wahrnehme.

Notizen

Raum für offene Fragen, Probleme, die aufgetaucht sind, oder Erfahrungen, über die Sie in der nächsten Sitzung berichten möchten:

....

....

....

....

....

Andere Notizen:

....

....

....

....

....

© Jelinek • Hauschildt • Moritz, Metakognitives Training bei Depression. Weinheim: Beltz 2023

App

Wenn Ihnen die Bearbeitung der Nachbereitungsbögen schwerfällt oder Sie sich noch zusätzliche Unterstützung wünschen, können Sie sich begleitend zum D-MKT die kostenlose COGITO-App herunterladen. Die App schlägt Ihnen täglich, je nach ausgewählten Paketen, 1–2 Übungen vor. Die Übungen können Sie nach Belieben anpassen und als Favoriten speichern, sofern sie Ihnen gefallen. Sie können in der »Bibliothek« jederzeit nach weiteren Übungen stöbern. Begleitend zum D-MKT empfehlen wir Ihnen besonders die Übungen aus der Kategorie »Selbstwert und Stimmung«.

Hier geht's zur App:

Laden im App Store

JETZT BEI Google Play

App Store und das Apple-Logo sind Marken von Apple Inc.

Google Play und das Google Play-Logo sind Marken von Google LLC.

© Jelinek • Hauschildt • Moritz, Metakognitives Training bei Depression. Weinheim: Beltz 2023

Literatur

Abramson, L. Y., Metalsky, G. I. & Alloy, L. B. (1989). Hopelessness depression: A theory-based subtype of depression. Psychological Review, 96(2), 358–372.

Abramson, L. Y., Seligman, M. E. & Teasdale, J. D. (1978). Learned helplessness in humans: Critique and reformulation. Journal of Abnormal Psychology, 87(1), 49–74.

Allianz Deutschland AG & Rheinisch Westfälisches Institut für Wirtschaftsforschung e. V. (RWI) (Hrsg.) (2011). Depression – Wie die Krankheit unsere Seele belastet. München: Lohse Druckgesellschaft. Zugriff am 1.9.2014. Verfügbar unter https://www.allianz.com/content/dam/onemarketing/azcom/Allianz_com/migration/media/press/document/other/allianz_report_depression.pdf

Alloy, L. B. & Ahrens, A. H. (1987). Depression and pessimism for the future: Biased use of statistically relevant information in predictions for self versus others. Journal of Personality and Social Psychology, 52(2), 366–378.

Andreas, S., Schulz, H., Volkert, J., Dehoust, M., Sehner, S., Suling, A. et al. (2017). Prevalence of mental disorders in elderly people: The European MentDis_ICF65 + study. British Journal of Psychiatry, 210, 125–131.

Arndt, A., Patzelt, J., Andor, T., Hoyer, J. & Gerlach, A. L. (2011). Psychometrische Gütekriterien des Metakognitionsfragebogens (Kurzversion, MKF-30). Zeitschrift für Klinische Psychologie und Psychotherapie, 40(2), 107–114.

Ball, H. A., McGuffin, P. & Farmer, A. E. (2008). Attributional style and depression. The British Journal of Psychiatry, 192(4), 275–278.

Beblo, T., Sinnamon, G. & Baune, B. T. (2011). Specifying the neuropsychology of affective disorders: Clinical, demographic and neurobiological factors. Neuropsychology Review, 21(4), 337–359.

Beck, A. T. (2008). The Evolution of the Cognitive Model of Depression and Its Neurobiological Correlates. American Journal of Psychiatry, 165, 969–977.

Beck, A. T., Rush, A. J., Shaw, B. F. & Emery, G. (1979). Cognitive therapy of depression. New York: Guilford.

Beck, A. T., Rush, A. J., Shaw, B. F. & Emery, G. (2010). Kognitive Therapie der Depression (4. Aufl.). Weinheim: Beltz.

Benkert, O., Hautzinger, M. & Graf-Morgenstern, M. (2012). Depressive Störungen. In Psychopharmakologischer Leitfaden für Psychologen und Psychotherapeuten (S. 127–146). Heidelberg: Springer.

Berger, M., Van Calker, D., Brakemeister, E. & Schramm, E. (2012). Affektive Störungen. In M. Berger (Hrsg.), Psychische Erkrankungen – Klinik und Therapie (4. Aufl., S. 421–512). München: Urban & Fischer.

Blaney, P. H. (1986). Affect and memory: A review. Psychological Bulletin, 99(2), 229–246.

Bogdan, R. & Pizzagalli, D. A. (2006). Acute stress reduces reward responsiveness: Implications for depression. Biological Psychiatry, 60(10), 1147–1154.

Bohus, M. & Wolf, M. (2009). Interaktives SkillsTraining für Borderline-Patienten. Manual zur CD-ROM für die therapeutische Arbeit. Stuttgart: Schattauer.

Boivin, M., Hymel, S. & Bukowski, W. M. (1995). The roles of social withdrawal, peer rejection, and victimization by peers in predicting loneliness and depressed mood in childhood. Development and Psychopathology, 7(4), 765–785.

Bomfim, A. J.L., Ribeiro, R. A.D. S. & Chagas, M. H.N (2019). Recognition of dynamic and static facial expressions of emotion among older adults with major depression. Trends in Psychiatry and Psychotherapy, 41(2), 159–166.

Bouhuys, A. L., Geerts, E. & Gordijn, M. C. (1999). Depressed patients' perceptions of facial emotions in depressed and remitted states are associated with relapse – A longitudinal study. Journal of Nervous & Mental Disease, 187(10), 595–602.

Brose, A., Raedt, R. D. & Vanderhasselt, M. A. (2020). Eight items of the ruminative response scale are sufficient to measure weekly within-person variation in rumination. Current Psychology. https://doi.org/10.1007/s12144-020-00913-y

Bruhns, A., Lüdtke, T., Moritz, S. & Bücker, L. (2021). A mobile-based intervention to increase self-esteem in students with depressive symptoms: Randomized controlled trial. JMIR mHealth uHealth, 9, e26498.

Bundespsychotherapeutenkammer (BPtK) (2010a). BPtK-Studie: Gesundheitsreports der Krankenkassen ausgewertet. BPtK-Newsletter, 1, 4–6. Zugriff am 1.9.2014. Verfügbar unter http://www.bptk.de/fileadmin/user_upload/Publikationen/BPtK-Newsletter/2010/201001/20100300_bptk-newsletter-01-2010.pdf.

Bundespsychotherapeutenkammer (BPtK). (2010b). Nationale Versorgungsleitlinie Depression. *BPtK-Spezial*. Zugriff am 1.9.2014. http://www.bptk.de/fileadmin/user_upload/Themen/Leitlinien/20100500_bptk-spezial-01-2010.pdf.

Bundespsychotherapeutenkammer (BPtK). (2015). BPtK-Standpunkt: Psychische Erkrankungen bei Flüchtlingen [Stand: September 2015]. Berlin: BPtK.

Bundespsychotherapeutenkammer (BPtK) (2022). https://www.bptk.de/bptk-auswertung-monatelange-wartezeiten-bei-psychotherapeutinnen/ [Zugriff am 11.02.2022].

Busch, M. A., Maske, U. E., Ryl, L., Schlack, R. & Hapke, U. (2013). Prävalenz von depressiver Symptomatik und diagnostizierter Depression bei Erwachsenen in Deutschland: Ergebnisse der Studie zur Gesundheit Erwachsener in Deutschland (DEGS1). Bundesgesundheitsblatt, Gesundheitsforschung, Gesundheitsschutz, 56(5–6), 733–739.

Cane, D. B. & Gotlib, I. H. (1985). Depression and the effects of positive and negative feedback on expectations, evaluations, and performance. Cognitive Therapy and Research, 9(2), 145–160.

Carver, C. S. (1998). Generalization, adverse events, and development of depressive symptoms. Journal of Personality, 66(4), 607–619.

Carver, C. S. & Ganellen, R. J. (1983). Depression and components of self-punitiveness: High standards, self-criticism, and overgeneralization. Journal of Abnormal Psychology, 92(3), 330–337.

Cuijpers, P., de Beurs, D. P., van Spijker, B. A. J., Berking, M., Andersson, G. & Kerkhof, A. J. F. M. (2013). The effects of psychotherapy for adult depression on suicidality and hopelessness: A systematic review and meta-analysis. Journal of Affective Disorders, 144, 183–190.

De Diego-Adelino, J., Portella, M. J., Puigdemont, D., Perez-Egea, R., Alvarez, E. & Perez, V. (2010). A short duration of untreated illness (DUI) improves response outcomes in first-depressive episodes. Journal of Affective Disorders, 120(1–3), 221–225.

Dalili, M. N., Penton-Voak, I. S., Harmer, C. J., & Munafò, M. R. (2015). Meta-analysis of emotion recognition deficits in major depressive disorder. Psychological Medicine, 45(6), 1135–1144.

Dehn, L.B., Beblo, T. (2019). Verstimmt, verzerrt, vergesslich: Das Zusammenwirken emotionaler und kognitiver Dysfunktionen bei Depression [Depressed, biased, forgetful: The interaction of emotional and cognitive dysfunctions in depression]. Neuropsychiatry, 33(3), 123–130. German. doi: 10.1007/s40211-019-0307-4.

DeRubeis, R. J., Evans, M. D., Hollon, S. D., Garvey, M. J., Grove, W. M. & Tuason, V. B. (1990). How does cognitive therapy work? Cognitive change and symptom change in cognitive therapy and pharmacotherapy for depression. Journal of Consulting and Clinical Psychology, 58(6), 862–869.

DGPPN, BÄK, KBV, AWMF, AkdÄ, BPtK, BApK, DAGSHG, DEGAM, DGPM, DGPs, DGRW (Hrsg.) (2015) für die Leitliniengruppe Unipolare Depression*. S3-Leitlinie/Nationale Versorgungs-Leitlinie Unipolare Depression – Leitlinienreport, 2. Auflage. Version 4. Verfügbar unter: www.depression.versorgungsleitlinien.de [Zurgriff am 15.4.2022]; DOI: 10.6101/AZQ/000333.

Dietrichkeit, M., Moritz, S. & Jelinek, L. (2020). Die Behandlung psychischer Störungen mittels metakognitiver Interventionen am Beispiel des Metakognitiven Trainings für Depression (D-MKT). Zeitschrift für Psychiatrie, Psychologie und Psychotherapie, 68, 160–170.

Douglas, K. M. & Porter, R. J. (2010). Recognition of disgusted facial expressions in severe depression. The British Journal of Psychiatry, 197(2), 156–157.

Du Preez, E. J., Graham, K. S., Gan, T. Y., Moses, B., Ball, C. & Kuah, D. E. (2017). Depression, anxiety, and alcohol use in elite rugby league players over a competitive season. Clinical Journal of Sport Medicine, 27(6), 530–535.

Egan, S. J., Wade, T. D. & Shafran, R. (2011). Perfectionism as a transdiagnostic process: A clinical review. Clinical Psychology Review, 31(2), 203–212.

Eichner, C. & Berna, F. (2016). Acceptance and Efficacy of Metacognitive Training (MCT) on Positive Symptoms and Delusions in Patients With Schizophrenia: A Meta-analysis Taking Into Account Important Moderators. Schizophrenia bulletin, 42(4), 952–962.

Eifert, G. (2011). Akzeptanz- und Commitment-Therapie (ACT). Göttingen: Hogrefe.

Ekman, P. & Friesen, W. V. (1971). Constants across cultures in the face and emotion. Journal of Personality and Social Psychology, 17(2), 124–129.

Eshel, N. & Roiser, J. P. (2010). Reward and punishment processing in depression. Biological Psychiatry, 68(2), 118–124.

Evans-Lacko, S., Aguilar-Gaxiola, S., Al-Hamzawi, A., et al. (2018). Socio-economic variations in the mental health treatment gap for people with anxiety, mood, and substance use disorders: results from the WHO World Mental Health (WMH) surveys. Psychological Medicine, 48(9), 1560–1571.

Ezawa, I. D., Plate, A. J. & Strunk, D. R. (2021). What Do People Really Think of Me? Evaluating Bias in Interpersonal Predictions Over the Course of Cognitive-Behavioral Therapy of Depression. Behavior Therapy, 52(5), 1286–1295. doi:10.1016/j.beth.2021.02.007.

Faßbinder, E., Klein, J. P., Sipos, V. & Schweiger, U. (2015). Therapie-Tools Depression. Weinheim: Beltz.

Fisher, P. L. & Wells, A. (2005). Experimental modification of beliefs in obsessive-compulsive disorder: A test of the metacognitive model. Behaviour Research and Therapy, 43(6), 821–829.

Flavell, J. (1971). First discussant's comments: What is memory development the development of? Human Development, 14(4), 272–278.

Flavell, J. H. (1979). Metacognition and cognitive monitoring: A new area of cognitive-developmental inquiry. American Psychologist, 34, 906–911.

Franck, E. & De Raedt, R. (2007). Self-esteem reconsidered: Unstable self-esteem outperforms level of self-esteem as vulnerability marker for depression. Behaviour Research and Therapy, 45(7), 1531–1541.

Furlong, M. & Oei, T. P. S. (2002). Changes to automatic thoughts and dysfunctional attitudes in group CBT for depression. Behavioural and Cognitive Psychotherapy, 30(3), 351–360.

Gaddy, M. A., & Ingram, R. E. (2014). A meta-analytic review of mood-congruent implicit memory in depressed mood. Clinical Psychology Review, 34(5), 402–416.

Ganellen, R. J. (1988). Specificity of attributions and overgeneralization in depression and anxiety. Journal of Abnormal Psychology, 97(1), 83–86.

Garber, J. & Hollon, S. D. (1980). Universal versus personal helplessness in depression: Belief in uncontrollability or incompetence? Journal of Abnormal Psychology, 89(1), 56–66.

Garratt, G., Ingram, R. E., Rand, K. L. & Sawalani, G. (2007). Cognitive processes in cognitive therapy: Evaluation of the mechanisms of change in the treatment of depression. Clinical Psychology: Science and Practice, 14(3), 224–239.

Gotlib, I. H. & Joormann, J. (2010). Cognition and depression: Current status and future directions. Annual Review of Clinical Psychology, 6, 285–312.

Gotlib, I. H., Krasnoperova, E., Yue, D. N. & Joormann, J. (2004). Attentional biases for negative interpersonal stimuli in clinical depression. Journal of Abnormal Psychology, 113(1), 127–135.

Graham, A. R., Sherry, S. B., Stewart, S. H., Sherry, D. L., McGrath, D. S. et al. (2010). The existential model of perfectionism and depressive symptoms: A short-term, four-wave longitudinal study. Journal of Counseling Psychology, 57(4), 423–438.

Gulliver, A., Griffiths, K. M., Mackinnon, A., Batterham, P. J. & Stanimirovic, R. (2015). The mental health of Australian elite athletes. Journal of science and medicine in sport, 18(3), 255–261.

Hale, W. W., Jansen, J. H., Bouhuys, A. L. & van den Hoofdakker, R. H. (1998). The judgment of facial expressions by depressed patients, their partners and controls. Journal of Affective Disorders, 47(1–3), 63–70.

Hamatani, S., Matsumoto, K., Takahashi, J., Shiko, Y., Ozawa, Y., Niitsu, T., Hirano, Y., & Shimizu, E. (2022). Feasibility of guided internet-based cognitive behavioral therapy for patients with anorexia nervosa. Internet Interventions, 27, 100504.

Hapke, U., Cohrdes, C. & Nübel, J. (2019) Depressive Symptomatik im europäischen Vergleich – Ergebnisse des European Health Interview Survey (EHIS) 2. Journal of Health Monitoring, 4(4), 62–70.

Hautzinger, M. (2007). Depressive und bipolar affektive Störungen. In E. Leibing, W. Hiller & K. Sulz (Hrsg.), Lehrbuch der Psychotherapie (4. Aufl., S. 217–229). München: CIP-Medien.

Hautzinger, M. (2013). Kognitive Verhaltenstherapie bei Depressionen (7. Aufl.). Weinheim: Beltz.

Hautzinger, M. & Bailer, M. (1993). Allgemeine Depressions Skala. Göttingen: Beltz Test GmbH.

Hautzinger, M., Joormann, J. & Keller, F. (2005). DAS. Skala dysfunktionaler Einstellungen. Göttingen: Hogrefe.

Hautzinger, M., Luka, U. & Trautmann, R. D. (1985). Skala dysfunktionaler Einstellungen: Eine deutsche Version der Dysfunctional Attitude Scale. Diagnostica, 31, 312–323.

Heyes, C., Bang, D., Shea, N., Frith, C.D. & Fleming, S.M. (2020). Knowing Ourselves Together: The Cultural Origins of Metacognition. Trends in Cognitive Sciences, 24(5), 349–362.

Hoehn-Hyde, D., Schlottmann, R. S. & Rush, A. J. (1982). Perception of social interactions in depressed psychiatric patients. Journal of Consulting and Clinical Psychology, 50(2), 209–212.

Hollon, S. D., Munoz, R. F., Barlow, D. H., Beardslee, W. R., Bell, C. C., Bernal, G. et al. (2002). Psychosocial intervention development for the prevention and treatment of depression: Promoting innovation and increasing access. Biological Psychiatry, 52(6), 610–630.

Ho-wai So, S., Hoi-kei Chan, G., Kit-wa Wong, C., Wing-ka Ching, E., Sze-wai Lee, S., Chi-Wing Wong, B., Zhu, C., Sun, X., Kin-hei Chung, L., Hung, A. Y., Oi-yin Wong, J., & Sau-man Chan, S. (2021). A randomised controlled trial of metacognitive training for psychosis, depression, and belief flexibility. Journal of Affective Disorders, 279, 388–397.

Howe, M. L. & Malone, C. (2011). Mood-congruent true and false memory: Effects of depression. Memory, 19(2), 192–201.

Jacobson, N. S., Dobson, K. S., Truax, P. A., Addis, M. E., Koerner, K. et al. (1996). A component analysis of cognitive-behavioral treatment for depression. Journal of Consulting and Clinical Psychology, 64(2), 295–304.

Jakobsen, J. C., Hansen, J. L., Simonsen, S., Simonsen, E. & Gluud, C. (2012). Effects of cognitive therapy versus interpersonal psychotherapy in patients with major depressive disorder: A systematic review of randomized clinical trials with meta-analyses and trial sequential analyses. Psychologocal Medicine, 42(7), 1343–1357.

Jelinek, L., Faissner, M., Moritz, S. & Kriston, L. (2019). Long-term efficacy of Metacognitive Training for Depression (D-MCT): A randomized controlled trial. The British Journal of Clinical Psychology, 58, 245–259.

Jelinek, L., Hauschild, M., Wittekind, C. E., Schneider, B., Kriston, L. & Moritz, S. (2016). Efficacy of Metacognitive Training for Depression (D-MCT): A randomized controlled trial. Psychotherapy and Psychosomatics, 85, 231–234.

Jelinek, L., Moritz, S. & Hauschildt, M. (2017). Patients' perspective on treatment with Metacognitive Training for Depression (D-MCT): Results on acceptability. Journal of Affective Disorders, 221, 17–24.

Jelinek, L., Otte, C., Arlt, S. & Hauschildt, M. (2013). Denkverzerrungen erkennen und korrigieren: Eine Machbarkeitsstudie zum Metakognitiven Training bei Depression (D-MKT). Zeitschrift für Psychiatrie, Psychologie und Psychotherapie, 61(4), 1–8.

Jelinek, L., Peth, J., Runde, A., Arlt, S., Scheunemann, J. & Gallinat, J. (2020). Metacognitive Training for Depression: Safety and feasibility of two new treatment modules to reduce suicidality. Clinical Psychology & Psychotherapy.

Jelinek, L., Van Quaquebeke, N. & Moritz, S. (2017). Cognitive and metacognitive mechanisms of change in Metacognitive Training for Depression. Scientific Reports, 7, 3449.

Jelinek, L., Zielke, L., Hottenrott, B. et al. (2018). Patients' perspectives on treatment with metacognitive training for OCD: Feasibility and acceptability. Zeitschrift für Neuropsychologie, 29(1), 20–28.

Joormann, J. & Gotlib, I. H. (2006). Is this happiness I see? Biases in the identification of emotional facial expressions in depression and social phobia. Journal of Abnormal Psychology, 115(4), 705–714.

Joormann, J., Teachman, B. & Gotlib, I. H. (2009). Sadder and less accurate? False memory for negative material in depression. Journal of Abnormal Psychology, 118(2), 412–417.

Kazdin, A. E. (2017). Addressing the treatment gap: A key challenge for extending evidence-based psychosocial interventions. Behaviour Research and Therapy, 88, 7–18.

Kenny, D. T., Davis, P. & Oates, J. (2004). Music performance anxiety and occupational stress amongst opera chorus artists and their relationship with state and trait anxiety and perfectionism. Anxiety Disorders, 18, 757–777.

Kessler, E.-M. & Tegeler, C. (2018). Psychotherapeutisches Arbeiten mit alten und sehr alten Menschen. Psychotherapeut, 63, 501–518.

Kessler, R., Petukhova, M., Sampson, N. A., Zaslavsky, A. & Wittchen, H. U. (2012). Twelve-month and lifetime prevalence and lifetime morbid risk of anxiety and mood disorders in the United States. International Journal of Methods in Psychiatric Research, 21(3), 169–184.

Kirsch, I., Deacon, B. J., Huedo-Medina, T. B., Scoboria, A., Moore, T. J. & Johnson, B. T. (2008). Initial severity and antidepressant benefits: a meta-analysis of data submitted to the Food and Drug Administration. PLoS Medicine, 5(2), e45.

Kohn, R., Saxena, S., Levav, I. & Saraceno, B. (2004). The treatment gap in mental health care. Bulletin of the World Health Organization, 82(11), 858–866.

Koriat, A. (2002). Metacognition research: An interim report. In T.J. Perfect, B.L. Schwartz (Eds.), Applied Metacognition (pp. 261–286). Cambridge: Cambridge University Press.

Koriat, A., Levy-Sadot, R. (1999). Processes underlying metacognitive judgments: information-based and experience-based monitoring of one's own knowledge. In S. Chaiken, & Y. Trope (Eds.), Dual Process Theories in Social Psychology (pp. 483–502). New York: Guilford.

Kube, T., Glombiewski, J. A., Gall, J., Touissant, L., Gärtner, T. & Rief, W. (2019). How to modify persisting negative expectations in major depression? An experimental study comparing three strategies to inhibit cognitive immunization against novel positive experiences. Journal of affective disorders, 250, 231–240.

Kurtz, B.E. & Borkowski, J.G. (1987). Development of strategic skills in impulsive and reflective children: a longitudinal study of metacognition. Journal of Experimental Child Psychology, 43(1), 129–148. doi: 10.1016/0022-0965(87)90055-5.

Kwon, S. M. & Oei, T. P. S. (2003). Cognitive change processes in a group cognitive behavior therapy of depression. Journal of Behavior Therapy and Experimental Psychiatry, 34(1), 73–85.

Lara, M. E., Leader, J. & Klein, D. N. (1997). The association between social support and course of depression: Is it confounded with personality? Journal of Abnormal Psychology, 106(3), 478–482.

LeMoult, J. & Gotlib, I. H. (2019). Depression: A cognitive perspective. Clinical psychology review, 69, 51–66. https://doi.org/10.1016/j.cpr.2018.06.008.

Leyman, L., De Raedt, R., Vaeyens, R. & Philippaerts, R. M. (2011). Attention for emotional facial expressions in dysphoria: An eye-movement registration study. Cognition & Emotion, 25(1), 111–120.

Lim, G.Y., Tam, W.W., Lu, Y., Ho, C.S., Zhang, M.W. & Ho, R.C. (2018). Prevalence of Depression in the Community from 30 Countries between 1994 and 2014. Scientific Reports, 8(1), 2861.

Liu, Y. C., Tang, C. C., Hung, T. T., Tsai, P. C. & Lin, M. F. (2018). The Efficacy of Metacognitive Training for Delusions in Patients With Schizophrenia: A Meta-Analysis of Randomized Controlled Trials Informs Evidence-Based Practice. Worldviews on evidence-based nursing, 15(2), 130–139.

Livingston, J.A. (2003). Metacognition: An Overview. (unpublished manuscript, retrieved via Researchgate).

Loeffler, L., Radke, S., Habel, U., Ciric, R., Satterthwaite, T. D., Schneider, F. & Derntl, B. (2018). The regulation of positive and negative emotions through instructed causal attributions in lifetime depression – A functional magnetic resonance imaging study. NeuroImage. Clinical, 20, 1233–1245.

Lopez-Morinigo, J. D., Ajnakina, O., Martínez, A. S., Escobedo-Aedo, P. J., Ruiz-Ruano, V. G. et al. (2020). Can metacognitive interventions improve insight in schizophrenia spectrum disorders? A systematic review and meta-analysis. Psychological medicine, 50(14), 2289–2301.

Lüdtke, T., Pult, L. K., Schröder, J., Moritz, S. & Bücker, L. (2018). A randomized controlled trial on a smartphone self-help application (Be Good to Yourself) to reduce depressive symptoms. Psychiatry Research, 269, 753–762.

Lysaker, P.H. & Klion, R.E. (2017). Recovery, Meaning-Making, and Severe Mental Illness. London: Routledge.

Matt, G. E., Vazquez, C. & Campbell, W. K. (1992). Mood-congruent recall of affectively toned stimuli: A meta-analytic review. Clinical Psychology Review, 12(2), 227–255.

Matthews, G. & Wells, A. (2000). Attention, automaticity, and affective disorder. Behavior Modification, 24(1), 69–93.

McDermott, L. M. & Ebmeier, K. P. (2009). A meta-analysis of depression severity and cognitive function. Journal of Affective Disorders, 119(1-3), 1–8.

Metzner, F., Reher, C., Kindler, H. & Pawils, S. (2016). Psychotherapeutische Versorgung von begleiteten und unbegleiteten minderjährigen Flüchtlingen und Asylbewerbern mit Traumafolgestörungen in Deutschland. Bundesgesundheitsblatt – Gesundheitsforschung – Gesundheitsschutz, 59, 642–651.

Mezulis, A. H., Abramson, L. Y., Hyde, J. S. & Hankin, B. L. (2004). Is there a universal positivity bias in attributions? A meta-analytic review of individual, developmental, and cultural differences in the self-serving attributional bias. Psychological Bulletin, 130(5), 711–747.

Miegel, F., Peth, J., Rubel, J., Runde, A., Arlt, S., Gallinat, J., & Jelinek, L. (2022). Session-Specific effects on suicidality in group therapy: No evidence for contagion. Archives of Suicide Research, 1–14.

Miranda, R., Fontes, M. & Marroquín, B. (2008). Cognitive content-specificity in future expectancies: Role of hopelessness and intolerance of uncertainty in depression and GAD symptoms. Behaviour Research and Therapy, 46(10), 1151–1159.

Morina, N., Akhtar, A., Barth, J. & Schnyder, U. (2018). Psychiatric disorders in refugees and internally displaced persons after forced displacement: A systematic review. Frontiers in Psychiatry, 9: 433.

Moritz, S. (2008). Metakognition – Psychologie. In T. Kircher & S. Gauggel (Hrsg.), Neuropsychologie der Schizophrenie (S. 367–374). Heidelberg: Springer.

Moritz, S. (2013). Metakognitive Therapien. Zeitschrift für Psychiatrie, Psychologie und Psychotherapie, 61(4), 213–215.

Moritz, S., Andreou, C., Schneider, B. C., Wittelkind, C. E., Menon, M., Balzan, R. P., Woodward, T. S. (2014). Sowing the seeds of doubt: A narrative review on metacognitive training in schizophrenia. Clinical Psychology Review, 34(4), 358–366.

Moritz, S., Ferahli, S. & Naber, D. (2004). Memory and attention performance in psychiatric patients: Lack of correspondence between clinician-rated and patient rated functioning with neuropsychological test results. Journal of the International Neuropsychological Society, 10(4), 623–633.

Moritz, S. & Hauschildt, M. (2016). Erfolgreich gegen Zwangsstörungen: Metakognitives Training – Denkfallen erkennen und entschärfen (3. Aufl.). Berlin: Springer.

Moritz, S. & Lysaker, P. H. (2018). Metacognition – What did James H. Flavell really say and the implications for the conceptualization and design of metacognitive interventions. Shizophrenia Research, 201, 20–26.

Moritz, S., Lysaker, P. H., Hofmann, S. G. & Hautzinger, M. (2018). Going meta on metacognitive interventions. Expert Review of Neurotherapeutics, 18, 739–741.

Moritz, S., Schilling, L., Hauschildt, M., Schröder, J. & Treszl, A. (2012). A randomized controlled trial of internet-based therapy in depression. Behaviour Research and Therapy, 50(7-8), 513–521.

Moritz, S., Schneider, B. C., Peth, J., Arlt, S. & Jelinek, L. (2018). Metacognitive Training for Depression (D-MCT) reduces false memories in depression. A randomized controlled trial. European Psychiatry: the Journal of the Association of European Psychiatrists, 53, 46–51.

Moritz, S., Veckenstedt, R., Hottenrott, B., Woodward, T. S., Randjbar, S. & Lincoln, T. M. (2010). Different sides of the same coin? Intercorrelations of cognitive biases in schizophrenia. Cognitive Neuropsychiatryeuropsychiatry, 15(4), 406–421.

Moritz, S., Veckenstedt, R., Randjbar, S. & Vitzthum, F. (2011). MKT+: Individualisiertes metakognitives Therapieprogramm für Menschen mit Psychose. Berlin: Springer.

Moritz, S., Vitzthum, F., Randjbar, S., Veckenstedt, R. & Woodward, T. S. (2010). Detecting and defusing cognitive traps: Metacognitive intervention in schizophrenia. Current Opinion in Psychiatry, 23(6), 561–569.

Moritz, S., Voigt, K., Arzola, G. M. & Otte, C. (2008). When the half full glass is appraised as half empty and memorized as completely empty: Mood-congruent true and false recognition in depression is modulated by salience. Memory, 16(8), 810–820.

Moritz, S. & Woodward, T. S. (2006). Metacognitive control over false memories: A key determinant of delusional thinking. Current Psychiatry Reports, 8(3), 184–190.

Moritz, S. & Woodward, T. S. (2007). Metacognitive training in schizophrenia: From basic research to knowledge translation and intervention. Current Opinion in Psychiatry, 20(6), 619–625.

Moritz, S., Woodward, T. S., Burlon, M., Braus, D. F. & Andresen, B. (2007). Attributional style in schizophrenia: Evidence for a decreased sense of self-causation in currently paranoid patients. Cognitive Therapy and Research, 31(3), 371–383.

Moritz, S., Xie, J., Penney, D., Bihl, L., Hlubek, N. et al. (2022). The magnitude of neurocognitive impairment is overestimated in depression: the role of motivation, debilitating momentary influences, and the overreliance on mean differences. Psychological Medicine 1–11.

Naranjo, C., Kornreich, C., Campanella, S., Noël, X., Vandriette, Y., Gillain, B. et al. (2011). Major depression is associated with impaired processing of emotion in music as well as in facial and vocal stimuli. Journal of Affective Disorders, 128(3), 243–251.

Nelson, T. O. & Narens, L. (1990). Metamemory: A theoretical framework and new findings. Psychology of Learning and Motivation – Advances in Research and Theory, 26, 125–173.

Nunn, J. D., Mathews, A. & Trower, P. (1997). Selective processing of concern-related information in depression. British Journal of Clinical Psychology, 36(4), 489–503.

Orth, U., Robins, R. W., Trzesniewski, K. H., Maes, J. & Schmitt, M. (2009). Low self-esteem is a risk factor for depressive symptoms from young adulthood to old age. Journal of Abnormal Psychology, 118(3), 472–478.

Özgüç, S. & Tanriverdi, D. (2021). Effect of metacognitive training applied on depression and cognitive distortion levels of depression patients. Current Psychology. https://doi.org/10.1007/s12144-021-02202-8.

Pearson, R. M., Heron, J., Button, K., Bentall, R. P., Fernyhough, C. et al. (2015). Cognitive styles and future depressed mood in early adulthood: the importance of global attributions. Journal of affective disorders, 171, 60–67.

Penney, D., Sauvé, G., Mendelson, D., Thibaudeau, É., Moritz, S., & Lepage, M. (2022). Immediate and sustained outcomes and moderators associated with metacognitive training for psychosis: A systematic review and meta-analysis. JAMA Psychiatry, 79(5), 417.

Peterson, C. & Seligman, M. E. (1984). Causal explanations as a risk factor for depression: Theory and evidence. Psychological Review, 91(3), 347–374.

Potreck-Rose, F. (2006). Von der Freude den Selbstwert zu stärken. Stuttgart: Klett-Cotta.

Potreck-Rose, F. & Jacob, G. (2003). Selbstzuwendung, Selbstakzeptanz, Selbstvertrauen. Psychotherapeutische Interventionen zum Aufbau von Selbstwertgefühl. (3. Aufl.). Stuttgart: Klett-Cotta.

Quilty, L. C., McBride, C. & Bagby, R. M. (2008). Evidence for the cognitive mediational model of cognitive behavioural therapy for depression. Psychological Medicine, 38(11), 1531–1541.

Rajabi, M., Al-Zackerini, S. M., Asadi, J. & Mirzaei, M. R. (2021). The Effectiveness of Metacognitive Training on Cholesterol (LDL), Cholesterol (HDL) and Depression in Patients with Type 2 Diabetes. Quarterly Journal of Health Psychology, 9(36), 87–104.

Randjbar, S., Veckenstedt, R., Vitzthum, F., Hottenrott, B. & Moritz, S. (2011). Attributional biases in paranoid schizophrenia: Further evidence for a decreased sense of self-causation in paranoia. Psychosis, 3(1), 74–85.

Rawlinson, G. E. (1976). The significance of letter position in word recognition. University of Nottingham.

Reardon, C. L. & Factor, R. M. (2010). Sport psychiatry. Sports Medicine, 40(11), 961–980.

Reinen, J. M., Whitton, A. E., Pizzagalli, D. A., Slifstein, M., Abi-Dargham, A. et al. (2021). Differential reinforcement learning responses to positive and negative information in unmedicated individuals with depression. European neuropsychopharmacology: the journal of the European College of Neuropsychopharmacology, 53, 89–100. https://doi.org/10.1016/j.euroneuro.2021.08.00.

Rojas, R., Geissner, E. & Hautzinger, M. (2014). DAS-18 Form A und Form B: Entwicklung und psychometrische Überprüfung von zwei vergleichbaren Kurzversionen der Skala Dysfunktionaler Einstellungen (DAS). Diagnostica, 61(4), 173–183.

Rood, L., Roelofs, J., Bögels, S. M., Nolen-Hoeksema, S. & Schouten, E. (2009). The influence of emotion-focused rumination and distraction on depressive symptoms in non-clinical youth: A meta-analytic review. Clinical Psychology Review, 29(7), 607–616.

Rosenberg, M. (1965). Society and the adolescent self-image. Princeton, NJ: Princeton University Press. Zugriff am 1.9.2014. Verfügbar unter http://garfield.library.upenn.edu/classics1989/A1989T475800001.pdf.

Roth, M., Decker, O., Herzberg, P. Y. & Brähler, E. (2008). Dimensionality and norms of the Rosenberg Self-Esteem Scale in a German general population sample. European Journal of Psychological Assessment, 24(3), 190–197.

Sastre-Buades, A., Ochoa, S., Lorente-Rovira, E., Barajas, A., Grasa, E. et al. & Spanish Metacognition Study Group (2021). Jumping to conclusions and suicidal behavior in depression and psychosis. Journal of psychiatric research, 137, 514–520.

Sauvé, G., Lavigne, K. M., Pochiet, G., Brodeur, M. B. & Lepage, M. (2020). Efficacy of psychological interventions targeting cognitive biases in schizophrenia: A systematic review and meta-analysis. Clinical psychology review, 78, 101854.

Schaub, A., Roth, E. & Goldmann, U. (2006). Kognitiv-psychoedukative Therapie zur Bewältigung von Depressionen. Ein Therapiemanual. Göttingen: Hogrefe.

Scher, C. D., Ingram, R. E. & Segal, Z. V. (2005). Cognitive reactivity and vulnerability: Empirical evaluation of construct activation and cognitive diatheses in unipolar depression. Clinical Psychology Review, 25(4), 487–510.

Schilling, L., Köther, U., Nagel, M., Agorastos, A. & Moritz, S. (2013). Kognitive Verzerrungen bei Patienten mit einer Borderline-Persönlichkeitsstörung und deren Behandlung durch das »Metakognitive Training – Borderline«. Zeitschrift für Psychiatrie, Psychologie und Psychotherapie, 61(4), 239–246.

Schneider, B. C., Bücker, L., Riker, S., Karamatskos, E. & Jelinek, L. (2018). A pilot study of Metacognitive Training (D-MCT) for older adults with depression. Zeitschrift für Neuropsychologie, 29:1, 7–19.

Segal, Z., Willams, J. & Teasdale, J. D. (2008). Die Achtsamkeitsbasierte Kognitive Therapie der Depression: Ein neuer Ansatz zur Rückfallprävention. Tübingen: Dgvt.

Seidel, E. M., Habel, U., Finkelmeyer, A., Schneider, F., Gur, R. C. & Derntl, B. (2010). Implicit and explicit behavioral tendencies in male and female depression. Psychiatry Research, 177(1–2), 124–130.

Smith, M.M., Sherry, S. B., Hewitt, P. L., Flett, G. L., Hall, P. A. & Lee-Baggley, D. L., (2020). The existential model of perfectionism and depressive symptoms: Testing a moderated mediation model in community adults using a one-month two-wave longitudinal design. Personality and Individual Differences (Vol. 157). https://doi.org/10.1016/j.paid.2020.109826.

Solanto, M.V., Marks, D.J., Wasserstein, J., Mitchell, K., Abikoff, H. et al. (2010). Efficacy of meta-cognitive therapy for adult ADHD. American Journal of Psychiatry, 167(8), 958–968.

Sondergeld, L. M., Quinlivan, E., Haffner, P., Fiebig, J., Jelinek, L., Moritz, S. & Stamm, T. (2016). In M. Schäfer, A. Reif & G. Juckel, (Hrsg.). Therapie-Tools Bipolare Störungen. Weinheim: Beltz.

Spearman, C. (1923). The nature of »intelligence« and the principles of cognition. (2nd ed). New York: Macmillan.

Stavemann, H. H. (Hrsg.). (2014). KVT-Praxis: Strategien und Leitfäden für die Kognitive Verhaltenstherapie (3. Aufl.). Weinheim: Beltz.

Stavemann, H. H. (2015). Sokratische Gesprächsführung in Therapie und Beratung (3. Aufl.). Weinheim: Beltz.

Strunk, D. R., Lopez, H. & DeRubeis, R. J. (2006). Depressive symptoms are associated with unrealistic negative predictions of future life events. Behaviour Research and Therapy, 44(6), 861–882.

Sweeney, P. D., Anderson, K. & Bailey, S. (1986). Attributional style in depression: A meta-analytic review. Journal of Personality and Social Psychology, 50(5), 974–991.

ten Doesschate, M. C., Koeter, M. W., Bockting, C. L. & Schene, A. H. (2010). Health related quality of life in recurrent depression: A comparison with a general population sample. Journal of Affective Disorders, 120 (1–3), 126–132.

Teo, A. R., Nelson, S., Strange, W., Kubo, H., Katsuki, R. et al. (2020). Social withdrawal in major depressive disorder: a case-control study of hikikomori in japan. Journal of Affective Disorders, 274, 1142–1146.

Thew, G. R., Gregory, J. D., Roberts, K. & Rimes, K. A. (2017). Self-Critical Thinking and Overgeneralization in Depression and Eating Disorders: An Experimental Study. Behavioural and cognitive psychotherapy, 45(5), 510–523.

Teismann, T., Hanning, S., von Brachel, R. & Willutzki, U. (2012). Kognitive Verhaltenstherapie depressiven Grübelns. Heidelberg: Springer.

Thimm, J.C., Wang, C.E.A., Waterloo, K., Eisemann, M. & Halvorsen M. (2018). Coping, thought suppression, and perceived stress in currently depressed, previously depressed, and never depressed individuals. Clinical Psychology & Psychotherapy, 25(3), 401–407.

Torres-González, F. (2009). The gap in treatment of serious mental disorder in the community: A public health problem. Mental Health in Family Medicine, 6(2), 71–74. Zugriff am 1.9.2014. Verfügbar unter http://www.ncbi.nlm.nih.gov/pmc/articles/PMC2777603/.

Thornicroft, G., Chatterji, S., Evans-Lacko, S., Gruber, M., Sampson, N. et al. (2017). Undertreatment of people with major depressive disorder in 21 countries. British Journal of Psychiatry, 210(2), 119–124.

Treynor, W., Gonzalez, R. & Nolen-Hoeksema, S. (2003). Rumination reconsidered: A psychometric analysis. Cognitive Therapy and Research, 27(3), 247–259.

United Nations High Commissioner for Refugees [UNHCR]. (2019). Global trends: Forced displacement in 2018. Verfügbar unter: https://www.unhcr.org/5d08d7ee7.pdf.

Van der Does, W. (2005). Thought suppression and cognitive vulnerability to depression. British Journal of Clinical Psychology, 44(1), 1–14.

Van Fenema, E., Julsing, J. E., Carlier, I. V, van Noorden, M. S., Giltay, E. J. et al. (2013). Musicians seeking psychiatric help: a preliminary study of psychiatric characteristics. Medical Problems of Performing Artists, 28(1), 9–18.

van Overschelde, J. P. (2008). Metacognition: Knowing about knowing. In J. Dunlosky & R. A. Bjork (ed.), Handbook of Metamemory and Memory (pp. 47–71). Londonn: Psychology Press, Taylor & Francis.

Van Vleet, T., Stark-Inbar, A., Merzenich, M.M., Jordan, J.T., Wallace, D.L. et al. (2019). Biases in processing of mood-congruent facial expressions in depression. Psychiatry Research, 275, 143–148.

Watkins, E., Baeyens, C. B. & Read, R. (2009). Concreteness training reduces dysphoria: Proof-of-principle for repeated cognitive bias modification in depression. Journal of Abnormal Psychology, 118(1), 55–64.

Watkins, E., Moulds, M. & Mackintosh, B. (2005). Comparisons between rumination and worry in a non-clinical population. Behaviour Research and Therapy, 43(12), 1577–1585.

Weber, F. & Exner, C. (2013). Die metakognitive Therapie nach Wells – theoretischer Hintergrund, Behandlungskomponenten und Evidenz. Zeitschrift für Psychiatrie, Psychologie und Psychotherapie, 61(4), 217–230.

Wegner, D. M., Schneider, D. J., Carter, S. R. & White, T. L. (1987). Paradoxical effects of thought suppression. Journal of Personality and Social Psychology, 53, 5–13.

Wells, A. (2011). Metakognitive Therapie bei Angststörungen und Depression. Weinheim: Beltz.

Wells, A. & Cartwright-Hatton, S. (2004). A short form of the metacognitions questionnaire: Properties of the MCQ-30. Behaviour Research and Therapy, 42(4), 385–396.

Weltgesundheitsorganisation (WHO) (2000). Internationale Klassifikation psychischer Störungen: ICD-10, Kapitel V (F); klinisch-diagnostische Leitlinien. (H. Dilling, W. Mombour & M. H. Schmidt, Hrsg.) (4. Aufl.). Bern: Huber.

Williams, J.M., Crane, C., Barnhofer, T., Van der Does, A.J. & Segal, Z.V. (2006). Recurrence of suicidal ideation across depressive episodes. Journal of Affective Disorders, 91(2–3), 189–194.

Wilken, B. (2018). Methoden der Kognitiven Umstrukturierung – Ein Leitfaden für die psychotherapeutische Praxis (8. Aufl.). Stuttgart: Kohlhammer.

Yoon, K. L., Joormann, J. & Gotlib, I. H. (2009). Judging the intensity of facial expressions of emotion: Depression-related biases in the processing of positive affect. Journal of Abnormal Psychology, 118(1), 223–228.

Hinweise zum Trainingsmaterial

Die Arbeitsmaterialien sind im E-Book enthalten, das Ihnen auf www.psychotherapie.tools zur Verfügung steht. Eine Anleitung zum Download sowie den Einlöse-Code finden Sie ganz vorne im Buch. (Im E-Book sind die Arbeitsblätter im PDF-Format bereits enthalten.) Nachfolgend finden Sie eine Übersicht über alle Materialien.

Übersicht Informationsblatt und Nachbereitungsbögen

Einfache Atemübung
Informationsblatt – Metakognitives Training bei Depression (D-MKT)
NB 1 Modul 1 – Denken und Schlussfolgern 1
NB 2 Modul 2 – Gedächtnis
NB 3 Modul 3 – Denken und Schlussfolgern 2
NB 4 Modul 4 – Selbstwert
NB 5 Modul 5 – Denken und Schlussfolgern 3
NB 6 Modul 6 – Verhaltensweisen und Strategien
NB 7 Modul 7 – Denken und Schlussfolgern 4
NB 8 Modul 8 – Wahrnehmen von Gefühlen

Übersicht Trainingsfolien

DMKT Modul 1: Denken und Schlussfolgern 1
DMKT Modul 2: Gedächtnis
DMKT Modul 3: Denken und Schlussfolgern 2
DMKT Modul 4: Selbstwert
DMKT Modul 5: Denken und Schlussfolgern 3
DMKT Modul 6: Verhaltensweisen
DMKT Modul 7: Denken und Schlussfolgern 4
DMKT Modul 8: Wahrnehmung von Gefühlen

Bildnachweis

Kapitel 1

Abb. 1.2 Christin Hoche
Abb. 3.3–3.4 Mariana Ruiz Villarreal

Kapitel 3

Abb. 3.6, 3.10–3.11 © Photos.com™ by Getty Images
Abb. 3.13–3.14 Andreas Weißgerber, Helmut Schack, Bernd Hampel
Abb. 3.16–3.17, 3.19–3.20, 3.22–3.23, 3.27, 3.29–3.33 © Photos.com™ by Getty Images
Abb. 3.35 © Benny-Kristin Fischer
Abb. 3.36, 3.38–3.42, 3.44–3.46 © Photos.com™ by Getty Images
Abb. 3.47 E. Degas »Die Fußpflege« © akg-images / Erich Lessing
Abb. 3.48, 3.52 © Photos.com™ by Getty Images
Abb. 3.53 © veer / 2581620 und © veer / 4127299
Abb. 3.54–3.56 © Photos.com™ by Getty Images

Informationsblatt und Gruppenregeln

Abb. 1 Mariana Ruiz Villarreal
Deckblatt: © Photos.com™ by Getty Images

Trainingsmaterial

Alle Module:
Folien 2–3: Mariana Ruiz Villarreal

Modul 1:
Folie 9 © TraceyAPhotos / Getty Images
Folien 10–34 © Photos.com™ by Getty Images

Modul 2:
Folien 6–8 © Photos.com™ by Getty Images
Folien 23+25 Uccello »Der heilige Georg« © The National Gallery London / akg
Folien 30–31, 35–46 © Photos.com™ by Getty Images
Folien 53–55 Andreas Weißgerber, Helmut Schack, Bernd Hampel
Folien 60–63 © Photos.com™ by Getty Images

Modul 3:

Folie 9 © TraceyAPhotos / Getty Images
Folien 10–11, 20–30, 39–62, 66–71 © Photos.com™ by Getty Images

Modul 4:

Folien 6–19 © Photos.com™ by Getty Images
Folien 20–27 © Clemens Burkert
Folien 35, 40–41, 43–47, 49 © Photos.com™ by Getty Images

Modul 5:

Folie 9 © TraceyAPhotos / Getty Images
Folien 10–22 © Photos.com™ by Getty Images
Folien 26–27 © Wavebreakmedia Ltd / Getty Images
Folien 35–41 © Benny-Kristin Fischer
Folien 42–48, 53–62, 69–70 © Photos.com™ by Getty Images
Folie 71 © pixelfit / Getty Images

Modul 6:

Folien 6–38, 48–56 © Photos.com™ by Getty Images

Modul 7:

Folien 14–28 © Photos.com™ by Getty Images
Folien 31–32 C. D. Friedrich »Zwei Männer in Betrachtung des Mondes« © akg-images / Erich Lessing
Folien 33–34 Velasquez »Der Wasserverkäufer von Sevilla« © akg-images
Folien 35–36 E. Degas »Die Fußpflege« © akg-images / Erich Lessing
Folien 37–38 Spitzweg »Ein Besuch« © akg -images
Folien 39–50 © Photos.com™ by Getty Images

Modul 8:

Folien 6–7 © Francesca Bohn
Folien 18–21 © Photos.com™ by Getty Images
Folien 22–25 © veer / 2581620 und © veer / 4127299
Folien 28–34, 38–43 © Photos.com™ by Getty Images
Folien 44–51 © veer / 2581620 und © veer / 4127299
Folien 52–56 © Photos.com™ by Getty Images

Das Standardwerk zur Depressionsbehandlung

Mit Kognitiver Verhaltenstherapie lassen sich Depressionen erfolgreich behandeln. Das Behandlungsprogramm von Martin Hautzinger setzt dabei den Standard und schöpft aus der Reichhaltigkeit der modernen Psychotherapie bei Depressionen.

Neben den klassischen kognitiv-verhaltenstherapeutischen Interventionen integriert das Konzept auch Elemente aus Schematherapie, CBASP, metakognitiven und achtsamkeitsbasierten Ansätzen sowie Methoden der Emotionsregulation. Das Manual beschreibt detailliert und gut nachvollziehbar das praktische Vorgehen und beantwortet zentrale Fragen:

- Wie baut man eine therapeutische Beziehung zu einem depressiven Menschen auf?
- Wie bringt man ihn dazu, positive Aktivitäten aufzunehmen?
- Wie lassen sich Gedanken depressiver Patientinnen und Patienten verändern?
- Wie lassen sich soziale Fertigkeiten verbessern?
- Was tun bei Krisen und Rückschlägen?
- Wie werden rezidivierende und chronische Depressionen behandelt?

Das Manual ist sowohl im ambulanten als auch im stationären Setting einsetzbar. Zahlreiche Arbeitsmaterialien unterstützen bei der Problembewältigung unterschiedlicher Schweregrade bzw. Verlaufsformen der Depression.

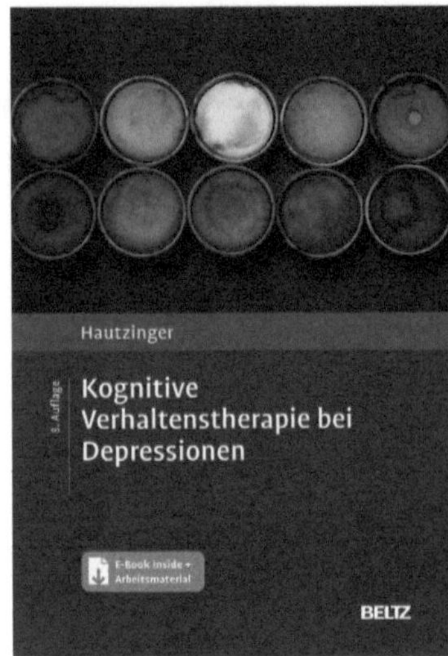

Martin Hautzinger
Kognitive Verhaltenstherapie bei Depressionen
Mit E-Book inside und Arbeitsmaterial
8. Auflage 2021. 289 Seiten
Gebunden.
ISBN 978-3-621-28814-9
ISBN 978-3-621-28815-6 (PDF)

www.beltz.de BELTZ

MBCT kennenlernen und anwenden

Menschen, die über lange Zeiträume oder immer wiederkehrend unter Depressionen und Ängsten leiden, kann MBCT (Mindfulness Based Cognitive Therapy) helfen, ihr Leiden zu lindern und Wege aus dem Grübeln und der Selbstabwertung zu finden. Die achtsamkeitsbasierte kognitive Therapie kombiniert dazu Elemente der Stressreduktion durch Achtsamkeit mit Interventionen der Kognitiven Verhaltenstherapie.

Ulrike Juchmann führt in die achtsamkeitsbasierten Konzepte ein und stellt die MBCT-Kursstruktur detailliert vor. Hilfreiche Impulse für die psychotherapeutische Tätigkeit gibt es durch

- viele praktische Beispiele,
- zahlreiche didaktische Abbildungen,
- begleitendes Arbeitsmaterial sowie
- Audiodateien mit Meditationen.

Das Buch möchte allen in Psychotherapie, MBSR, MBCT und Beratung tätigen Menschen Wege aufzeigen und sie dazu ermutigen, Achtsamkeit und Meditation aktiv in ihre therapeutische Arbeit mit einzubeziehen. Patientinnen und Patienten können während eines MBCT-Kurses besser therapeutisch unterstützt und begleitet werden.

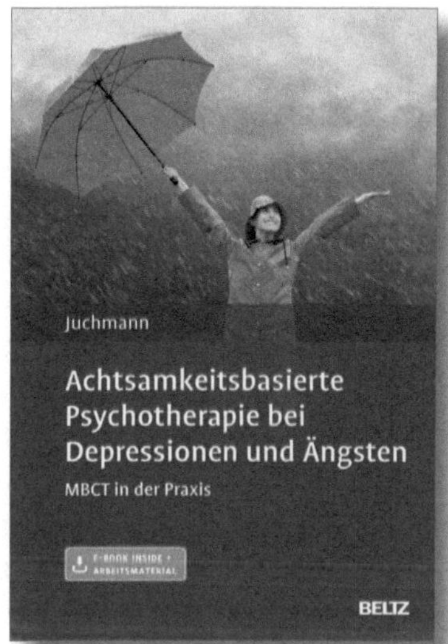

Ulrike Juchmann
Achtsamkeitsbasierte Psychotherapie bei Depressionen und Ängsten
MBCT in der Praxis.
Mit E-Book inside und Arbeitsmaterial
2020. 219 Seiten. Gebunden
ISBN 978-3-621-28735-7
ISBN 978-3-621-28736-4 (PDF)

www.beltz.de BELTZ

Erste Materialiensammlung für diese Klientengruppe

Für Menschen mit geistiger Behinderung besteht im Vergleich zur Allgemeinbevölkerung eine deutlich höhere Wahrscheinlichkeit, eine psychische Störung zu entwickeln. Auch hier zählen Depressionen zu den am häufigsten auftretenden Störungsbildern.

Die Wirksamkeit von Psychotherapie bei Menschen mit geistiger Behinderung ist unbestritten. Zugleich sind allerdings Besonderheiten und Herausforderungen zu beachten. Um die Anpassung der Behandlung an die Klientel zu gewährleisten ist u.a. auf ein vereinfachtes Sprachniveau und den Einbezug von Bezugspersonen in die Therapie zu achten. In diesem Therapie-Tools-Band sind erstmals Arbeitsmaterialien für die Psychotherapie depressiver Menschen mit einer geistigen Behinderung zusammengestellt. Die Arbeitsblätter richten sich an Therapeuten, Patienten und Bezugspersonen. Sämtliche Arbeitsblätter für die Patienten sind in »leichter Sprache« verfasst.

Aus dem Inhalt:
Diagnostik bei Menschen mit geistiger Behinderung • Besonderheiten bei Therapiebeginn und -beendigung • Umgang mit alltäglichen Anforderungen • Aktivitätenaufbau • Tages- und Wochenstrukturierung • Arbeit mit Emotionen • Steigerung von Selbstwirksamkeitserleben

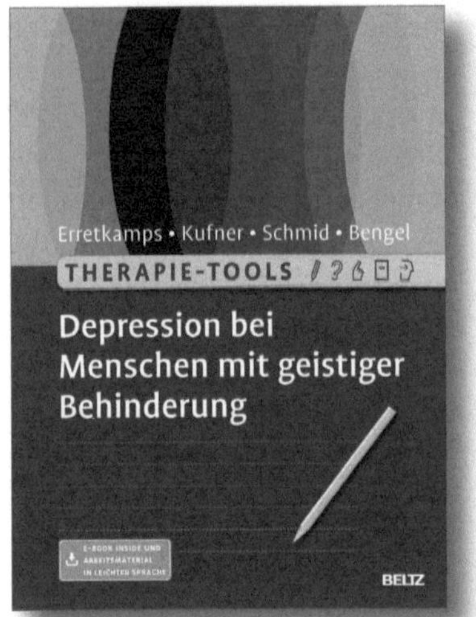

Anna Erretkamps •
Katharina Kufner •
Susanne Schmid • Jürgen Bengel
Therapie-Tools Depression bei Menschen mit geistiger Behinderung
Mit E-Book inside und Arbeitmaterial in leichter Sprache
2017. 176 Seiten. Broschiert.
ISBN 978-3-621-28446-2
ISBN 978-3-621-28458-5 (PDF)

www.beltz.de **BELTZ**

Endlich wieder was Schönes machen!

Die von Martin Hautzinger etablierte »Liste positiver Aktivitäten« ist ein wichtiger Bestandteil jeder Depressionsbehandlung. Die Betroffenen lernen, dass es ihnen besser geht, wenn sie häufiger als bisher Aktivitäten ausführen, die ihnen Freude bereiten. Das Kartenset erweitert diese Liste und setzt sie in attraktives Therapiematerial um. Neben der Depressionsbehandlung ist dieses Set aber auch in anderen Therapiebereichen, in denen es um die Aktivierung positiver Aktivitäten geht, sehr gut einsetzbar.

Mithilfe der Karten können sich die Betroffenen ganz einfach einen verstärkungsreicheren Alltag gestalten. Konkrete Anleitungen zur Unterstützung und Planung positiver Aktivitäten können individuell passend zusammengestellt werden. Die Bilder auf den Karten erleichtern es den Betroffenen, die Aktivität zu visualisieren und sich so zu motivieren.

Die Karten enthalten Aktivitäten aus neun Bereichen:
Sport, Kreativität, Musik, Spiele, Selbstfürsorge, Im Grünen, Zuhause, Medien, Soziales.

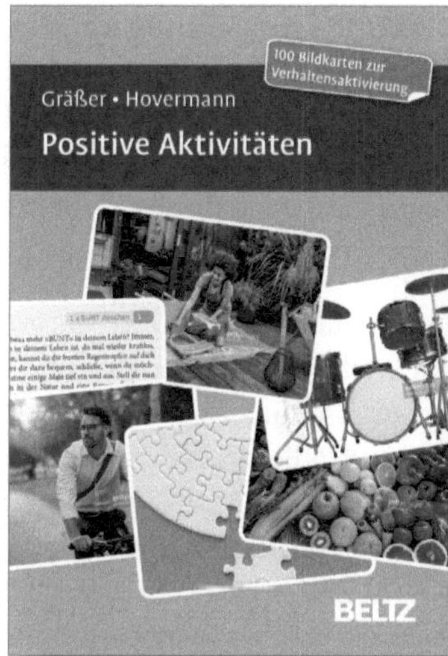

Melanie Gräßer •
Eike Hovermann jun.
Positive Aktivitäten
100 Bildkarten zur Verhaltens-aktivierung in stabiler Box
Kartenformat 9,8 x 14,3 cm.
Mit 32-seitigem Booklet und Online-Material
2022
GTIN 4019172100919

www.beltz.de **BELTZ**

Karten auf den Tisch – Therapie der Depression mit kreativen Mitteln

Depressionen gehören zu den häufigsten psychischen Erkrankungen. Sie lassen sich in der Regel gut behandeln. Das Kartenset umfasst verschiedene therapeutische Techniken und eine Vielzahl an Texten, Impulsen, Übungen, Grafiken und Fotos für die psychotherapeutische Arbeit.

Der modulare Aufbau des Sets ermöglicht es, je nach Subtyp, Therapiephase und Patient:in auf Bedürfnisse und Gegebenheiten flexibel einzugehen, den Behandlungsplan ggfs. zu variieren oder zu ergänzen und auch einmal neue Strategien auszuprobieren. Neben der phasisch verlaufenden Depression können auch anhaltende Formen wie Dysthymie oder chronische Depression und weitere Subtypen adressiert werden. Dabei entsprechen die Karten dem Bedürfnis vieler depressiver Patientinnen und Patienten, komplexe Inhalte einfach und strukturiert präsentiert zu bekommen.

Die 75 Karten sind sechs Modulen zugeordnet:

1 Das Wesen der Depression verstehen – Psychoedukation
2 Depressive Symptome einordnen – Diagnostik
3 Die Depression bekämpfen – Akuttherapie
4 Der Depression auf den Grund gehen – Bearbeitung von Hintergrund und Funktionalität
5 Das Leben langfristig positiv gestalten – Werte und Selbstwert
6 Einen Schutzwall aufbauen – Rückfallprophylaxe

Das Booklet beschreibt vielfältige Anwendungsmöglichkeiten des therapeutischen Arbeitens mit den Karten und führt weiterführende Selbsthilfeliteratur und hilfreiche Adressen auf.

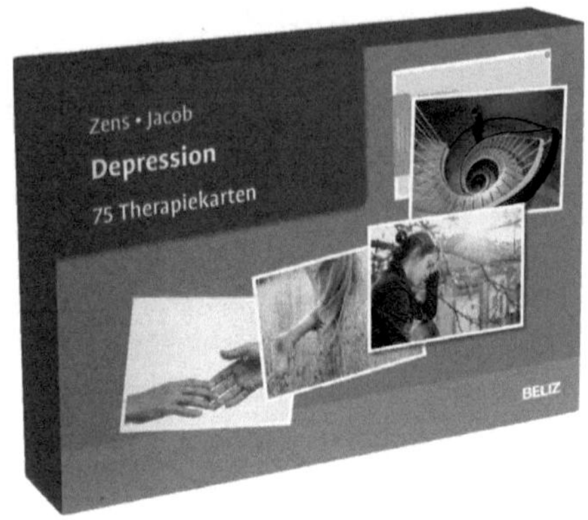

Christine Zens • Gitta Jacob
Depression
75 Therapiekarten
In stabiler Box, mit 32-seitigem Booklet. Kartenformat 16,5 x 24 cm
2022
GTIN 4019172100278

www.beltz.de **BELTZ**